普通高等教育案例版系列教材

供护理学类专业使用
案例版

护理学导论

主　编　李春卉　蓝宇涛
副主编　刘红敏　邵芙蓉　杨丽艳　姜　新
编　委　（按姓氏笔画排序）

王艳茹（包头医学院）

尹　兵（大连医科大学）

刘红敏（齐齐哈尔医学院）

刘雅玲（沈阳医学院）

李昌秀（遵义医学院）

李春卉（吉林医药学院）

杨丽艳（哈尔滨医科大学）

杨碧萍（广东药科大学）

张传英（安徽中医药大学）

邵芙蓉（安徽中医药大学）

姜　新（吉林医药学院）

高　星（海南医学院）

黄双丽（牡丹江医学院）

蓝宇涛（广东药科大学）

科学出版社

北京

郑 重 声 明

为顺应教育部教学改革潮流和改进现有的教学模式,适应目前高等医学院校的教育现状,提高医学教育质量,培养具有创新精神和创新能力的医学人才,科学出版社在充分调研的基础上,首创案例与教学内容相结合的编写形式,组织编写了案例版系列教材。案例教学在医学教育中,是培养高素质、创新型和实用型医学人才的有效途径。

案例版教材版权所有,其内容和引用案例的编写模式受法律保护,一切抄袭、模仿和盗版等侵权行为及不正当竞争行为,将被追究法律责任。

图书在版编目(CIP)数据

护理学导论 / 李春卉,蓝宇涛主编. —北京:科学出版社,2017.12
普通高等教育案例版系列教材
ISBN 978-7-03-055291-4

Ⅰ. ①护… Ⅱ. ①李… ②蓝… Ⅲ. ①护理学–医学院校–教材
Ⅳ. ①R47

中国版本图书馆 CIP 数据核字(2017)第 277691 号

责任编辑:赵炜炜 / 责任校对:郭瑞芝
责任印制:李 彤 / 封面设计:陈 敬

科学出版社出版
北京东黄城根北街 16 号
邮政编码:100717
http://www.sciencep.com

北京虎彩文化传播有限公司 印刷
科学出版社发行 各地新华书店经销
*
2017 年 12 月第 一 版 开本:787×1092 1/16
2023 年 5 月第三次印刷 印张:15 1/2
字数:444 000
定价:52.00 元
(如有印装质量问题,我社负责调换)

前　　言

"护理学导论"是护理学专业课程学习的入门课程和基础课程。通过本课程的学习，引领学生熟知护理学的发展历程，明确护理学的理论基础和学科框架，识记护理学的基本概念、任务和目标，提高学生理论专业知识的素养，培养学生评判性思维解决问题的能力，做到依法执业，为后续专业课程学习奠定坚实的理论基础。

本书按照教育部护理学教学指导委员制定的护理学专业本科人才培养要求，结合社会对护理人才的需求，围绕"护理学导论"课程特点，按照课程大纲和培养目标，以案例的形式编写。每一章的学习目标均按照布鲁姆教育目标分类法设置学习要求，以案例形式导入课程，在案例中设置问题，使师生带着问题以分析为主的方法展开教与学，最后以解决问题的手段完成内容的学习。通过案例的引出使学生加深了理论知识的理解和应用，从而达到应用型人才培养的目标。

全书共十六章内容，分别为绪论、护士与患者、职业生涯发展规划、医学发展背景下的护士核心能力、健康与疾病、医疗卫生保健与医药卫生体系、需要理论、成长与发展理论、应激与适应理论、系统理论、沟通理论、护理理论与模式、临床护理思维与决策、整体护理与护理程序、护理实践中的伦理与法律和护理安全与防护。本书概括了护理学的基本理论和基本知识，用实例解释了护理实践中的问题和现象，用科学的护理工作方法对护理实践起到了理论支撑的作用。

尽管参与编写的教师经验丰富、严谨求实、认真负责，但难免因为水平和能力有限，出现疏漏之处，敬请同仁和读者不吝赐教。我们将虚心接受，不断完善，为中国护理人才培养做出更大贡献。

李春卉

2017 年 7 月

目　　录

第一章 绪 论

【学习目标】

识记 1. 能清晰概述南丁格尔女士对护理学的主要贡献。2. 能正确阐述护理学的发展过程和不同阶段的护理特点。3. 能正确简述各国家和中国护理事业发展的重要事件。4. 能准确叙述护理学的基本概念、目标、任务及护理学的实践范畴。

理解 1. 能举例说明不同时期护理学的发展对护理工作的制约因素。2. 能比较列出传统护理学与现代护理学的区别。

运用 根据本章学习，借助资料，能概括出当代不同国家护理工作的发展概况。

案例 1-1

王同学，女，19岁，为某医学院校护理学院的一名护生。因小时候患病去医院就医，被护士的专业水平、美丽的形象和洁白的工作环境深深地吸引，从小就愿意模仿护士形象做一些护理工作场景的游戏，长大后萌生选择护理职业的想法。带着对职业的神秘向往，高考后毅然决然地填报了护理学专业。入学后，开始接触护理学专业课程，学习时出现茫然，带着困惑前来咨询老师。

问题：

1. 护理学专业学习与自然科学、社会科学有何关系？

2. 护理的工作内容有哪些？护理的工作方式有哪些？

3. 护理学的目标和主要任务是什么？

以上这些问题或许也是同学们的共性问题，带着这位同学的困惑，我们要深入了解一下护理学是如何产生和发展的？在护理学发展的历程中护理专业的特点发生了哪些变化？对护理学形成与发展做出贡献的人物和事迹有哪些？认识护理学的概念、目标和任务，对护理实践活动有哪些意义？护理专业的特征、工作内容与方式有哪些？通过学习，相信王同学的困惑就会迎刃而解。

任何职业、学科都有一个创建、发展到成熟的阶段，护理学也是如此，揭开护理学的神秘面纱，去理解护理、掌握护理。护理学的神秘是因为这一学科的任务是为人类生命健康事业服务，从人们成为胚胎开始到呱呱坠地，进入暮年直至生命的终结，始终离不开护理的照料。护士是生命的守护神，为了人的一生健康进行着保驾护航。护理学的研究范围、内容与任务涉及影响人类健康的生物、心理、社会等各个方面的因素，是对人的整体照护。需要运用科学的思维方法认识、解释、揭示护理的本质及其发展规律。

第一节 护理学的发展史

护理是人类生存的需要，其起源可追溯到原始的人类，而护理学的发展与人类的进步、社会的发展息息相关。护理学是既古老又年轻的学科，究竟护理学古老到什么年代，而又为什么称之为年轻的学科呢？这就要从护理学的发展历程中寻求答案。

一、护理学的发展历程

了解护理学的发展史，有助于提高对护理本质的认识和理解，并能更好地满足护理对象和社会对护理服务的需求，为提高人类健康水平服务。

（一）人类早期的护理

广义地说护理有着极其悠久的历史，其萌芽时期可以追溯到原始人类，巴甫洛夫说："自从有了人类，就有了医疗活动"。在原始的医疗活动中，渗透了大量的护理工作，换句话说："自从有了人类，也就有了护理活动"。在生、老、病、死的人生历程中，每时每刻都需要护理的照护活动。

在远古时代，形成了自我护理的照护模式。人类为了谋求生存，在与自然界斗争的过程中，积累了丰富的生活、生产经验，逐渐形成了原始的"自我保护"式的医疗照顾。如为了遮风避雨以山洞、地窖为家；为了遮体御寒以树叶、兽皮为衣；人们发现吃了某些食物而致消化不良腹部不适时，用手抚摸可减轻疼痛，便形成了原始的按摩疗法；使用石针刺破疖、痈促进排脓；火的发现结束了人类"茹毛饮血"的生活，使胃肠道疾病得以减少，人们认识到了饮食与胃肠道疾病的关系；火的应用可以使石块加热用于局部热敷，减轻炎症和疼痛。这个时期护理的形式主要是自我保护式。这是自我护理模式的形成。

在古代，形成了家庭护理的照护模式。人类为抵御险恶的生活环境，人们逐渐开始群居，于是就出现了集团和家庭。进入氏族社会后，在母系社会的时代背景中，患病后一般由家庭成员中的妇女或母亲来承担照顾任务，如小儿发热母亲会把孩子抱到河边，往其额头拍拍凉水，使其降温。她们凭天赋之本能，借代代相传之经验，以温柔慈祥的母爱照顾家庭中的伤病者。此时护理方式是家庭护理，多由妇女来承担家庭成员的健康照顾，护士首次以母亲的形象出现。这个时期护理的形式主要是互助式、经验式和家庭式。

由于人们对疾病、天灾人祸缺乏科学的认识，认为是神灵的主宰或恶魔、鬼魂作祟所致，于是产生了迷信的巫术和宗教，巫师也应运而生。如用祈祷、画符、念咒语、祭祀等方法祈求神灵的帮助，以减轻病痛，使医护照顾长期与宗教和迷信活动联系在一起。同时也发展了一些简单的护理技术，如催吐、止血、包扎和冷热疗法等。

（二）中世纪的护理

中世纪（476～1453 年）是宗教神学统治一切的时期。基督教兴起，开始了教会对医护工作长达 1000 多年的影响。但是由于罗马帝国的分裂，连年战争，疫病流行，此时护理的发展受到宗教和战争两个方面的影响。

1. 宗教　公元初年基督教兴起，随着基督教堂和修道院的建立，人们认为只有神灵可以解救生命。人们有病，愿意求助于宗教，信奉上帝，觉得寺庙、教堂是神圣的地方，只有上帝能挽救人的灵魂与肉体，借助神的力量来治病，依靠修女对上帝的挚爱和仁慈照顾患病之人，形成了以宗教意识为主要思想的护理照护模式。由于基督教会赞助兴建了许多医院、救济院、孤儿院和老人院等慈善机构，受教会控制，充当照顾角色者仍然是修女，她们关爱患者、尊重生命以及品德优良，受到人们的欢迎，推动了护理事业的发展，此时，护理是宗教护理模式，护士是以修女的形象出现。

2. 战争　12～13 世纪，欧洲基督教徒和穆斯林教徒为争夺圣城耶路撒冷，进行了一场近 200 年的宗教战争，因参战士兵都佩戴白十字标志，被称为"十字军东征"。长期的战乱和疾病流行使伤病员大量增加，刺激了欧洲救护运动的开展。一些基督教徒，如圣约翰等人组织了十字军救护团，约有 20 万孤寡及未婚妇女从事伤兵的救护工作。当时医院条件差，管理混乱，护理人员缺乏专业知识，又无足够的护理设备，所以患者死亡率很高。

此期护理工作开始具有一定的组织性和规模性，护理的模式逐渐走向社会化、组织化的服务方式。护理人员开始初步进入职业之旅，此时护士以劳动者的形象出现。

（三）文艺复兴与宗教改革时期的护理

文艺复兴时期（14～17世纪）又被西方称为科学新发现时代，使得欧洲的学习活动蓬勃发展，医学也迅猛发展。在此期间，建立了许多图书馆、大学、医学院校，1543年比利时医生维萨里（Vesalius A）撰写了《人体结构》一书，被认为是解剖学的初创。1628年英国医生哈维（Harvey W）发表了著名的《心血运动论》，对血液循环中心脏与血管的关系进行了科学的描述。人们逐渐揭开了对疾病的未知，对疾病的治疗有了新的依据，医院相继建立，取代了宗教收容所，医疗技术和质量得到发展。

但是，护理的发展与医学的进步极不协调，护理工作却停滞在中世纪状态长达200年之久，被称为护理史上的黑暗时期。其主要原因是：①工业革命引发社会价值体系转变，拜金思想盛行，很少有人愿意参与济贫扶弱的工作。②当时社会重男轻女思想严重，女性地位卑微，得不到良好的教育。③发生于1517年的宗教革命，使妇女的地位发生了变化，且大量修道院关闭，男女修士离开医院，使护理人员极度匮乏。为了满足需要，担任护理工作的往往是那些找不到工作的人，他们既无经验又无适当训练，也缺乏宗教热忱，护理质量大大下降，护理发展受到遏制。此时，医院工作中护士就是普通劳动者的形象，护理质量低下，护理人员的社会地位极差。

（四）南丁格尔与现代护理学

18世纪中叶到19世纪，随着科学的发展，经济的增长和医学的进步，医院的数量在不断增加，加上天花的流行和英国殖民地内的战争，导致社会对护士的需求量急剧增加。1836年德国牧师弗里德尔（Fliedner）在凯塞威尔斯城建立医院和女执事训练所，招收满18岁、身体健康、品德优良的女士给予护理训练，这就是最早的护理训练机构。弗洛伦斯·南丁格尔曾在此接受了3个月的护士训练。

19世纪中叶，弗洛伦斯·南丁格尔（Florence Nightingale）开创了科学的护理事业，被誉为护理学的创始人、现代护理学的奠基人。现代护理学从此逐渐形成和发展起来，国际上称这一时期为南丁格尔时代。这是护理工作的一个转折点，是护理专业化的开始。

1. 南丁格尔简介 在19世纪时比较盛行旅游，南丁格尔于1820年5月12日在父母的旅游地意大利佛罗伦萨（Florence）城出生，故取名为弗洛伦斯·南丁格尔。1910年8月13日南丁格尔在睡梦中去世。她的家庭为英国名门望族，故此她从小受到了良好的教育，她博学多才，精通英、法、德、意大利等国语言，并擅长数理统计。在她少女时代就表现出很深的慈爱之心，乐意照顾邻里患者和受伤的动物。长大后对卫生保健和护理怀有浓厚的兴趣，随父母旅游时，独自考察了英、法等国医院情况，充分了解了护理教育情况，感到十分需要训练有素的护士照顾患者。1837年她在日记中写道"我听到了上帝在召唤我为人类服务"，于是，南丁格尔决定投身护理事业。

2. 投身护理事业 1850年，南丁格尔力排众议，说服了父母，慕名去了当时最好的护士培训基地——德国凯塞威尔斯城护理团学习，并深入调查英、法、德护理工作中存在的问题。回国后，把学到的知识用于护理治疗中，并将这些经验整理著书出版，强调了护理教育的必要性。1853年，被聘为伦敦妇女医院院长。她学以致用，强调住院环境要空气新鲜、舒适、安静、安全等重要性，使医院护理工作和质量大幅提升。

3. 创造奇迹 1854～1856年，英、法等国与俄国在克里米亚爆发了战争。当时，泰晤士报首次披露在前线浴血奋战的英国士兵，受伤后由于英国战地医院管理混乱，医疗条件非常恶劣，伤员得不到合理的照顾而大批死亡，病死率高达42%，这个消息引起社会的极大震惊，南丁格尔获悉后，强烈的责任感驱使她要去照顾那些伤员，她自愿向陆军大臣提出请求，由她率领14名护士和24名修女自愿奔赴前线救治伤病员。经批准，她们克服重重困难，顶住前线医院人员的抵制和非难，积极开展工作，通过改善医院环境状况、提高饮食营养、清洁伤口、定期换药、严格消毒隔离、加强巡视、严密观察病情、加强心理护理并帮助伤病士兵写家信，使他们精神上获得慰藉。南丁格尔每天深夜提着油灯慈母般地在病房中逐一观察伤病员，照顾他们。在她们的精心护理下，半年后，伤员的病死率由 42% 降至 2.2%，真可谓创造了奇迹，这一巨大成绩震动了英国朝野，极大地改变了人们对护理的看法。士兵们亲切地称她为"提灯女神""克里米亚天使"。

一名来自克里米亚的伤员这样写道：当夜幕降临仿佛死神逼近你的时候，你会发现一束光明在逐渐扩大，驱赶着死神的身影。黑夜里，南丁格尔提着一盏灯，她逐个地检查着伤员的情况，她握着伤员的手，轻柔地给他们安慰，灯光划破沉沉的黑夜，带来生的光明。伤员们争着亲吻她投在墙上的影子，口中喃喃地喊着："哦，美丽的天使"。这就是著名的"壁影之吻"。南丁格尔留给伤员的印象是真、善、美的化身，由此，南丁格尔时代把护士喻为"天使"。

两年后，南丁格尔回到英国，受到了全国人民的尊敬，护理所发挥的作用和产生的效果震动了整个英国，英国政府授予南丁格尔巨额奖金 44 000 英镑，她把这笔奖金全部用于护理事业。经过战场的护理实践，南丁格尔深信护理是科学事业，护士必须接受严格的科学训练，而且应是品德优良，有献身精神的高尚的人。

4. 总结经验　1860 年，南丁格尔在圣托马斯医院（St.Thomas Hospital）用政府奖励的奖金创建了世界上第一所护士学校——南丁格尔护士训练学校（Nightingale Training School for Nurses），首届毕业的 15 名学生，后来成为护理骨干，她们不仅在英国，而且在世界各地创建了一所又一所南丁格尔式的护士学校，为今天的护理教育奠定了基础。

南丁格尔将护理经验和研究编写了大量的日记、书信、札记、论著等，其中最有名的是《医院札记》（*Notes on Hospital*）及《护理札记》（*Notes on Nursing*），阐述了护理的性质和任务，提出了家庭护理、心理护理及医院管理与改革的思想，并创建了第一个护理理论——环境学说。

5. 后人纪念　南丁格尔开创了科学的护理事业，后人为了纪念她：

（1）塑造肖像：在英国伦敦和意大利弗洛伦斯城都铸有她的铜像。

（2）英国 10 英镑纸币上印有南丁格尔头像。

（3）设立国际护士节：1912 年，国际护士会将南丁格尔诞辰日 5 月 12 日定为国际护士节。同年，国际红十字会会议确定设立南丁格尔奖章（Nightingale Medal）

（4）设立南丁格尔基金：国际护士协会建立了南丁格尔基金，供各国优秀护士进修学习之用。

（5）设立南丁格尔奖章：1920 年，在其 100 周年诞辰时，国际红十字会首次颁发南丁格尔奖章，该奖章作为护士的最高荣誉每 2 年颁发 1 次，每次全球评选人数不得超过 50 人。截止 2017 年已颁发 46 届，全世界有 1425 名护理工作者获得此殊荣，中国已有 79 名护理工作者荣获南丁格尔奖。

由此可以看出，南丁格尔既是护理学的奠基人，又是护理教育的创始人，是世界伟人之一，她对护理事业的献身精神已成为世界各国护士的楷模。

南丁格尔奖章简介

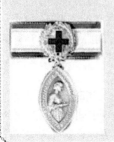

南丁格尔奖章是镀银的。正面有弗罗伦斯·南丁格尔肖像及"纪念弗罗伦斯·南丁格尔，1820 至 1910 年"的字样。反面周圈刻有"永志人道慈悲之真谛"，中间刻有奖章持有者的姓名和颁奖日期，由红白相间的绶带将奖章与中央饰有红十字的荣誉牌连接在一起。同奖章一道颁发的还有一张羊皮纸印制的证书。而且，南丁格尔奖章的颁发者必须是各国的元首或红十字会长亲自予以颁发。

6. 南丁格尔对护理的贡献

（1）建立护理教育制度：将护理学由学徒式培训纳入正规式的教育体制，建立了教育教学培训模式，成为现代科学护理教育的开端。

（2）建立护理管理体制：提出了护理人员的选拔、任用资质，创建了医院人员管理制度，制定了医院设备及环境方面的管理要求。

（3）护理走向专业化发展：南丁格尔创立了第一个护理理论——护理环境理论，确定了护理学的概念和护士的任务，发展了护理专业团体，如 1887 年，英国成立了世界上第一个护士团体——英国皇家护士协会；1899 年，国际护士会（International Council of Nurses，ICN）成立。

（4）强调护理人文关怀：南丁格尔提出"护理是一门科学，也是照顾生命的艺术"。强调了人道主义的护理理念，要求对患者应不分信仰、种族、贫富等，应平等对待，尊重患者，保密隐私等。

（5）形成了专科护理体系：受到医学疾病系统的分科化和护理管理体制变革的影响，出现了专科护士，如妇产科护士、儿科护士、外科护士、消毒科护士等。

> **南丁格尔誓言**
>
> 　　余谨以至诚，于上帝及会众面前宣誓：终身纯洁，忠贞职守，尽力提高护理之标准；无为有损之事，勿取服或故用有害之药；慎守患者家务及秘密，竭诚协助医生之诊治，勿谋病者之福利。谨誓！

（五）现代护理学的发展

20 世纪护理学进入了迅速发展时期，护理观念有了更新的改变，强调以人的健康为中心，不仅有病的人需要护理，健康的人为了维持健康也需要护理。从护理学实践和护理理论研究来看，现代护理观念的更新经历了以下 3 个发展阶段。

1. 以疾病为中心的护理阶段　这一阶段出现于现代护理发展的初期（17 世纪以来），自然科学不断发展，使医学科学逐渐摆脱了宗教和神学的阴影，各种科学学说被揭示和建立。医学研究从宏观步入微观，解剖学、生理学、微生物学等生物科学体系建立，认为疾病是由于细菌等微生物袭击人体导致组织结构改变和功能异常。在这种生物医学模式的指导下，一切医疗活动都围绕疾病展开。在揭示疾病与健康关系上，人们认为 "有病就是不健康，健康就是没有病"。因此，一切医疗护理行为都以消除病灶为基本目标，这就形成了"以疾病为中心"的医学指导思想。受这一思想的影响，加之护理在当时还没有形成自己的理论体系，因此，协助医生诊断和治疗疾病成为这一时期指导护理工作的基本点。

以疾病为中心的护理特点是：护理从属于医疗，护士是医生的助手，协助医生完成各种诊疗活动。护理的主要内容是执行医嘱、护理常规工作、护理技术操作和观察病情。这一时期形成了护理技术操作规范和各科疾病护理常规。护理教育的办学机构开始由医院转向学校，护士必须经过规范的护理教育，取得毕业资格，完成护士执业注册才能履行护理职业工作。1909 年，美国明尼苏达开设了第一个大学护理系课程班，成为现代高等护理教育的开端。但此阶段护理忽视人的整体性，护理教育类同高等医学教育课程，不突出护理内容，束缚了护理专业的发展。

2. 以患者为中心的护理阶段　随着人类社会的进步和发展，20 世纪 40 年代，社会科学中许多有影响的理论和学说相继被提出和确立，如系统论、人类的基本需要层次论、人和环境的相互关系学说等，为护理学的进一步发展奠定了理论基础，促使人们重新认识人类健康与心理、精神、社会、环境之间的关系。1948 年世界卫生组织（World Health Organization，WHO）提出了新的健康定义："健康不仅是没有躯体疾病，还要有完整的生理、心理状态和良好的社会适应能力"。大大扩展了护理的实践领域。护理高等教育的发展推动了护理理论研究的兴起，护理学开始逐渐建立了自己的学科理论体系。1955 年，美国学者莉迪亚·海尔（Hall L）提出了 "护理程序""责任制护理"的概念，为护理实践提供了理论指导。1977 年，美国医学家恩格尔（Engle GL）提出了生物—心理—社会医学模式（bio-psycho-social medical model），形成了人是由生物、心理、社会因素构成的统一整体的现代医学观。对人的认识：既是生物的人，也是社会的人。对健康的认识：提出了健康应是生理、心理、社会三方面情况良好，强化了人的整体性的思想。这一模式的提出为护理研究提供了广阔的领域，护理被认为是一个独立的专业，护理工作由以疾病为中心的护理阶段向以患者为中心的护理阶段转变。

此阶段的护理特点是：医护双方是合作的伙伴，护士不再是被动地执行医嘱，而是独立地应用护理程序的工作方法对患者实施整体护理，强调护理是一门专业，护理教育逐渐形成了自己的理论知识体系，建立了以患者为中心的教育模式。但护理工作仍局限于患者的康复，护理工作场所局限于医院，尚未涉及群体保健和全民健康。

3. 以人的健康为中心的护理阶段 20 世纪 70 年代后，随着社会的进一步发展和物质生活水平的提高，护理的对象和工作场所发生了显著变化。护理工作对象从患者扩大到健康人，护理工作的场所由医院扩展到社区、家庭等一些有人的场所，担当起预防保健、疾病护理和疾病康复的重任，产生这一观念的指导思想是：

（1）疾病谱（疾病的构成）的改变：一方面，过去威胁人类健康的传染病和流行病得到了很好的控制。现在与人的行为和生活方式相关的疾病，如心脑血管病、恶性肿瘤、意外伤害、中毒、艾滋病等成为威胁人类健康的主要课题。另一方面，随着人们对健康与疾病关系的认识加深，对健康保健的需求日益增加，从这一变化可以看出，改变不良行为和生活方式，对预防上述疾病更重要。且人类对健康认识的觉醒，健康的需求也日益增强。

（2）WHO 提出的战略目标：1977 年 WHO 提出："2000 年人人享有卫生保健"的战略目标，这一目标成为各国健康保健人员的努力方向。而护士又是初级卫生保健的主力军。

（3）"护理"概念的改变：1980 年美国护士协会（ANA）揭示护理的简明定义为："护理是诊断与处理人类对现存的或潜在的健康问题的反应"。这一概念赋予护理工作更丰富的内涵。

由于以上因素对护理的发展起到了极其重要的作用，使"以人的健康为中心的护理"成为必然。

此阶段的护理特点是：护理工作的范畴扩展到从健康到疾病的全过程护理，从个体到群体的护理。护理的工作场所从医院扩展到家庭、社区和社会；护理研究内容扩展到预防、治疗、康复、健康教育等多学科领域；护理教育趋于重视继续教育和高等护理教育。护士成为向社会提供初级卫生保健的最主要力量。至此，护士以科技工作者的形象出现。

二、中国护理学的发展历程

中国具有几千年的文化历史，是古老文明的国家，尤其是祖国医学在几千年的发展中，建立了自己独特的理论体系和治疗方法。

（一）中国古代护理

几千年来，祖国医学一直保持着医、药、护不分，于护理与医药之中，强调"三分治疗七分养"，养即为护理。在古代的医学书籍中记载了丰富的护理理论及技术，如《黄帝内经》——我国最早的医学经典著作，在护理方面有许多论述，提出了"扶正祛邪""圣人不治已病治未病"的预防疾病观点，与现代预防为主的方针是相一致的。扁鹊是春秋时代的名医，提出"切脉、望色、听声、写行，言病之所在"，说明了病情观察的方法与意义。孙思邈是唐代名医，提出"凡衣服、巾、栉、枕、镜不易与人同之"，宣传了隔离知识，并首创了导尿术等。中医几千年的医、药、护不分，相互协作完成救治工作，体现出各自特点。而中医护理具有独特的特点、原则和技术，在民间广泛应用。

导尿术的发明

唐代名医孙思邈，一次在巡诊时，一位尿潴留的患者找到他，异常痛苦地说："救救我吧，医生，我的肚子胀得实在难受。"孙思邈仔细打量这患者，只见他的腹部像一面鼓一样高高隆起。患者双手捂着肚子，呻吟不止。他想："吃药来不及了，如果想办法用根管子插进尿道，尿或许会流出来"。孙思邈决定试一试。可是，尿道很窄，到哪儿去找这种又细又软、能插进尿道的管子呢？正在为难时，他瞥见邻居家的孩子拿着一根葱管吹着玩。孙思邈眼睛一亮，自言自语道："有了，葱管细软而中空，我不妨用它来试试"。于是，他找来一根细葱管，切下尖头，小心翼翼地插入患者的尿道，并像那小孩一样，鼓足两腮，用劲一吹，果然，患者的尿液从葱管里缓缓流了出来。患者的小肚子慢慢瘪了下去，尿潴留缓解了，患者起身，连连向孙思邈道谢。

至导尿术被发明后的今天，经过长期演变，我们明确了这是一项侵入人体的操作，需要严格的无菌技术，保证患者的安全。

1. 中医护理的基本特点

（1）整体观：以朴素的唯物主义、对立统一的整体观对待人体和疾病，视人为经络互联、脏腑相关的整体，提出人是与自然界密切联系的天人合一的观点。

（2）辨证施护：根据阴阳、五行、四诊、八纲、脏腑辨证的理论和方法，对患者的主诉、症状、体征进行综合分析，辨别表里、寒热、虚实的症候，采取不同的护理原则和方法进行有针对性护理。

2. 中医护理的原则

（1）扶正祛邪："正"为人体的防御能力，"邪"为人体的致病因素。治疗和护理的目的是要增强人体防御能力，去除致病因素，一切护理措施均应遵循这一原则。

（2）标本缓急："标"和"本"是说明病征的主次关系，以病因和症状来说，病因为本，症状为标。一般急则护标，缓则护本。

（3）同病异护，异病同护：依据"辨证施护"的原则，因病、因人施护。同一种病，因患者年龄、性别、职业、文化程度、疾病的表现不同，采用不同的护理方法；不同的病，如果阴阳、虚实、表里、寒热辨证相同，又可采取同样的护理方法。

（4）未病先防，既病防变：强调预防为主，注重病情观察，防止并发症的发生。

3. 中医护理技术 中医护理技术有针灸、推拿、拔罐、刮痧、气功、太极拳、食疗、煎药和服药等。

（二）中国近代护理

1. 中国近代护理的形成 我国近代护理事业的兴起是在鸦片战争前后，随着各国的军队、宗教和西方医学进入中国而开始的，受到了西方的影响。那时各国的传教士在军队的保护下纷纷来到中国，开设教堂，除宣传宗教外，还建立不少医院和学校，由于医院的建立和发展，外国人试图利用中国的廉价劳动力，就地培训护理人员，以解决医院护理人员缺乏问题，此时的培训大多是医院开办的短期护士培训班。1835年，英国传教士巴克尔（Parker P）在广州开设了第一所西医院，两年后，以短训班的形式开始培训护理人员。1884年第一位来华的美国教会护士麦克奇尼（Makechnie EM）在上海妇孺医院推行了"南丁格尔护理制度"。1888年美籍约翰逊女士（Johnson E）在福州开办了第一所护士学校。1900年以后，中国各大城市建立了许多教会医院并培训护士，逐渐形成了我国护理专业队伍。

2. 中国近代护理的发展 1909年，中华护士会在江西牯岭成立，1937年改称为"中华护士学会"。学会的主要任务是制定和统一护士学校的课程，编译教材，办理学校注册，组织毕业生考取护士执照，颁发执照。学会成立初期，理事长均由在华工作的英美两国护士轮流担任，仲茂芳曾任副理事长，并将nurse首译为"护士"，她认为从事护理事业的人应该是有学识的人。自第9届中华护士会开始由中国护士担任护士会理事长。1915年第一次实行全国护士会考，当时报考人数只有7人。1920年，北京协和医学院率先开办高等护士学校，学制4～5年，五年制的学生毕业时授予理学学士学位，为中国第一所本科护士学校，为国家培养一批高水平的护理人员。1922年，国际护士学会正式接纳中国护士会，成为第11个团体会员。1932年，中央护士学校在南京成立，是中国第一所公立学校。1934年，成立中央护士教育委员会，成为中国护士教育的最高行政领导机构。1936 年，卫生部开始管理护士注册工作，护理学生毕业后通过会考经注册后领取护士证书。至 1949 年，全国共建立护士学校 183 所，有护士 32 800 人。1964 年，中华护士学会改为"中华护理学会"至今。

3. 战争时期的护理 在革命战争时期，中国共产党领导下的军队医院及野战医院，十分重视护理的发展。1931 年，在江西汀州开办了"中央红色护士学校"。1941 年，在延安成立了"中华护士学会延安分会"，沈元晖任首届理事长。成千上万优秀护理工作奔赴前线，履行着救死扶伤的责任。1941 年和 1942 年，毛泽东同志曾两次亲笔题词"护士工作有很大的政治重要性"和"尊重护士、爱护护士"。

（三）中国现代护理

新中国成立后，护理工作得到了稳步地提高，特别是党的十一届三中全会以后，改革开放的政策进一步推动了护理事业的蓬勃发展。

1. 护理教育体制逐步完善

（1）层次化的学历教育：1950 年，卫生部召开第一届全国卫生工作会议，将护理学专业列为中等专业教育，学制 3 年，制定了全国统一教学计划，并编写统一的教材。然而十年的动乱，使护理学校纷纷停办，护理人员又恢复到医院短训班的形式实施培训，护理质量受到遏制。直到 1979 年，中断十年的护校陆续恢复招生。1983 年，教育部和卫生部联合召开会议，决定恢复高等护理教育。同年，天津医学院率先开设 5 年制护理本科教育。1984 年，教育部批准首批 11 所卫生部直属高校招收护理本科生。1992 年，北京医科大学开始招收护理硕士科学学位研究生。2003 年，第二军医大学护理系被批准为首批护理学博士学位授予点，2004 年开始招收护理学博士生。2011 年，教育部将护理学批准为"一级学科"，是继国家卫生部将护理列入重点专科项目后，国家对发展护理学科的又一大支持。同年，四川大学护理学院、第三军医大学护理学院、哈尔滨医科大学护理学院等成为国家首批护理学一级学科博士学位授权点。2012 年，复旦大学护理学院、中南大学护理学院等 8 家单位，获准设立护理学博士后流动站。至此，我国逐渐形成了中专、大专、本科和研究生等层次的护理学教育体制，以满足临床、社区、护理教育和护理研究的人才需求。

（2）完善的继续教育：1997 年，中华护理学会在无锡召开继续护理教育座谈会，制定了继续护理教育的法规，继续护理教育开始走向制度化、规范化、标准化。2005 年，卫生部在《中国护理事业发展纲要（2005—2010）》提出了加大对重点科室专科护士的培训。2007 年，卫生部要求结合国家大力发展社区卫生服务的需求，积极开展社区护士的培训。2011 年 12 月《中国护理事业发展规划纲要（2011—2015）》计划，"十二五"期间我国将着重在重症监护、急诊急救、血液净化、肿瘤护理、手术室护理、精神护理等领域培养临床专科护士 2.5 万人，由卫生部统一制订培训大纲和培训标准，实施规范性培训。对新入职的护士，2012 年，我国《关于实施医院护士岗位管理的指导意见》中规定，新护士必须实行岗前培训和岗位规范化培训，以提高护士为患者提供整体护理服务的意识和能力。2016 年，国家卫生和计划生育委员会发布《新入职护士培训大纲（试行）》，对新护士的培训目标、内容、时间等提出了明确要求，对规范开展新护士的培训工作提出了具体的指导。

（3）国际化的护理质量教育：2011 年，教育部责成高等学校护理学专业教学指导委员会，制定了《护理学类专业教学质量国家标准》，并实施了护理专业本科的专业认证工作，首次通过认证的学校为吉林大学和南方医科大学的护理学专业，截止 2016 年底，已有 17 所院校通过认证工作。专业认证规范了护理学专业的办学标准，也推动了国内护理学教育质量与国际质量的接轨。

2. 护理管理体制逐步健全

（1）健全的护理指挥系统：1982 年，国家卫生部医政司设立了护理处，负责全国护士的管理，制定有关政策法规。省市自治区卫生厅（局）在医政处设专职护理干部，负责辖区内护理管理工作。医院内相继健全了护理管理体制，实行护理三级管理体制或二级管理体制，并且在逐步完善。

（2）健全的晋升考核制度：1979 年，卫生部公布《卫生技术人员职称及晋升条例（试行）》规定了护理人员的专业技术职称序列为初级、中级、高级职称，即护士、护师、主管护师、副主任护师和主任护师 5 级。

（3）健全的护士执业考试与注册制度：1993 年，颁发了《中华人民共和国护士管理办法》，这是新中国成立以来第一个关于护士职业考试和执业注册的法规，1995 年 6 月，全国开始了首次护士执业考试。2008 年，国务院颁布新的《中华人民共和国护士管理条例》（简称《护士条例》），根据《护士条例》卫生部配套颁布了《护士执业资格考试办法》、《护士执业注册管理办法》，建立了护士岗位准入制度、护士执业注册制度，明确规定护士必须考试合格获执业证书方可申请注册。考试的具体组织工作由国家医学考试中心负责。由最初的纸质答题，变为人机对话考试，使考试的内容、范围得到扩展，以标准分计算考核成绩，使执业考试走向正规化和科学化，逐步实现考试方式与国际考试的接轨。

各种立法制度的出台，极大地保护了护士的合法权益，提高了护士的社会地位，促进了护士队伍的稳定，使中国的护理管理逐步走上了规范化、标准化、法制化的轨道。

3. 护理科研领域不断拓展　护理教育的发展促进了护理科研水平的提高，同时教育领域的拓展，使护理科研的范畴得以扩大。1992 年，中华护理学会设立了护理科技进步奖，每 2 年评选一次，2009 年被科技部批准设立的"中华护理学会科技奖"代替，是中国护理学科最高奖项。护理学术期刊达到 20 多种，护士的研究论文、论著、经验交流得以推广和应用，护理质量显著提高。国内护理组织的各种学术交流以及国际学术交流日益加强，中外护理专家互派学习及讲学，促进了科研能力的进一步提升。护理工作内容和范围不断扩大，社会赋予护士的责任日益重大。护士已经走出医院狭窄的范围，走向社会，走出国门，走向国际为更多的人进行健康服务，开展家庭护理及社区护理。护理专业水平不断提高，护理人员的科研能力、学术水平不断增强，跨学科、跨国籍联合研究不断深化，护理教育专家、临床护理专家辈出。

4. 护理实践范围日益扩展　随着医学模式的转变、人们物质生活水平的提高、健康观念的更新，人们对健康的需求增加，社会对护理职业的功能需求在扩展，护理模式逐步由功能制护理转变为以人的健康为中心的护理。护士走出医院、走向社会，满足护理对象所需开展了老年护理、康复护理、社区护理、家庭护理、临终关怀等新领域。为了满足患者日益增长的护理需求，临床上涌现出一批临床护理专家，在特殊领域实施着专业的照护，如造口护理专家、慢性病护理管理专家、催乳护理专家、药物控制与管理专家等。随着护理实践领域的拓展，护理人员的知识和能力进一步得到提升。

5. 护理专业组织日趋成熟　1958 年，中国科学技术协会成立，中华护士学会被吸收为所属学术团体之一。1985 年，全国护理中心成立。1999 年，中华护理学会被批准为中国科协所属一级学会，挂靠卫生部，进一步明确了学会的业务与行政管理任务。教育部也相继成立了护理教育委员会、护理专业委员会，护理教材编写委员会等。目前，在中华护理学会管理下，成立了健全的各省市的护理分会团体的组织，形成了护理学科门类齐全、研究领域广泛、目标明确、任务突出的护理组织团体，为推进护理质量、规范管理起到积极的促动作用。

第二节　护理学的基本概念

护理学是以自然科学和社会科学理论为基础，将护理对象视为生物、心理、社会的整体，运用科学的思维方法，实施综合性的护理，达到身心健康的目的。

一、护理学的概念、任务和目标

（一）护理学的概念

护理是护士与服务对象之间发生的帮助性、专业性的互动过程。其内容和范畴涉及生理、心理、社会、环境等多方面,并不断地发生着变化。护理学(Nursing)是一门以多学科理论为基础,研究维护人类身心健康的护理理论、知识、技术及其发展规律的综合性应用科学。这一概念阐述了护理学的理论基础、研究内容和学科特点,为护理工作提供了依据、指明了方向。

(二)护理学的任务

1965 年,《护士伦理国际法》中指出,护士的权利和义务是保护生命、减轻痛苦、促进健康;护士唯一的任务是帮助患者恢复健康,帮助健康人提高健康水平。1978 年,WHO 同样指出:"护士作为护理的专业工作者,其唯一的任务就是帮助患者恢复健康,帮助健康的人促进健康。" 护理学的最终目标是通过护理工作,保护全人类的健康,提高整个人类社会的健康水平。

1. 促进健康 健康是人的身心处于最佳的安适状态。促进健康就是帮助个体、家庭和社区发展、维持和增强自身健康的能力和利用可获得的有效资源,提供健康知识和信息,规范个人行为和发挥潜能,建立对自我健康负责的意识,形成健康的生活方式,如教育人们科学摄取营养、加强锻炼、鼓励戒烟、预防物质成瘾、预防意外伤害和健康受到威胁时的应对措施,帮助人们提高防范能力。

2. 预防疾病 通过预防保健达到维持和促进最佳的健康状态。通过开展健康教育、疾病管理、环境保护、自我疾病监测、妇幼保健、老年保健等实践活动来预防疾病。

3. 恢复健康 帮助患病者或健康出现问题者恢复健康,是护理活动的职责之一,也是避免发生功能障碍的主要护理活动。通过评估患者的健康问题,提供护理干预活动,包括为患者提供直接或间接的护理,如执行医嘱措施、协助生活护理、病情观察、心理护理、留取标本做各类化验检查、指导进行康复运动等,与其他卫生保健专业人员共同研讨患者的问题,指导患者获得自护能力,力争使患者达到最佳健康状态。

4. 减轻痛苦 疾病一旦发生将不同程度地增加患者的痛苦。通过护理活动帮助患者尽可能舒适地带病生活,如采用按摩、针灸、冷热疗法等减轻生理上的疼痛;采用心理护理方法,如指导想象、分散注意力、支持性照护等心理疏导和精神抚慰措施帮助患者减轻心理困惑。教育和帮助人们应对功能减退或丧失,提高生存质量,做好患者和家属的死亡教育,理智面对死亡,直至安宁的死亡等。

(三)护理学的目标

护理学科是综合性的应用科学,其学科特点体现出实践性、科学性、综合性、人文性和服务性。故此,要求护理人员运用专业理论、知识和技能,在尊重人的需要和权力的基础上,结合人文关怀理论和精神,运用科学的循证方法满足护理对象各层次需要。护理的最终目标是通过护理工作,保护和促进人类的健康,提高全球的健康水平。

二、护理学的四个基本概念

人、环境、健康、护理是现代护理学的四个基本概念,是构成现代护理学的理论框架。对这四个概念的认识和理解,将直接影响护理学的研究领域、护理工作的范畴、护理工作的内容、护士的角色功能、履行职业的行为和责任。

(一)人

护理学的研究对象是人,包括个体的人和群体的人,对人的认识是护理理论、护理实践的核心和基础。

1. 人是协调统一的整体 人具有生物和社会双重属性。人是一个生物有机体,是由各组织、器官、系统组成,受生物学规律控制的整体;人又是一个社会的有机体,是由思维、情感、精神、文化等组成的具有创造性劳动的人。因此,人是生理、心理、精神、社会等各方面相协调统一的整体。

2. 人是一个开放系统 人生活在复杂的社会环境中,无时无刻与其周围环境发生着物质、能量和信息之间的交换，构成了人与环境之间的和谐统一。人生命活动的基本目标是维持人体内外环境的协调与平衡。这就需要人体不断地适应环境的变化以保持自身的完整性，体现出人是开放系统的属性。

3. 人有其基本的需要 人为了生存、成长和发展，必须满足其基本的需要。著名心理学家马斯洛（Moslow AH）将人类的基本需要归纳为五个层次，即生理需要、安全需要、爱与归属需要、尊重需要、自我实现需要。人在不同的时期、不同的状况和不同的领域表现出对需要的不同，当需要得以满足时，人体获得满足与平衡。如需要得不到满足，机体因内外环境的失衡而致疾病发生。护理的功能是帮助护理对象满足基本需要。

4. 人有权利和责任拥有健康 健康是人人拥有的权利，维持健康和促进健康也是人的责任。人有认知、思考、判断和调节的能力，需要护理人员通过专业性帮助，调动护理对象维护健康的潜能和主观能动性，对预防疾病，促进健康十分重要。

（二）环境

人类赖以生存和发展的周围一切事物称为环境。人的一切活动离不开环境，并与环境相互作用、相互依存。

1. 人与环境相互依存 环境包括外环境和内环境。外环境是以人为中心的生存环境，包括自然环境、社会环境。内环境是人的内在有机体环境，包括人的生理环境和心理环境。任何人都无法脱离环境而生存。

2. 环境影响人的健康 环境作为压力源对人类健康产生着重要影响。良好的环境可促进人类健康；不良的环境则给人的健康造成危害。

（三）健康

护理人员的天职是预防疾病、促进健康。人生活在自然和社会环境中，有着复杂的生理、心理活动，其健康受到生物、心理、环境、社会形态等诸多因素的影响。对健康的认识和理解直接影响护理人员的行为方式、服务方式和服务范畴（详见第五章）。

（四）护理

护理的概念是随着护理专业的建立和发展而不断认识、变化和发展的。"nurse"一词来源于拉丁语"nutricius"，原为养育、保护、照料等意。担任第9届中华护士会副会长的仲茂芳女士首次将"nurse"翻译为"护士"。1859年，南丁格尔总结了克里米亚战场救护的经验，基于她的环境理论，提出了"护理的独特功能在于协助患者置身于自然而良好的环境下，恢复身心健康"，她认为清洁、安静、通风良好的环境是患者恢复健康的基本条件。1885年，她又指出"护理的主要功能在于维护人们良好的状态，协助他们免于疾病，达到他们最高可能的健康水平"。1966年，美国护理学家韩德森（Virginia Henderson）提出"护理是帮助个体、患者或健康人进行保持健康，恢复健康（或安宁死去）的活动，如果个体有必要的能力、意愿和知识，则帮助他尽可能地独立照顾自己"。1973年，韩德森对护理的界定被国际护士会接受，并将护理定义为"护理是帮助健康的人或患病的人保持或恢复健康（或平静地死去）"。

1980年，美国护士学会（American Nurses Association，ANA）将护理定义为"护理是诊断和处理人类对现存的、潜在的健康问题的反应"。2003年，ANA更新了护理的定义为"护理是通过诊断和处理人类的反应来保护、促进、优化健康和能力，预防疾病和损伤，减轻痛苦，并为受照护的个体、家庭、社区及特定人群代言"。这一定义使护理内涵更为丰富，护理范畴更为宽广，职业责任更为重大。

三、护理学的范畴

护理学的范畴是随着社会的进步、人类的需要和护理实践的不断深入而不断发展的，包括理论范畴和实践范畴两部分。

（一）护理学的理论范畴

1. 护理学的研究内容 护理学的研究内容包括对象、任务、目标等，是护理学建设的基础，随着社会的发展和人类不断变化的需要，护理学的研究内容也在不断地变化。但在一定的历史阶段和历史制约的条件下，具有相对的稳定性。

2. 护理学的理论体系 护理学的理论体系是在长期的护理实践中，结合自然科学和社会科学的理论，建立和发展起来的护理学理论，是指导护理实践活动的依据。实践促进了理论的形成和发展，理论又为实践提供支撑依据，如整体护理理论，就是运用科学的护理程序工作方法，通过评判性思维对护理对象实施整体护理，使护理人员能够明确护理行为的结果，提高护理质量。随着护理实践新领域的开辟，必将会建立和发展更多的护理理论，使护理理论体系日益丰富和完善。

3. 护理学的学科体系 随着临床医学体系的分化和相关系统的综合发展，护理学形成了内科护理学、外科护理学、妇产科护理学、儿科护理学及精神科护理学等。随着近年来整合医学的发展，又提出了以器官和系统、生命周期理论为主的护理学体系。在自然科学和社会科学理论发展的基础上，适应学科发展和人类需求，交叉产生了护理管理学、护理美学、护理心理学、护理伦理学、护理教育学、社区护理学等学科。专科护理的发展又促进了老年护理学、急危重症护理学、灾害护理学、慢性病管理和康复护理学等分支学科的形成，极大地推动了护理学科体系的构建和完善。

4. 护理学与社会的发展 研究护理学在社会中的作用、地位、价值，研究社会发展对护理学的要求和影响。疾病谱的变化，使护理学研究方向和内容发生了根本变化。进入现代社会，高节奏、高压力的生活工作状态，与人类行为相关的疾病越来越引起社会的重视。肿瘤、心脑血管疾病已经成为危害人类健康的主要杀手，预防疾病的健康保健和教育成为重要护理工作，也是人才培养的目标。社会老龄化和全球经济一体化趋势，使护理学的课程体系设置发生了改变。大数据处理、信息化管理以及互联网+的广泛应用，使得护理工作的实践形式、护理管理、质量控制、与患者的沟通与交流变得更加科学、快捷与顺畅。

（二）护理学的实践范畴

护理学的实践范畴涉及个体、家庭和群体的护理活动，在护理活动中又涉及健康与疾病的各个领域，根据学科的体系，大体包括以下几个方面：

1. 临床护理 临床护理的对象是患者，工作场所一般情况下在医院，按照护理学的相关学科理论、知识、技能为基础，实施护理实践活动。其内容包括基础护理和专科护理。

（1）基础护理：是临床各专科护理的基础。以护理学的基本理论、基本知识和基本技能为基础，结合患者生理、心理和治疗康复的要求，满足患者的基本需要。其内容包括舒适与安全、清洁护理、饮食护理、预防医院感染、病情观察、排泄护理、健康教育、临终关怀及医疗文件书写与保管等内容。

（2）专科护理：以护理学及相关学科理论为基础，结合临床各专科患者的特点及诊疗要求，为患者进行身心整体护理。主要包括专科患者的护理（内科护理、外科护理、儿科护理、眼科护理、耳鼻喉护理、口腔科护理及精神科护理等）、急危重症护理、康复护理、手术室护理等内容及专科护理技能操作。

2. 社区护理 社区护理是将护理学和公共卫生学理论相结合，以促进和维护社区人群健康的一门综合性学科。社区护理的对象是一定社区范围内的居民和社会群体，以老、幼、妇、残及慢性病患者为重点。社区护理的场所以具有综合功能的社区卫生服务机构为主体，社区护理工作的内容是以整体观为指导，结合社区的特点，开展健康教育、健康咨询、健康管理、妇幼保健、预防接种、家庭访视、心理咨询、慢性病管理和康复指导等工作，直接对社区内个体、家庭和群体进行护理干预，改变人们对健康的态度，帮助人们实现健康的生活方式，促进全民健康水平的提高。

3. 护理教育 以护理学和教育学理论为基础，适应医疗卫生服务和医学科学技术发展的需要，培养社会需要的护理人才。护理教育一般分为基础护理教育、毕业后护理教育和继续护理教育3类。基础护理教育包括中专教育、大专教育和本科教育；毕业后护理教育包括岗位培训、研究生教育；继续护理教育是对从事实际工作的护理人员，提供以学习新理论、新知识、新技术、新方法为目的的终身性在职教育。

4. 护理管理 运用护理学和管理学的理论和方法，对护理工作涉及的人、财、物、时间、信息，进行科学地计划、组织、领导、人力资源管理和控制的方法，以提高护理工作的效率和效果，保障护理实践活动的正常开展。

5. 护理研究 推动护理学的发展必须依靠护理科研。护理科研是解决护理实践活动存在的问题，是持续提高护理质量的基础。通过运用观察、科学实验、调查分析等方法揭示护理学的内在规律，促进护理理论、知识、技能的更新。随着科学技术的进步和护理科研工作的开展，护理学的内容和范畴将不断丰富和完善。

第三节 护理专业与学科发展

由于护理工作本身的特殊性，决定了职业本身的责任感、社会感和对患者生命尊重感的职业神圣价值观，也决定了护理专业是一门技术性、综合性、实践性、应用性和服务性强的专业。护理专业的实践活动推动了学科的建立和发展，而学科发展又促进了护理专业实践活动的提升。

一、护理专业与特征

护理学是以基础医学、临床医学、预防医学、康复医学与护理相关的社会、人文科学理论为基础，形成了自身的理论体系。通过自身的理论、知识和技术，为人们的生命历程提供全面的、系统的、整体的护理服务。

（一）护理专业特征

根据护理学的发展历程和实践活动特点，护理专业具有科学性、综合性、应用性、技术性和艺术性的特征。

1. 科学性 护理是一门科学，这就需要具有相关学科的理论知识作为支撑，如生理学、解剖学、病理学、心理学、伦理学等，在这些理论知识基础上发展护理专业自身的理论知识，为护理实践活动提供依据。

2. 综合性 遵循现代生物—心理—社会医学模式，视护理对象为综合性有机整体，运用系统理论，综合性评估护理对象的健康问题，包括生理的、心理的和社会的健康问题，以整体护理观开展护理实践活动。

3. 应用性 护理专业是一门应用学科，所学的基本理论、知识和技能，需要在护理实践中运用，并指导护理实践，使护理实践活动有理论支撑，有科学依据，使护理服务对象得到护理认知，自觉遵守护嘱。

4. 技术性 护理专业的技术性是通过护理干预活动来完成。实施依赖性护理措施，如注射、输液、输血、服药等治疗活动促使疾病的痊愈；提供基本生理性需要的措施，如饮食护理、排泄护理、舒适护理等维持生命的正常活动；提供疾病的康复指导，减少残障的发生，提高生命质量；通过健康教育和良好的沟通，如建立规律的生活习惯、控制不良的嗜好、科学的饮食摄取等，保持和促进健康。

5. 艺术性 南丁格尔曾指出"护理使千差万别的人都能达到治疗和康复需要的最佳身心状态，这本身就是一项最精细的艺术"。故此，护士需要具备美学的知识、审美的能力、沟通的技巧、同理的情怀，视护理专业为生命创造性的活动，为护理对象提供舒适、美好的环境，用真诚的微笑，健康、优雅的护理服务，减轻患者的恐惧与不安。

（二）护理工作模式

1. 个案护理 是由一名护士护理一位患者，对其实施专人负责的整体性护理方式。根据等级护理原则，又可以称为"特级护理"。一般适用于抢救危重患者或特殊的患者，需要严密观察患者的病情变化。优点是责任明确，便于掌握患者全部情况，救治反应迅速。缺点是人力资源耗费大。

2. 功能制护理 受工业化大生产的影响，将机械性的流水作业引入护理工作实践活动中，以完成各项医嘱和常规护理工作为主要内容的工作方法。依据生物—医学模式将护理工作内容分为医嘱护士、主班护士、治疗护士、换药护士和护理护士等，患者所需要的护理工作由全体护理人员共同完成。根据护士的能力、经验和知识水平，每名护士担任其中 1~2 项工作，抑或轮流担任不同的工作。适用于护理人力资源紧缺情况下。优点是分工明确、易于管理、节省人力。缺点是每名护士为患者提供的护理措施是片段性护理，对患者的整体性护理差，常常忽略了患者的心理、社会因素，全面照护的责任感差。

3. 小组护理 以分组护理的方式对患者进行整体护理。将护理人员分成若干组，每组由一名业务能力强、经验丰富的护士任组长，小组成员由不同级别的护理人员组成，每组成员共同负责一组患者的护理。由组长按照能级原则安排组员担任适宜的工作。优点是发挥各级护理人员的不同作用，做到人尽其才，才尽其用；与功能制护理相比而言发挥了整体护理作用。缺点是：需要组长的管理能力较强；由于每名护士都没有固定的患者需要负责，护士个人的责任感较弱。

4. 责任制护理 责任制护理是在功能制护理和小组护理不能满足患者需要的情况下产生的。是由一名护士对一名患者实施 8 小时在班，24 小时负责的一种工作方式，类同于医生管理住院患者的全面治疗工作一样，负责的护士被称为责任护士。责任制护理是以患者为中心，从患者入院到出院，均由责任护士和辅助护士按照护理程序对患者进行连续性的整体护理，护理管理者依据责任护士的能力情况，分配 3~6 名患者给予护理。优点是以现代医学模式为基础，以护理程序为核心，实现整体护理理念，患者有我的护士，护士有我的患者的归属感，护士的责任感强。缺点是对责任护士的能力要求强，工作强度大，24 小时负责的要求有时难以做到。

5. 系统化整体护理 以现代整体护理观为指导，以护理程序为框架，根据患者的生理、心理、社会、文化需要，提供适合患者需要的最佳护理方式。优点是以患者为中心，令患者满意度较高的护理方式。缺点是需要足够的护理人力资源配备。

6. 综合性护理 综合性护理是一种通过有效地利用人力资源，可以选择上述几种工作方式，为患者提供既节约成本，又高效率、高质量的护理服务。该护理模式是根据自身机构的特性和人力资源配置情况，选择符合自身机构和患者需求的工作方式和护理管理模式，达到最终的护理目标。

（三）护理实践标准与指南

1. 护理实践标准 护理实践标准主要由护理学术组织指导制定，是在大量科学研究和临床护理实践经验的基础上建立和发展的标准。体现出护理职业责任和社会责任，明确了行使护理职业实践活动时的内容、范围和权利，规定了护理实践的标准，提供了评价依据。为了确保护理对象的安全、有效、正确的得到护理，护士必须依据标准实施护理活动。在护理的专业化进程中，国外的护理学术组织一直致力于制定专业实践标准的工作。加拿大护士学会（CAN）和美国护士学会（ANA）都相继发布了本国的护理实践标准。2004 年，ANA 提出的《护理实践标准》（*Nursing: Scope and Standards of Practice*）由 6 条实践标准和 9 条专业行为标准组成（见表 1-1）。2013 年 11 月 14 日，国家卫生与计划生育委员会首次发布两项全国统一的推荐性卫生行业标准，即《分级护理》（编号/T 431-2013）和《静脉治疗护理技术操作规范》（编号 WS/T 433-2013），自 2014

年 5 月 1 日起实施。标准的发布将推动护理学专业的规范发展和科学化的进程。

表 1-1 ANA 临床护理实践标准框架（2004 年）

护理实践标准		
序号	标准	说明
1	评估	注册护士全面搜集与患者健康或现状有关的资料。
2	诊断	注册护士分析评估资料确立护理诊断或问题。
3	预期结局	注册护士确立预期结局以便于制定适合患者的个体化的护理计划。
4	计划	注册护士制定护理计划，规定能达到预期结局的策略或可选择的方案。
5	实施	注册护士实施既定的护理计划。
6	评价	注册护士评价达到预期结局的护理过程。
专业行为表现标准		
7	实践质量	注册护士系统地提升护理实践的质量及效率。
8	教育	注册护士获得当前护理实践所需要的知识和能力。
9	实践评价	注册护士依据专业实践标准和指南、相关的法律、条例和规则评价自己的护理实践。
10	同业关系	注册护士与同业和其他健康专业人员相互配合，共同为护理专业发展做贡献。
11	合作	注册护士在护理实践中与患者、亲属及其他保健人员密切合作。
12	伦理	注册护士所有的实践活动都是符合伦理原则的。
13	研究	注册护士能够将科学研究成果运用到护理实践中。
14	资源利用	注册护士在计划和实施护理时，要考虑与安全、效率、成本和实践的影响等相关因素。
15	领导能力	注册护士在专业和专业实践中表现领导力。

2. 护理实践指南 护理实践指南是在循证护理的基础上，通过大量的调研活动，提出了规范的护理专业实践活动，目的是保证患者的安全。《临床护理实践指南（2011 版）》是我国首次颁发的临床护理规范性文件，是临床护理走向标准化的开始。指南明确了基础护理和专科护理应遵循的技术要点，围绕技术内容，通过评估、人文关怀、沟通、观察和健康指导进行综合性地实践，更科学地完善了职业的实践活动。进一步的临床疾病护理指南和护理操作规范将陆续出台。

二、护理学的知识体系与发展

（一）护理学的知识体系

护理学专业教育是在完成基本教育后，进入护理学的知识体系教育过程。在护理学的发展历程中，护理学的知识体系发生了根本变化，摆脱了类同于医学教育的课程设置。目前，已经形成较为完善的知识体系，一般包括 3 部分内容组成。

1. 公共基础课程 通常包括计算机、外语、政治、哲学、法律、体育、军事理论等，以及包含这些内容的整合课程。

2. 医学基础课程 通常包括人体解剖学、生理学、组织胚胎学、生物化学、医学免疫学、病原微生物学、病理学（病理学与病理生理学）、药理学、医学统计学等，以及包含这些内容的整合课程。

3. 护理学专业课程 通常包括护理学基础、健康评估、内科护理学、外科护理学、妇科护理学、儿科护理学、老年护理学、急危重症护理学、精神科护理学、社区护理学、护理研究、护理伦理学、护理心理学、护理管理学、护理教育学、护理人文修养等，以及包含这些内容的整合课程。

除以上课程外，同时必须要注重护理学专业实践训练，包括护理学基本技术和专科护理技术、常用诊疗技术的配合、健康评估技术、常见病与多发病的病情观察；运用护理程序实施整体护理、急危重症的抢救配合、常见慢性病的预防及康复护理等；具有评判性思维和临床决策、沟通能力、健康教育能力和护理对象管理能力等。

（二）我国护理学发展展望

1. 护理人员高学历化 护理人员高学历化主要表现在基层从事卫生保健的护理人员，其学历层次中护理本科生、护理研究生（护理硕士、护理博士研究生）人数越来越多，尤其护理专业硕士研究生的招生扩大，正是满足人们日益增长的健康需求和护理服务国际化迈进的需求。培养应用型人才是社会的需求和护理教育发展的方向。

2. 护理专业标准化 护理专业标准化主要包括两个方面：护理教育标准化和护理实践标准化。2017年，教育部高等教育护理学专业教学指导委员会在昆明召开了会议，会议围绕国家教学质量标准，进行了护理专业人才培养的报告。报告指出，自2010年教育部启动护理学专业认证工作至今，已有17所院校通过认证符合办学标准。教育部也将修订护理学专业教学质量国家标准，这将推进我国医学教育标准化行动与国际标准有效接轨，迈进国际化专业标准的进程。

3. 护理工作社会化 在医院空间内实施护理活动已经不能满足更多人的健康需求，这就要求护士深入社区，走进家庭，实施个体、家庭、群体的卫生保健工作。以预防为主的健康教育和健康促进措施，使护士成为社会化工作者，与其他预防保健人员共同担负起维护人类健康的重任。

4. 护理实践特色化 护理专业领域在不断扩展，特色专科护理在患者的健康需求下产生，如康复护理、临终关怀护理、造口护理、老年护理和健康管理工作等应运而生，一批特色护理专家在专科领域上解决着患者的疑难护理问题。不断有新服务护理技术和理论在专科护理发展中崛起，提供更高质量专科护理服务。

5. 护理服务国际化 护理服务国际化主要是指专业目标国际化、职能范围国际化、管理国际化、人才流动国际化。随着我国改革开放的进程，各种涉外护理，包括跨国护理援助、涉外病房等多元文化护理工作的日益增多，对护理人才的国际化服务知识和能力要求在加深，护理教育也将随着这种国际化趋势而发生变革。

6. 中国护理特色化 中医理论与技术已经逐渐得到全球范围的认可和重视。结合阴阳、五行等学说进行辨证施护，将中医护理技术运用到护理实践活动中，必将在预防保健、疾病康复中起到推波助澜的作用。具有中国特色的护理理论和技术方法，将为人类做出重要贡献。

（李春卉）

思　考　题

（一）名词解释

护理；护理学

（二）选择题（请选择一个最佳答案）

1. 世界上第一所护士学校成立于（　　　）

A. 1860年，英国伦敦的圣托马斯医院　　　　B. 1850年，德国的凯塞威尔斯城

C. 1840年，意大利佛罗伦斯城　　　　　　　D. 1888年，中国的福州

E. 1854年，法国的巴黎

2. 我国第一所护士学校建立于（　　　）

A. 1835年，广州　　　　　B. 1884年，上海　　　　　C. 1888年，福州

D. 1900年，北京　　　　　E. 1902年，南京

3. 20世纪后，护理学迅速发展，其经历了几个阶段（　　　）

A. 五个阶段　　　B. 四个阶段　　　C. 三个阶段　　　D. 二个阶段　　　E. 一个阶段

4. 护理学的诞生和发展是从何时开始的（　　）

A. 19 世纪中叶　　　　　　　B. 18 世纪末期　　　　　　　C. 19 世纪初期

D. 18 世纪中叶　　　　　　　E. 18 世纪初期

5. 南丁格尔在克里米亚战争中发挥护理工作的作用，使伤员的死亡率由 42% 下降到（　　）

A. 1%　　　　　B. 2%　　　　　C. 3.3%　　　　　D. 3%　　　　　E. 2.2%

6. 我国护理事业的兴起是在（　　）

A. 抗日战争时期　　　　　　B. 土地革命战争时期　　　　C. 鸦片战争以后

D. 五四运动前后　　　　　　E. 解放战争时期

7. 我国护理工作者为中国护理事业做出了巨大贡献，获得——南丁格尔奖章者层出不穷，你知道南丁格尔奖章设立的年份是（　　）

A. 1820 年　　　　B. 1860 年　　　　C. 1907 年　　　　D. 1909 年　　　　E. 1912 年

8. 现代护理学发展的第三阶段（　　）

A. 以降低伤残为中心　　　　B. 以疾病为中心　　　　　　C. 以患者为中心

D. 以人的健康为中心　　　　E. 以预防疾病为中心

（三）案例分析题

清晨 5 点 15 分，寂静的急诊科被一阵急促的脚步声和呼唤声打破，有人焦急的呼唤："医生、护士，有患者需要急救！"值班护士立即起身迎接患者，并电话通知了在休息室的值班医生。患者，男性，62 岁，家属代述有冠心病病史，前一天晚上与人喝酒发生争执后情绪郁闷，入睡较晚，凌晨如厕时跌倒在卫生间，主述胸闷、呼吸困难，心电图提出急性心肌梗死。因病房暂时无床位，立即安排入住急诊观察室，需要 24 小时监护，经吸氧、止痛、扩冠、溶栓等治疗 4 天后，患者病情稳定，可以搬入病区进一步治疗。在搬运前，护士为其讲解了搬运方法和途中注意事项，同时也讲解了养成良好生活习惯和保持情绪平和乐观的意义。患者安全转科。请问：

1. 通过这一案例，体现出护理工作的内容有哪些？

2. 对这一患者实施了怎样的护理方式？

3. 体现出护理学的目标和任务是什么？

第二章　护士与患者

【学习目标】

识记 1. 能准确说出患者的权利和义务。2. 能准确说明护士的基本角色功能。3. 能准确列出护患关系的基本模式。4. 能简述护患关系的建立过程。

理解 1. 能解释下列名词：患者的权利、患者的义务、护士素质、护患关系。2. 能阐述护患关系的特征和基本内容。3. 能理解护士应具备的素质。

运用 1. 能以角色扮演的方式建立良好的护患关系。2. 能通过文献查阅，概括出护士多元化角色与功能。

美国医生特鲁多的墓志铭"有时，去治愈；常常，去帮助；总是，去安慰"。越过时空，久久流传。"治愈"是"有时"的，不是无限的，医学不能治愈一切疾病；给患者以帮助，是经常性行为；安慰，是一种情感表达。这句铭言揭示了护患关系中非技术性关系的重要性，昭示了未来医学的社会作用。在护患关系互动过程中，护士只有正确了解护士和患者两个角色具有的权利、义务和行为准则，才能履行好各自的角色行为，发挥"帮助"与"安慰"的作用，从而建立和发展良好的护患关系，帮助患者达到促进、维持和恢复健康的目的。

案例 2-1

　　李某，女 42 岁，某校教师。洗澡时无意摸到左侧乳房有一肿块，随即入院检查，经检查确诊为乳腺癌。患者知道后非常痛苦，表现出恐惧、哭泣、绝望。护士巡视病房时发现患者坐在床上，深思不语，眼睛红肿。

　　赵护士：李老师，看您一言不发，我很担心您！有什么不舒服可以跟我说说？

　　李某：我得了癌症，我很难过！

　　赵护士：我很理解您的心情，医生说要怎么治疗呢？

　　李某：医生说要尽快切除乳房治疗。

　　赵护士：您是怎么想的？

　　李某：手术后，乳房就没有了！手术还会有危险吧！（开始哭泣）

　　赵护士（伸出手，轻拍患者的肩）：手术的危险性不大，乳房没有了，但生命却保住了！现在乳腺癌的治愈率是非常高的！您对面床的王阿姨和您的病相同，这不今天就出院了。

　　李某：是吗？只要有希望，我愿意尽快手术！太感谢你了，我正拿不定主意呢！

　　赵护士：不客气！很高兴能帮助到您！另外现在有一种特殊的乳罩，能解决缺失乳房带来的困惑。

　　李某：真的！太好了！谢谢你！（面露微笑）

　　赵护士：那您先休息一下，有事再来找我，再见！

问题：

1. 护士与患者交谈中体现了护士的哪些素质？

2. 护士扮演了哪些角色？

第一节　角　色　理　论

一、角色的概念

角色又称社会角色,是社会学、心理学中的一个专门术语,它源于戏剧舞台上的演出用语。1936年,美国人类学家林顿在《人类研究》一书中提出社会角色一词,后来被广泛运用于分析个体心理、行为与社会规范之间的相互关系中,成为社会学、社会心理学和护理学中常用的专业术语。

角色(role)是指处于一定社会地位的个体或群体,在实现与这种地位相联系的权利和义务中,所表现出符合社会期望的行为与态度的总模式。也可以说,角色是人们在现实生活中的社会位置及相应的权利、义务和行为规范。所有的角色都不是由个人决定的,而是社会客观所赋予的。每个社会角色都代表一套有关行为的社会标准。个体在社会中表现出的一切行为都与其特定的角色相联系,社会要求每个人必须履行自己的角色功能。

社会角色所具有的行为规范要经过角色的学习过程来形成,并指导其行为。如护士角色是由学生在学校接受护理教育和努力学习而获得,而在护理工作中又应按护士的行为规范来约束自己的行为。

二、角色的特征

(一)角色之间相互依存

任何角色在社会中都不是孤立存在的,而是在与之相关的角色伙伴发生互动关系过程中表现出来的。即一个人要完成某一角色,必须要有一个或一些互补的角色存在。例如,要完成护士的角色,必须有医生、患者角色存在。这说明要想形成某一角色,必须有与之互补的角色作为这个角色的补充。这些互补的角色统称为角色丛。所有的角色都是在角色丛中进行功能运作。

(二)角色行为由个体完成

角色行为是由个体来执行完成的。只有当个体存在的情况下,才能具有某一角色。社会对每一个角色都有一定的"角色期待",如学生必须遵守学生的行为准则;护士必须具备良好的职业道德、职业素质和职业技能等。个体根据自身对角色期待的认识与理解而表现出相应的角色行为,因而角色认知带有一定的主观性。个体要完成社会所期待的角色行为,必须对自身所拥有的角色有良好的认知。角色期待越清晰,角色扮演者的角色行为越容易与期待一致。角色扮演者对自己的角色期待与他人对该角色的期待不一致时,就会影响角色职责的执行。

(三)角色之间相互转变,具有多重性

每个人在其人生的不同的时间和空间里会担当多种不同的角色。如一个中年女子,工作时间是领导、医生,下班后又成为母亲、妻子、女儿等。由于不同的角色有不同的权利、义务和行为期望,对个体有不同的心理和社会行为的要求,所以,会因其对象的不同而扮演不同的角色,承担不同的责任,表现不同的功能。当个体承担并发展一种新角色时,便会经历角色转变的过程。角色转变(role transition)是指个体承担并发展一种新角色的过程。在这个过程中,个体必须了解社会对角色的期望并通过不断的学习和实践,使自己的行为逐步符合社会对角色行为的期望,最终有效地完成角色的转变。

第二节　患　者　角　色

一、患者角色概念

患者是各种各样社会角色中的一种,有其特定的行为模式、权利与义务。

患者（patient）通常指患有疾病、处于病痛中的人。当一个人患病时，不管是否从医生那里得到证实，他就已经获得了患者的角色，原有的社会角色部分或全部被患者角色所代替。

患者角色（patient role）是指社会对一个人患病时的权利、义务和行为所做的规范。患者的角色可以是暂时的，也可以是持久的或永久的。

二、患者角色的特征

1951 年，美国社会学家帕森斯（Parsons）在《社会制度》一书中将患者角色概括为以下四个方面的内容：

1. 可酌情免除其正常社会角色所承担的责任 即患者可以免除或部分免除日常工作以及生活中应尽的责任和义务，免除的程度取决于疾病的性质、严重程度、患者的责任心以及患者在其支持系统中所能得到的帮助等。

2. 对其陷入疾病状态没有责任 一个人是否患病不是自己的意志所能控制的，并非患者的过错，因而，患者需要受到照顾，也有权利获得帮助。

3. 应主动寻求专业技术帮助 包括寻求医生、护士的技术及知识上的帮助和家属情感上的支持。

4. 有恢复健康的责任 疾病会给患者带来痛苦、不适、伤残甚至死亡等极度紧张的状态，因而大多数人患病后都期望早日恢复健康。社会要求每一个患者都要主动恢复健康并承担应尽的责任，同时为恢复健康作种种各样的努力，如配合治疗、进行适当的锻炼等。

三、患者的权利和义务

患者能否尽快适应"患者角色"，直接影响疾病的治愈过程。因此，有必要让患者明确作为患者应享有的权利和承担的义务。同时护理人员应尊重患者的权利，努力提高护理质量。

> **患者权利法的起源及发展**
>
> 18 世纪 90 年代，法国大革命时期掀起了患者权利运动，提出了患者健康权。进入 20 世纪，美国兴起了大规模的患者权利运动。1973 年，美国发表了《患者权利法案》，该法案全面、详细地提出了维护患者权利的各项内容。1981 年，第 34 届世界医学会通过了《患者权利宣言》。1991 年，关于患者权利的国际会议在日本召开，日本掀起了关注患者权利的热潮。我国有许多法律、法规体现了对患者权利的保护，如《中华人民共和国宪法》、《中华人民共和国消费者权益保护法》、《中华人民共和国医务人员医德规范及实施办法》等，但尚缺少一部专门的患者权利法。

（一）患者的权利

患者的权利（rights of patients）是指患者患病后应享有的合法、合理的权力和利益。因此，患者的权利既适合法律所赋予的内容，也包含作为患者角色后医护道德或伦理所赋予的内容。根据我国的国情，患者的权利包括：

1. 免除一定社会责任与义务的权利 患者在患病后可以根据疾病的性质、病情发展的进程等，要求免除或部分免除其在患病前的社会角色所承担的社会责任。社会责任的免除程度以卫生行政部门指定的医疗卫生机构出具的诊断和鉴定证明为准。

2. 享受平等医疗待遇的权利 人类生存的权利是平等的，因而医疗保健享有权也是平等的。任何人患病后，无论其社会地位、教育程度、经济状况等有多大的差异，他们所享受的医疗、护理、保健和康复的权利应该是平等的，医护人员应为患者提供平等的医疗和护理服务。

3. 隐私保密的权利 在对患者治疗、护理过程中所涉及的患者个人隐私和生理缺陷等，患者有权要求医护人员为其保密。

4. 知情、同意的权利 患者有权利了解有关自己疾病的所有信息，包括疾病的性质、严重程度、治疗和护理措施及预后等。对一些实验性治疗，患者有权知道其作用及可能产生的结果，并有权决定接受或拒绝。对自己的肢体、器官、组织拥有支配权，医疗机构及医务人员未经患者同意，不可随意进行处理。

5. 选择服务的权利 是指有行为能力的患者，就有关诊疗护理方案做出决定的权利，并对自己的行为负责。即患者有权根据医疗条件、自己的经济条件等自由选择医疗机构、医护人员、医疗及护理方案等。

6. 医疗监督的权利 患者有权监督医院对自己所实施的医疗护理工作，如果患者的正当要求没有得到满足，或由于医护人员的过失造成患者身心的损害，患者有权向医院提出诉求或依法提出上诉。

7. 医疗诉讼的权利 因医护人员违反部门规章制度、诊疗护理规范、常规等构成医疗事故，造成患者死亡、组织器官损伤导致功能障碍或使患者病情加重等，患者及家属可向卫生行政部门或法院提出诉讼，追究医疗卫生机构和医护人员的法律责任并获取赔偿。

（二）患者的义务

患者的义务（obligations of patients）是指在医疗卫生活动中，患者应履行的责任。义务与权利是相对应的，患者在享有权利的同时，也应履行下列义务：

1. 自我保健和恢复健康的义务 患者有责任改变自己不良的生活习惯，发挥自身在预防疾病、恢复和增进健康中的能动作用。

2. 及时寻求和接受医疗及护理帮助的义务 患者生病后，有义务及时寻求医护帮助；疾病好转出院后，也应按照要求定期复诊，尽早恢复健康，减少疾病复发。

3. 准确提供医疗资料和配合医护活动的义务 患者有义务尽自己所知提供现病史、过去史、住院史、用药史及其他有关情况的准确而完整的资料，并向负责其治疗护理的医护人员提供自己病情变化等相关信息。如果患者不服从医护人员所提供的治疗护理计划，其后果将由患者本人承担。

4. 遵守医院规章制度的义务 遵守医院的规章制度是保证良好的治疗环境所必需的。患者有义务遵守医院的规章制度，协助医院控制和减少噪声，保持环境清洁安静，不吸烟，减少探亲来访人员等。

5. 尊重医疗保健人员及其他患者的义务 医患之间、患者之间都应互相尊重。医护人员在工作中如果出现失误，患者及家属可以按正常途径提出或上诉，但决不允许出现打骂医护人员、侵犯其人身安全的行为。

6. 按时、足额支付医疗费用的义务 这是医院正常医疗秩序得以维持的必要保证。

7. 病愈后及时出院及协助医院进行随访工作的义务 医院的床位和医疗资源有限，患者病愈或好转允许出院时，应遵循医嘱按时出院，保证医院医疗工作正常运转。患者出院后，有义务接受并协助医院进行有关疾病、康复的调查以及对医院满意度、意见及建议等各项随访工作。

第三节 护士的基本角色功能

护士角色是指护士应具有的与职业相适应的社会行为模式。由于科技的发展，人们对健康的重视和需求不断提高，护士的角色及功能范围不断扩大及延伸，对护士素质的要求也越来越高。当代护士被赋予了多元化的角色，因而也履行多重功能。

（一）照顾者

照顾是护士最基本、最重要的角色功能，护士的独特功能就是协助患者或健康人从事有益于健康、恢复健康与安详死亡的活动。关怀和照顾是护理工作的核心。因此，在人们不能满足人类生存的基本需要时，需要护士为其提供各种护理照顾，帮助患者满足基本的健康需要，如供应营养、维持呼吸、安抚情绪等，直到他们不需要协助为止。

（二）教育者

护理事业的延续和发展有赖于德才兼备的护理教育者。临床护理教育者的角色主要表现在两个方面：第一，随着整体护理的开展，护士还需要在医院、社区、家庭等各种场所，完成全方位、多层次的健康教育。每个护士应根据护理对象的不同特点进行健康教育，指导他们掌握恢复健康、促进健康和自我护理的知识和技能。第二，由具有深厚的护理理论基础、丰富临床护理实践经验的护士来担任教育者角色，以培养年轻一代新护士。

（三）管理者

管理者的角色不单指病区的护士长，还包括每一名护士。为了顺利地开展护理工作，护士必须对日常工作进行有计划地组织、管理和整体的协调，以合理利用各种资源，满足患者的需求。

（四）研究者

护理事业的发展和护理质量的提高离不开护理技术、方法、手段的不断创新和变革。科学研究是护理专业发展必不可少的活动。特别是受过高等护理教育的护士，在从事护理患者的工作中，应具有科研意识和循证思维，善于在临床护理实践中发现问题，运用科学方法研究问题、解决问题、总结、推广研究成果，以指导和改进护理工作，提高护理质量，推动护理事业的不断发展。

（五）咨询者

护士既是信息提供者，又是重要的咨询者，需要解答患者提出的各类问题，并及时向患者提供相关信息，给予情感支持和健康指导，澄清患者对健康和疾病问题的疑惑，使患者清楚地认识自己的健康状况，从心理上和行为上适应患者角色，更好地配合治疗。

（六）协调者

患者所获得的医疗护理照顾是整体性和连续的，它需要健康保健系统中的多学科成员密切配合才能完成。在这个合作性的跨学科团队中，护士充当协调者的角色，需要联系并协调与之有关人员及机构之间的相互关系，以保证患者的诊疗、护理工作有序、高效地进行。

（七）保护者

护士应为患者提供一个安全的环境，采取各种预防措施以保护服务对象免受伤害及威胁。护士是患者权益的维护者，当患者没有能力分辨或不能表达自己的意愿时，护士应为患者辩护。当护士发现一些损害服务对象利益或安全的人或事时，护士有责任解释并采取适当的行动，坚决捍卫患者的安全及利益。

（八）决策者

护士应用护理专业知识与技能，收集患者有关资料，判断其健康问题及原因或诱因，做出护理诊断，并且根据患者的具体情况制定护理计划。执行计划并不断地评估和评价，在整个护理活动中，护士是患者健康问题的判断者和决策者。

第四节 护士的基本素质

一、护士素质的基本要求

护士肩负着救死扶伤、护佑健康的崇高使命。护士素质不仅与医疗护理质量密切相关，而且是护理专业发展的决定性要素。科学技术的发展以及医学与护理模式的转变，要求护士的自身素质必须与社会发展相适应，以不断满足护理对象对高质量护理的服务需求。

（一）素质的概念

素质（quality）是指个体在先天禀赋的基础上，受后天环境和教育的影响，通过个体自身的认识活动和参加社会实践活动而形成和发展起来的较为稳定和基本的身心要素、结构及其质量水平。

护士素质（professional qualities of nurse）是指在一般素质基础上，结合护理专业特性，对护理工作者提出的、特殊的素质要求。护士的基本素质包括：思想道德素质、科学文化素质、专业素质、身体心理素质等方面。具备良好的护士素质是护士从事护理工作的基本条件，也是护理专业发展的决定性要素。

> **南丁格尔对护理的诠释**
>
> 南丁格尔曾经说过："人是各种各样的，由于社会、职业、民族、信仰、生活习惯与文化程度的不同，所患的疾病与病情也有差异，要使千差万别的人都能达到治疗康复所需要的最佳状态，这本身就是一项最精细的艺术。"所以，护士应培养自身特殊的职业素质，既能顺应社会和满足护理工作需要，又能充分体现个人的人生价值。

（二）护士应具备的素质

1. 思想道德素质 热爱祖国、热爱人民、热爱护理事业，具有正确的人生观、专业价值观和为人类健康服务的献身精神；具有高度责任感和慎独修养，关爱生命，尊重护理对象，忠于职守，救死扶伤，实行人道主义，全心全意为护理对象服务。

2. 科学文化素质 为适应医学模式的转变和护理学科的发展，现代护士应树立终身学习的观念，具备一定的文化知识素养，具备自然科学、社会科学、人文科学等多学科知识，具有一定的外语水平，熟练掌握计算机的应用及网络技术等。

3. 专业素质 护士的专业素质是一个护士能否胜任护理工作的基本条件。当代护士应具有较系统的护理学基础理论、基本知识和基本技能。具有科学的质疑态度和评判性思维、敏锐的观察能力、良好的决策能力、解决问题能力、循证实践能力、较强的沟通能力、实践操作能力、创新能力、自主学习和自我发展能力。树立整体护理观念，能运用护理程序解决护理对象的各种健康问题。具有开展健康教育、护理教学和护理科学研究的基本能力。

4. 心理素质 护理工作经常面对各种危机、突发多变的状况和复杂多样的人际关系。这些特点要求护士必须具有乐观、开朗、稳定的情绪，坦诚、宽容、豁达的胸怀，具有高度的同情心和感知力，较强的适应能力、良好的忍耐力、自控力和应变能力，善于调节自己的情绪，始终保持平和的心态。良好的心理素质还表现在护士遇事沉着、冷静、理智及面对压力和挫折时的自我心理调适能力上。

5. 身体素质 护士特定的工作环境与工作特点决定了护士应具有健康的体魄、仪表文雅大方、举止端庄稳重、精力充沛、耐受力强、反应敏捷，以保证工作顺利完成。

> **案例 2-1 分析**
>
> 1. 本案例体现了赵护士的细心观察，并且运用丰富的临床经验为患者提供心理护理的专业素质。
>
> 2. 本案例中护士扮演了照顾者、教育者、咨询者的角色。

二、护士素质的培养

1. 对院校内的学生进行有计划的素质教育 素质虽有先天因素，但就专业素质而言，更多地需要在专业教育的影响下形成和发展。因此，应对护理院校的学生有计划地进行素质教育。护士素质教育应渗透到护理学教育的各个阶段、各门课程中，在政治教育、思想教育、专业教育和日常生活管理中均应充分体现护士素质养成教育。教学过程中，培养他们成为德、智、体、美全面发展的合格人才。

2. 护士素质的提高也是一个终身学习的过程 护士素质的提高是一个自我修养、自我完善的过程，是一门终身需要学习的过程。每个护士都须明确护士必备素质的内容、目标和要求，并自觉在实践中主动锻炼，努力使自己成为一个素质优良的合格护士。

第五节 护患关系

护理服务过程中涉及多方面的人际关系，但其本质是以患者为中心延伸开来，即护患关系。它既遵循一般的人际关系的规律，又与一般的人际关系的建立和发展过程有一定的差别。在护理实践中，和谐的护患关系是护士众多人际关系的核心，良好的护患关系是促进患者身心健康的重要条件之一。

一、护患关系的概念

护患关系（nurse-patient relationship）是指医疗护理实践活动中，护士与患者为实现共同目标而产生和发展的一种工作性、专业性、帮助性、多向性、短暂性的人际关系。

二、护患关系的特征

（一）以治疗为目的的专业性帮助

护患关系是一种特殊的帮助关系，是护患关系的实质。在这一关系中，护士是帮助者，患者是被帮助者。护士运用自己专业技能满足患者的生理、心理、精神等方面需要的人际关系。因此，这种关系是以专业活动为中心，以保证服务对象的身心健康为目的。

（二）工作关系

与一般人际关系不同，护士与患者之间的人际交往是一种职业行为。建立和发展良好的护患关系是护理工作的需要，无论面对何种身份、地位、性别、年龄、职业、素质、宗教信仰的患者，也无论护士和患者之间有无相互人际吸引的基础，出于护理工作的需要，护士都必须与患者建立及保持良好的护患关系。这种工作关系要求护士必须平等地对待每一位患者，竭尽全力为患者提供所需要的帮助，满足他们的健康需要。

（三）多方位的人际关系

护患关系不仅仅局限于护士与患者之间，患者的亲属、朋友、同事，健康保健系统中的其他所有成员如医生、营养师、理疗师等，也是护患关系中的重要组成部分。这些关系会从不同的角度、以多方位的互动形式影响护患关系。

（四）短暂性的人际关系

护患关系是在护理活动过程中建立和发展起来的，因此，护理服务是护患关系存在的前提，一旦护理服务结束，护患关系就会随之结束。

三、护患关系的基本内容

护患双方由于受生理、心理、社会、文化、教育、经济等多种因素的影响，在护理活动的过程中会形成不同形式的护患关系，可以概括为技术性关系和非技术性关系两种。

（一）技术性关系

技术性关系是护患双方在护理活动中建立起来的，以护士拥有相关专业知识及技术为前提的一种帮助与被帮助的关系。集中表现在护患双方在护理措施实施过程中彼此的地位及心理方位方面。在这种关系中，护士是服务的提供者，处于主动地位，而患者是服务的接受者，处于被动地位。如果护士没有扎实的护理知识、娴熟的护理技能，无法满足患者在疾病治疗及护理方面的需要，则不可能建立良好的护患关系。技术性关系内容是护患关系的基础，是维系护患关系的纽带。

（二）非技术性关系

非技术性关系是指护患双方由于社会、心理、教育、经济等多种因素的影响，在护理活动中所形成的道德、法律、价值、利益、文化等多种内容的关系。非技术性关系主要通过护士的服务态度和工作作风等来体现，也是患者评价护理工作质量的主要标准之一。主要包括以下几个方面：

1. 道德关系 护患之间的道德关系是一种固有的基本关系，是非技术性护患关系中最主要的内容。在这种道德关系中，护患双方由于受职业、教育水平、文化背景、经济状况以及职业道德修养等多种因素的影响，在护理活动中，容易对一些问题或行为在理解及要求上产生矛盾及分歧。为了协调及避免矛盾，护患双方必须按照一定的道德规范及原则来约束自己的行为，并尊重对方的权利、人格及利益。

2. 利益关系 指护患双方在相互作用的过程中发生的物质和精神方面的利益关系。患者的利益表现在支付了一定的费用后满足了解除病痛、恢复健康等切身利益的需要。而护士的利益则表现在付出劳动后所得到工资等经济利益，或由于自己的护理使患者康复而得到了精神上的满足及享受。但是，医护人员的天职是救死扶伤、治病救人，这种职业道德的特殊性，决定了护患之间的利益关系不能和一般的商品等价交换等同，而必须在维护患者健康及利益的前提下进行。在我国，护患双方的利益关系应是一种平等、互助的人际关系。

3. 法律关系 在护理活动中，护患双方的行为都将受到法律的保护及约束，任何一方的权利受到侵犯，均可依法追究其责任。如护士未遵守部门规章制度、诊疗护理规范、常规，过失造成患者人身损害，患者可依法追究护士的法律责任并请求赔偿。同样，如果护士在正当的执业活动中，受到患者及家属的无理辱骂、恐吓、殴打，护士可通过法律途径寻求保护。

4. 文化关系 护理活动是以文化背景为基础，在一定的文化氛围中进行的。由于护患双方所具有的文化水平、语言、素质修养、宗教信仰及风俗习惯等文化背景的差异，护理活动中易产生矛盾或误解。因此，护士要尊重患者的宗教信仰及风俗习惯，时刻注意自己的语言和非语言表达，对不同文化背景的患者应用不同的沟通方式，以建立良好的护患关系。

5. 价值关系 护患双方在护理过程中的相互作用及相互影响体现了人的社会价值。在此过程中，护士通过运用护理知识及技能为患者提供优质的护理服务，履行对他人的道德责任和社会义务，从而实现个人的社会价值。而患者在恢复健康后又能重新返回工作岗位，以实现为社会做贡献的人生价值。

四、护患关系的基本模式

1976 年，美国学者萨斯（SzaSz）和荷伦德（Hollender）在《内科学成就》上发表了《医患关系的基本模式》一文，文中指出：根据患者症状的严重程度、诊疗过程中医患双方主动性的大小，医患关系模式可分为主动—被动型、指导—合作型、共同参与型三种，这三种模式同样适用于护患关系。

（一）主动—被动型模式

主动—被动型模式（activity-passivity model）是在传统生物医学模式的影响下形成的一种最古老的护患关系模式。在该模式中，护士常以"保护者"的形象出现，护士处于专业知识的优势地位和治疗护理的主动地位,而患者则处于完全被动和接受的从属地位。护患双方为显著的心理差位关系。护士的权威不会被患者所怀疑,患者也不会提出任何异议。

这种护患关系模式主要适用于难以表达自己主观意志的患者,如昏迷、休克、全身麻醉、有严重创伤及精神障碍的患者。这类患者一般部分或完全地失去了正常的思维能力,需要护士发挥积极能动作用,使患者在这种单向的护患关系中尽快恢复健康。

（二）指导—合作型模式

指导—合作型模式（guidance-cooperation model）是以生物—心理—社会医学模式及以患者护理为中心的护理模式为指导思想,其特征是护士与患者之间是微弱单向发生作用,即"护士教会患者做什么"。护士在护患关系中仍占主导作用,护患双方为微弱的心理差位关系。但护患双方在护理活动中具有不同程度的主动性。尽管患者的主动是以护士的意志为基础,并且护士的权威在护患关系中仍然起主要作用,但患者可向护士提供与自己疾病有关的信息,并且可以对自己的护理和治疗方案提出意见和建议。

这种护患关系模式多适用于患者病情较急、较重但神志清醒的情况下。在这种情况下,患者对治疗及护理了解少,需要依靠护士的指导以便更好地配合治疗及护理工作,从而发挥自己的主观能动性。

（三）共同参与型模式

共同参与型模式（mutual-participation model）是以生物—心理—社会医学模式及以健康为中心的护理模式为指导思想,其特征是护士与患者之间双向发生作用,即"护士帮助患者自我恢复"。护患双方的关系建立在平等的基础上,双方为等位的心理关系。在医疗、护理过程中,护患双方具有大致等同的主动性和权利,共同参与护理计划的制定和实施。患者不是被动地接受护理,而是积极主动地配合并亲自参与护理;护士尊重患者的权利,与患者共同商定护理计划。

这种护患关系模式多适用于慢性病的患者和受过良好教育的患者。此类患者不仅清醒,而且对疾病的治疗及护理比较了解,把自己看成是战胜疾病、恢复健康活动的主体,具有强烈的参与意识。

五、护患关系的建立过程

护患关系是一种以患者康复为目的的特殊人际关系,其建立与发展并非由于护患之间相互吸引,而是护士出于工作需要,患者出于需要接受护理而建立起来的一种工作性的帮助关系。护患关系的建立既遵循一般人际关系建立的规律,又与一般人际关系建立及发展过程有一定的区别。良好的护患关系建立与发展一般分为以下三个阶段:

（一）观察熟悉期

指护士与患者初期接触阶段。此期主要任务是护患之间建立初步的了解和信任关系。护患双方在自我介绍的基础上从陌生到认识,从认识到熟悉。在初始期,护士一方面需要向患者介绍病区的物理环境和人文社会环境,另一方面也需要收集患者生理、心理、社会、精神和文化等方面的健康资料。患者通过观察护士言行确定对护士的信赖程度。除此之外,护士与患者接触时所展现的仪表、言行及态度,在工作中体现的爱心、责任心、同情心都会给服务对象留下第一印象,良好的第一印象可大大缩短建立信任关系的时间。

（二）合作信任期

是指从护患在彼此信任的基础上开始合作至患者康复这段时间。此期的主要任务是运用护理程序的方法解决患者所面临的各种健康问题,满足患者需要。因此,护士需要与患者共同协商制定护理计划,与患者及有关人员合作完成护理计划,并根据患者的具体情况修订及完善护理计划。护士的专业知识、专业技能及良好的工作态度是保证良好护患关系的基础。护士应该对工作认真负责,对患者一视同仁，尊重患者的人格，维护患者的权力，并鼓励患者充分参与自己的康复及护理活动，使患者在接受护理的同时获得有关的健康知识，逐渐达到自理及康复。

（三）终止评价期

是指护患双方通过密切合作，达到了预期护理目标，护患关系即将进入终止阶段。此期的主要任务是总结护理工作经验，保证护理工作的连续性，并圆满地结束护患关系。一方面，护士要征求患者意见，对所做的护理工作进行全面评价，找出成功的经验以及失败的教训，为以后的护理工作提供指导和借鉴；另一方面，要根据患者的具体情况，制定出院计划或康复计划，以保证护理的延续性，预防患者在出院后由于健康知识缺乏而出现某些并发症。

六、建立良好护患关系对护士的要求

在护患关系的建立和发展中，护士处于主导地位，对护患关系起着决定性作用。因此，为了使护患关系向有利方向发展，护士必须努力做到以下几个方面：

（一）保持健康的生活方式

护士健康的生活方式、健康的体魄和健康的心理状态会对患者产生积极的影响和仿效作用。护士应学习和保持健康的生活方式，平衡膳食，维持适当的体重，适当运动和休息，保持机体内外环境平衡，并维持应激情况下正常的生理、心理反应。

（二）保持健康的情绪状态

情绪具有感染性，护士的情绪状态会对患者产生重要的影响。职业的特定角色要求护士不能像普通人那样毫无顾忌地表达自己的情感，而是需要理性地控制和有效地调整自己的情感和情绪，避免不良情绪状态对患者产生负面影响。

（三）尊重并平等地对待患者

护士应尊重患者的权利和人格，对所有的患者一视同仁。当护士以平等的态度对待患者时，患者才会信任护士，主动参与护理活动过程。

（四）具有真诚的态度和适当移情

移情是人际交往中人们彼此间情绪、情感相互交流的一种替代性体验。在护患活动的过程中，护士应以真诚的态度对待患者，善于设身处地为患者着想，体验患者的感受，理解患者的情感和行为，并适时地让患者知晓，使患者感受到被理解，感受到温暖、轻松、自由和支持，从而更加信任护士，愿意接受护士的帮助。

（五）具有丰富的与护理有关的科学文化知识

除扎实、娴熟的护理技能外，护士还应具备丰富的护理专业知识以及与护理相关的人文、社会科学知识，并在整个护理工作生涯中不断汲取新知识、新技能，保持对护理专业的兴趣和充分的执业能力。这是取得患者充分信任、建立有效护患关系的实力保证。

（六）掌握与患者沟通的技巧

护患关系的建立与发展，是在护患双方沟通过程中实现的。良好的沟通技巧是建立和发展护患关系的基础。护士可以通过语言和非语言的沟通技巧与患者进行有效的沟通，更好地了解和满足患者生理、心理以及社会等多方面的健康需求，从而获得满意的护理效果。

（刘红敏）

思 考 题

（一）名词解释

患者的权利；护患关系

（二）选择题（请选择一个最佳答案）

1. 张女士，45 岁，因胆管结石合并感染急诊入院，术前准备中护士小赵准备为患者进行留置导尿术，但操作前未进行环境布置，周围患者的男性家属未离开病室，所以张女士拒绝接受留置导尿操作并向护士长投诉。护士小赵的行为侵犯了张女士的（　　）

A. 享受平等医疗待遇的权利　　　　B. 知情同意权　　　　C. 隐私保密的权利

D. 选择服务权利　　　　　　　　　E. 监督服务权利

2. 护士与糖尿病患者及其家属共同研究患者出院后的饮食安排，此时护士的角色是（　　）

A. 教育者　　　　B. 管理者　　　　C. 协调者　　　　D. 咨询者　　　　E. 策划者

3. 全麻患者与护士之间适用的护患关系模式是（　　）

A. 主动—被动型模式　　　　B. 指导—合作型模式　　　　C. 共同参与型模式

D. 指导—被动型模式　　　　E. 指导—参与型模式

4. 某患者，女性，65 岁，因慢性阻塞性肺气肿入院，病情稳定，先卧床休息，神志清醒，为该患者进行护理时应采取的模式是（　　）

A. 主动—被动型模式　　　　B. 共同参与型模式　　　　C. 指导—合作型模式

D. 指导—被动型模式　　　　E. 指导—参与型模式

5. 护患关系发展到合作信任期的主要任务是（　　）

A. 与患者建立相互信任的关系　　　　B. 采取措施解决患者的健康问题

C. 收集患者的信息　　　　　　　　　D. 评价护理目标是否达标

E. 进行健康教育

6. 下列哪种关系是维系护患关系的纽带（　　）

A. 道德关系　　　B. 价值关系　　　C. 法律关系　　　D. 技术关系　　　E. 非技术关系

7. 下列关于护患关系的描述，错误的是（　　）

A. 是一种人际关系　　　　B. 是一种治疗性关系　　　　C. 是一种工作关系

D. 是一种专业性关系　　　　E. 以护患双方的需求为中心

（三）案例分析题

新入院患者张某，35 岁。职业：律师。诊断：心肌炎。由于职业习惯以及对医院环境的不熟悉，张某入院后对周围的一切都持怀疑态度，不愿配合护士工作。请问：

1. 这一案例中的护患关系处于什么阶段？

2. 如果你是责任护士要与其建立良好的护患关系，此阶段的主要任务和方法是什么？

第三章　职业生涯发展规划

【学习目标】

识记　1. 能清晰表述职业生涯、职业生涯规划的概念及相关概念。2. 能正确阐述职业生涯规划的影响因素。3. 能正确简述护士的技术职称晋升体系与护士的专业发展阶梯。

理解　能举例说明"特质—因素理论"、"人格类型理论"及"职业锚理论"的局限性。

运用　根据本章学习，借助资料，结合自身实际，运用职业生涯发展规划理论和制订方法，完成一份切实可行的护士职业生涯发展规划。

第一节　概　　述

随着社会进步与经济发展，人们对医疗卫生保健事业日益关注，也提出了更高的要求，为民众提供安全优质的护理是我国适应 21 世纪的社会发展、医疗卫生体制改革的重要使命和任务。护士队伍是医疗保健体系的重要力量，社会健康需求与高等护理教育的发展促使护理人员在专业发展方面期望更多的选择和更高的目标，如何培养高素质的护理人才投身于护理实践，并在专业领域发挥带头作用已成为新时期面临的新课题。在人的一生中，职业生活占据了绝大多数的时间，做好职业生涯的规划与管理将对人生产生重要影响。护士通过职业生涯规划可以发挥自身潜能，促进护理工作的专业化和事业化，提高工作满意度，降低离职率，达到个人与医院及护理队伍的共同发展。

一、职业生涯与职业生涯规划的概念

（一）职业生涯

1. 职业生涯的定义　对于职业生涯（career）的理解，不同学者有不同的观点，目前还没有一个公认、明确的定义。"职业生涯"是由美国职业指导专家萨帕（Donald E. Super）于 1976 年提出，他认为职业生涯是指一个人一生中所经历的全部职业的总体历程，以后又进一步指出职业生涯是生活中各种事件的演进方向和历程，综合一个人一生中多种职业和生活角色，即自青春期至退休所有的有酬或无酬职位的综合，同时还包括了副业、家庭和公民等与工作有关的多种角色。韦伯斯特（Webster）进一步把"生涯"的外延扩大，他指出：职业生涯是个人终生发展的历程，即个人一生职业、社会与人际关系的总称。

在职业生涯规划领域具有"教父"级地位的美国麻省理工学院职业指导专家埃德加·H.施恩（Edgar.H.Schein）则将职业生涯分为内、外职业生涯两个方面：内职业生涯是指从事某种职业时知识、经验、能力、内心感受等多种因素的组合及其变化过程，如个人在工作中获得的职业成就或主观感情的满足，工作需求与家庭责任、休闲娱乐等关系的平衡；外职业生涯是指从事某种职业时工作单位、时间、地点、内容、职务/职称、薪酬福利等多种因素的组合及其变化过程，涵盖相关教育、工作变动、解聘退休等过程。在职业生涯中，内职业生涯起着更加重要的作用。

美国心理学博士格林豪斯（Greenhouse）指出：职业生涯是贯穿于整个生命周期、与工作相关的个人经历。他认为职业生涯的定义既包含工作职位、工作职责、工作活动以及与工作相关的决策等客观部分，也包含需要、态度、价值观和期望等对工作相关事件的主观认知。

自 20 世纪初美国职业指导运动开始以来，职业生涯的概念和理论不断发展，职业生涯包括个

体一生中从事过的所有职业，以及从事这些职业的心理需求和价值观念，被看作是个体按照自己想成为一个什么样的人的方式，处理一系列发展问题的成长历程。总体而言，职业生涯具有四个基本内涵：

（1）个体性：职业生涯是个体的行为经历。学校的基础教育和专业教育可为个人职业发展奠定基础，但职业生涯只能靠自己践行和完成。

（2）时间性：职业生涯是个时间概念，意指职业生涯周期。

（3）变动性：职业生涯是动态发展的过程，包含入职、晋升、解聘、变更、退休等变化。

（4）全程性：职业生涯不是指某段时间内个体所从事的职业，而是涵盖了个人终生的任职经历或工作历程。

2. 职业生涯的阶段划分　萨帕经过二十多年的大量实验研究，以年龄阶段来分析职业生涯的发展过程，提出了一套完整的职业生涯发展模式。他将职业生涯分为成长、探索、建立、维持和衰退五个阶段，每个阶段都有其独特的发展任务。

（1）成长阶段（growth stage，0～14岁）：属于认知阶段。个体通过对父母和家庭成员以及周围老师、朋友的观察、模仿来了解、探索自我，并对职业和职业的意义有了初步的理解。此阶段共包括三个时期：4～10岁的阶段是幻想期（fantasy），孩子常在幻想中扮演自己喜爱的角色，模仿占据主要地位；11～12岁的阶段是兴趣期（interest），喜好是职业期望和活动的主要决定因素；13～14岁的阶段是能力期（capacity），孩子更多思考自己的能力与工作要求。由于认知发展水平和抽象思维能力都较差，这一阶段对职业的选择和喜好常表现为随机性和多变性。需要、幻想与喜好是这个阶段最重要的特征。

（2）探索阶段（exploration stage，15～24岁）：属于摸索和学习阶段。个体通过在校学习、业余活动和临时性的工作实践中积累经验，不断进行自我考察、角色鉴定和职业探索，使职业喜好逐渐具体。如果职业适应不良，可能会重新回到初探期；如果工作满意度高，就会认同职业选择，确定职业发展方向。

> **案例 3-1**
> 李某，男，于国内知名医科大学护理本科毕业后，凭借优异的成绩留在医科大学的附属医院，成为一名急诊科护士。但有一次，他母亲听说小李在医院"给患者清洁喂食"，要"侍候人"，认为小李自幼读书成绩优异，应该做大事，在社会上受人尊重，男孩子干护理这行"太没出息"。小李本人虽然认为护理工作很有意义，也很喜欢急救护理，但迫于传统观念和家庭压力，还是选择了辞职，并听从家人意见改行从事医疗保险工作，可是由于不善言辞，保险工作的业绩并不理想。最后，小李说服家人，回到家乡的医院再次从事临床护理工作，并通过层层选拔，参加了造口专科护士培训与考核，目前已成为造口专科护士。
> **问题：**
> 1. 小李经过不同选择，最后确定自己从事护理职业，他的职业生涯处于哪个阶段？
> 2. 小李研究生毕业后成为造口专科护士是处于职业生涯的哪个阶段？

（3）创业阶段（establish stage，25～44岁）：属于选择、安置、立业阶段，是大多数人职业生涯的核心部分。由于对以前选定的职业不满意，因而在找到终身职业前可能会变换几次工作，但个体在此阶段找到了合适的领域，会努力工作、力求上进，致力于职业的稳固和工作满意度。此阶段后，个体通常可能在工作职位和工作项目方面有所变动，但不会轻易改变职业。

（4）维持阶段（maintenance stage，45～64岁）：属于专精、升迁阶段，年龄渐渐步入中老年阶段。由于在自己的工作领域中已经取得了一定地位，主要考虑的是维持目前的地位，沿着所创立的道路前进，而很少或几乎不寻求新领域。护士大多在此阶段达到职业生涯巅峰，此阶段重点是维持既有的职位与成就，鉴定需要解决的新问题、开发新技能，精力集中在最重要的活动和项目中。

（5）衰退阶段（decline stage，65 岁以上）：属于退休阶段。由于生理和心理都在这个阶段逐渐走向衰老、退化，个体从有选择的参与者到完全退出工作领域成为一个旁观者，这一时期的任务是开发非职业性角色适应退休生活。

案例 3-1 分析

1. 小李护理本科毕业后出于专业学习、个人兴趣及家庭社会原因，分别从事了护理和保险两种不同职业，最后认同护理职业，确定了职业发展方向，处于探索阶段。

2. 小李在家乡的医院工作了一段时间后，为求上进，通过层层选拔，参加了造口专科护士培训与考核，目前已成为造口专科护士，职位与刚工作时已有所不同，但仍从事护理职业，处于创业阶段。

（二）职业生涯规划

1. 职业生涯规划的定义 职业生涯规划（career planning）是一门新兴学科，最早起源于美国 20 世纪 60 年代，随后在瑞士、加拿大、新西兰、法国、澳大利亚和德国等西方国家得到快速发展，1990 年进入中国后也得到迅速发展。职业生涯规划是指个人通过分析自身的主观因素和客观条件，确立职业生涯发展目标，制订相应的教育、培训、工作计划，并按照时间顺序付诸行动实现目标的过程。人们通过职业生涯规划，可以及早确立职业目标，更好地在工作与家庭、事业和朋友之间找到平衡，在职业选择和职业变动过程中，根据个人需求和工作需求进行适当调整。

2. 职业生涯规划的特性 良好的职业生涯规划应具有可行性、适时性、适应性和持续性四个基本特性。

（1）可行性：规划要有事实依据，准确分析自身因素与客观环境，否则会错失职业生涯发展良机。

（2）适时性：规划是确定将来目标，指导未来行动，应该妥善安排好各项主要活动的时间和顺序，作为检查行动的依据。

（3）适应性：指未来的职业生涯规划常常会面临诸多不可控因素，因此规划应有一定的弹性，以有效应对各种变化。

（4）持续性：人生的每个发展阶段应能连贯衔接，良好的职业生涯规划应具有可持续性。

案例 3-2

张某从小就希望自己长大后能成为一名人民教师，但高考后被某师范大学的护理专业录取，入学时感到失望与彷徨，专业思想很不稳定。但在就读护理本科期间，她逐渐认识到护理专业的价值，刻苦学习，品学兼优，毕业后就职于某三甲医院，并凭借扎实的理论基础和精湛的护理技术，很快成了深受学生欢迎的临床带教老师。为进一步深造学习，她又报读了护理专业研究生，毕业后成了一名护理教师，圆了自己的教师梦想。

问题：张某的职业生涯规划符合良好职业生涯规划的哪些特性？

案例 3-2 分析

张某在本科阶段事与愿违地考入护理专业而不是自己心仪的教育专业，但努力学习护理知识技能，继续攻读硕士研究生，从临床护士、临床护理老师最终成为专职护理教师，体现了良好职业规划的适应性与持续性。为了成为专职教育工作者，她选择攻读护理专业研究生，为自己的教师职业理想做智力和学历的准备，体现了其规划的可行性，在积累了临床经验后再转向护理教育则体现了其规划的适时性。

二、护理专业学生进行职业生涯规划的意义

职业生涯规划是影响护理人员工作专业化、事业化,提高工作满意度、降低离职率的重要因素。当前,护理人才的流失严重阻碍了护理专业的发展,大部分本科生选择护理专业都存在一定的盲目性,有近半数的学生是被学校调剂到护理专业的,专业思想不稳定的现象在护理专业学生中比较普遍。大学阶段正处于职业的准备期和探索期,对于护理专业学生进行职业生涯规划有着非常重要的意义。

(一)明确目标,有助于个人职业定位

长期以来,我国职业规划教育都远落后于西方发达国家,在校大学生对职业问题的认识普遍不足,有些学生和家长甚至把上大学当作人生"最终"奋斗目标,很少有人把其看作是为今后从事某一职业的积累和准备阶段。护理专业学生应该主动把握医学与护理学的发展趋势,了解社会健康需要,认清自身优势,确定自己的职业目标和理想。

(二)准确定位,有助于个人成长发展

职业生涯规划能够引导个体正确认识自身个性特质,明确现有和潜在的资源优势,了解社会职业的发展状况和岗位要求,通过正确评估个人目标与现实之间的差距,制定切实可行的职业目标。随着高等护理教育的迅速发展,护理的就业竞争也逐渐升级,假如学生不能准确地评估自身专业知识和技能的水平,职业目标定位不合理,最后也许会希望越大,失望越大。

(三)合理规划,有助于把握学习节奏

早期制定并实施职业生涯规划,既有利于学生选择相关课程,也有利于学校制定符合学生职业规划的、有针对性的、多元化的教学计划。高校与培养单位应该协同合作,共同指导学生合理规划,培养学生成为适应护理教育发展和卫生服务行业需要的具有综合职业能力的高等技术应用型护理专业人才。

(四)主动适应,有助于平衡人才市场

在市场竞争激烈和人才济济的时代,根据社会健康需求和卫生事业发展要求,了解将来可能从事的职业范围和将要担当的社会角色,合理规划有成效的职业目标及实现路径,可以降低对未来职业选择上的盲从性,不断完善自我,充分利用各种资源。通过职业生涯规划培训,使学生毕业后能顺利就业,实现护理职业价值,体现出从事护理职业的使命感和神圣感,减少人才流失,避免了人力资源的浪费,满足社会对护理人才的需求,促进护理事业发展。

(五)热爱专业,有助于护理学科发展

护理专业学生尤其是本科生知识面较广、专业基础理论较扎实,是护理队伍的核心人才和发展护理事业的中坚力量。合理的职业生涯规划可以增强他们的专业认同度,减少转专业、转行、离职的人数,留住培养的护理人才,为护理队伍注入新鲜血液,推动护理学科的发展。

第二节 职业生涯规划的相关理论

职业生涯规划是在相关理论指导下设定的,有关职业生涯选择和发展的理论总体可以分为结构取向理论和过程取向理论两类。结构取向理论把生涯问题及职业决策看作是在一个时间点上发生的事件,强调选择什么以及将个人与环境相匹配,较具代表性的有帕森斯的"特质—因素"理论、霍兰德的人格类型理论和施恩的职业锚理论。过程取向理论把生涯问题及职业决策看作是各种事件和选择贯穿在一生的发展过程,生涯选择是相互的、终生的历程,生涯方向是复杂因素交织影响的结果,较具代表性的有克朗伯兹的社会学习理论。

一、帕森斯的特质—因素理论

美国波士顿大学教授弗兰克·帕森斯（(Frank Parsons)被称为"职业生涯辅导之父"，他提出的"特质—因素"理论，是用于职业选择和职业指导中最经典的理论之一，其思想主要体现在他1909年出版的《选择一个职业》(Choosing a vacation)著作中，"职业规划"这个概念也得以在此书中最早提出。特质因素论的假设是：每个人都有稳定的特质，包括能力、兴趣、价值观等人格特征；因素是职业客观工作对人的稳定要求，包括工作中所需具备的条件、经验、资格等因素。职业选择的关键在于人的需求与职业相符合，当个人的特质和工作所需的稳定因素越接近，个人在工作中所能取得的成就则越大。明智的职业选择有3个主要因素：①了解自身的性格、态度、能力、兴趣、志向、限制等心理特征和需求；②了解职业岗位对求职者知识、技能、能力等方面的基本要求及不同职业工作岗位上的优势、不利及补偿、机会和前途；③对以上两个系统因素的内在联系进行分析和思考。

（一）特质—因素理论的主要内容

根据帕森斯的理论，当个人特征与职业要求最匹配的时候，工作满意度和工作效率最高。职业生涯规划工作在解决人的特质和职业相匹配问题的过程中，包括个人分析、职业分析和人职匹配三个步骤（图3-1）。

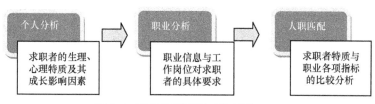

图3-1 职业生涯规划工作过程

1. 个人分析 是指求职者通过生理和心理测量或调查，对自己的生理和心理特质进行评价。除了分析自身体质、智力、能力、兴趣、性格等身心特点以外，还应该对其家庭背景、经济情况、课外活动、业余兴趣等个人成长影响因素进行综合分析。

2. 职业分析 是指对各种职业信息和求职者工作要求的分析，包括职业性质、福利待遇、可能的继续教育机会、学历、相关工作经验等内容。

3. 人职匹配 是指通过科学咨询和分析，进行求职者与职业岗位各项指标的比较分析和模拟匹配。求职者在明确了自身的特质和分析了职业各方面因素之后，将两者有机结合进行综合考虑，从而选择适合自己特质又可能得到并能够取得最大成功的职业。

（二）特质-因素理论的局限性

在长期的实践中，尽管某些职业录用标准明确实用，心理测量技术水平不断提高，但职业种类繁多、发展演化迅速，难以及时确定每种职业的要求标准；同时，心理测量受多种因素影响，以此为基准的人—职匹配过于客观化，往往忽视了态度、期望、人格、价值观等择业主体的主观因素间复杂的交互关系；仅强调当前特质的静态分析，忽略人格动态的发展和个体主动进取的创造潜能。过于理论强调个人特质对职业选择的匹配性，忽视了社会因素对职业设计的影响和制约作用。

二、霍兰德的人格类型理论

约翰·霍兰德（John Holland）是美国约翰·霍普金斯大学的心理学教授，长期从事职业咨询工作并成为该领域的里程碑式人物。他在"特质—因素"理论基础上提出了人格类型理论，又称为个性职业匹配理论、人业互择理论。人格类型理论源于人格心理学的概念，认为人格类型、兴趣与职业密切相关，注重个人的人格类型同工作环境的一致性，其实质在于求职者的人格特点与职业类型相互匹配。个人的兴趣组型即是人格组型，一个人之所以选择某职业领域，基本上是受到其兴趣和人格的影响；生涯选择是个人在对特定职业类型进行认同后，个人人格在工作世界中的表露或延伸；自我人格和职业认知的比较，及后续的接纳或排斥是生涯选择中主要的决定因素。

（一）人格类型理论的主要内容

霍兰德（依据美国文化背景，把人格和工作环境分为六种类型：现实型（realistic type）、研究型（investigative type）、艺术型（artistic type）、社会型（social type）、企业型（enterprising type）和常规型（conventional type），提出了职业兴趣六边形模型（RIASEC，图 3-2）。不同的职业归属在其某种环境中，人总是寻找适合自身人格类型的环境，锻炼相应的能力技巧，扮演相应的角色，个人的行为表现取决于其人格和所处环境间的相互作用。

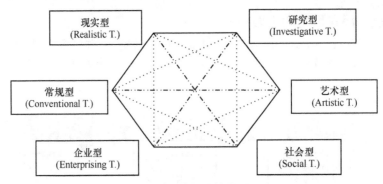

图 3-2　霍兰德的人格类型理论

六种人格类型的特点和其适合的工作如下：

1. 现实型（R 型）　该类型的人通常比较坦率、正直、诚实、谦逊，是注重实际的唯物主义者，有运动或机械操作的能力，喜欢机械、工具、动植物，偏好户外活动。相匹配的职业类型主要是熟练的手工工作和技术工作。

2. 研究型（I 型）　该类型的人通常比较谨慎、严格、严肃、内向、谦虚、独立性强，喜欢观察、研究、学习、分析、评估和解决问题。相匹配的职业类型主要是科学研究和实验工作。

3. 艺术型（A 型）　该类型的人通常比较敏感，内心活动复杂无序，有艺术、直觉、创造的能力，喜欢应用创造力和想象力，在自由的环境中工作。相匹配的职业类型主要是从事艺术创作。

4. 社会型（S 型）　该类型的人通常比较善良、热情、灵活而又耐心，擅长和人相处。相匹配的职业类型主要是从事社会型的职业，通过说服、教育、培训、咨询等方式来帮助人、服务人、教育人。

5. 企业型（E 型）　该类型的人通常乐于冒险，雄心勃勃，具有外向、易冲动、乐观、自信的个性特征，喜欢和人群互动，有说服力和领导力，并以此来获得政治经济和社会利益。相匹配的职业类型主要是各级各类管理者和组织领导者，或从事商业工作。

6. 常规型（C 型）　常规型又称传统型，该类型的人通常注重细节，讲求良心和精确性，通常体现出有序、有恒心、有效率、服从安排的个性特征，有写作和数理分析能力。相匹配的职业类型主要是从事办公室工作和一般事务性工作。

六边形的角分别代表六个类型的人格和职业环境，每种类型之间存在不同程度的关联：每种职业人格/工作环境类型与其邻近的两种类型属于相邻关系，一致性高；与其处于次对角线的两种类型属于相隔关系，中等一致性；与其处于主对角线上的那种职业人格类型属于相对关系，一致性偏低。因此，求职者的人格特点与职业类型的匹配存在三种情况：①人职协调：求职者的个性与职业类型重合；②人职次协调：求职者的个性类型与职业类型相邻，需经过个人自我调整和努力来适应职业工作环境及要求；③人职不协调：求职者的个性类型与职业类型相隔甚至相对，工作中往往很难发挥才能，工作满意度较低。

（二）人格类型理论的局限性

人格类型理论在职业选择过程中，个体不仅可以选择与其人格特点相吻合的职业环境类型，也可以适应与其人格特点次协调相邻两个职业环境类型，一方面是扩大了职业选择范围，另一方面也削弱了职业测定和职业指导的意义。从发展的观点看，人格是不断变化发展的，人并非一味处于被动的环境，对环境也具有积极控制作用，在职业规划中还应结合除人格因素外更广泛的社会背景和发展因素来进行全面综合考察。

三、施恩的职业锚理论

美国麻省理工学院斯隆管理学院埃德加·H·施恩（Edgar.H.Schein）教授在其 1978 年出版的《职业动力论》（又译为《职业的有效管理》）书中首次提出职业锚理论，认为职业规划实际上是一个不断探索的过程，每个人在职业探索中不断加深对自己的能力、动机、态度和价值观等认识，逐渐形成较为明晰的、与职业有关的自我概念，并最终建立职业锚（career anchor）。所谓职业锚，是指个人在不得不进行职业选择时，无论如何都不放弃的、职业中至关重要的东西或价值观，实际上就是一个人选择和发展一生的职业时所围绕的核心，是个人经过长期摸索给自己确定的职业定位。职业锚强调能力/天赋、需要/动机、价值观/态度三方面的相互作用与整合，是个人与工作环境互动作用的结果，在实际工作中慢慢稳定、固化下来的自我职业倾向。

（一）职业锚理论的主要内容

施恩教授在 1978 年首先提出了技术/职能型、管理能力型、创业型、自主/独立型、安全/稳定型五种类型的职业锚。1992 年又在研究基础上重新整理了整个职业锚理论，新增了挑战型、服务/奉献型、生活型三种类型的职业锚（表 3-1）。

表 3-1　职业锚的八种类型与相应特征

职业锚类型	相应特征
技术/职能型 technical/functional competence anchor	倾向选择技术领域的职业，不喜欢管理类的职业。
管理能力型 general managerial competence anchor	追求较高责任和权力的管理职位，认为技术工作是更高阶段管理领域的过程。
创业型 entrepreneurial creativity anchor	希望建立属于自己的产品（或服务）、公司、事业。
自主/独立型 autonomy/independence anchor	偏好不受组织约束，能以自我的方式、节奏和标准安排工作、施展才能。
安全/稳定型 security/stability anchor	希望对未来具有可控感，注重职业安全和稳定，对组织有较强的依赖性。
挑战型 pure challenge anchor	乐于挑战看似无法解决的问题和困难，战胜强硬的对手。
服务/奉献型 service/dedication to a cause	不懈追求自身认可的核心价值，始终希望通过自身的努力来帮助他人。
生活型 life style anchor	强调工作和个人、家庭的平衡与整合，工作只是为了提高生活质量。

（二）职业锚理论的局限性

目前现有的职业锚结构不能涵盖所有的职业锚类型，该理论还需要通过对其他职业或更大的样本做出更详尽的研究来不断完善。另外，由于职业锚不是测试出来的，而是以个体习得的工作经验为基础，以能力、动机和价值观为依据的职业定位，因此，对于新入职的从业者尤其是毕业生而言难以形成明确的职业定位或职业锚。而且，每个人生物社会生命周期和家庭生命周期的成长、变化不同，其能力、动机和价值观可能变化，导致职业锚也可能发生变化，最终使个体找不到清晰的职业锚。

> **克朗伯兹（Krumboltz）的职业社会学习理论（a learning of career counseling）**
>
> 该理论将自我效能、结果期待和个人目标三个方面整合起来，动态性地揭示职业选择过程和职业发展过程，主要观点是强化学习，强调可以通过对后两种因素的培养提高人的生涯抉择技能，并提出了以社会学习理论为指导帮助人们进行职业生涯抉择的方法。以社会学习的观点来解释人类生涯选择的行为，强调社会因素和学习经验对生涯选择的影响。在社会学习理论中有两种基本的学习范式：①工具式学习经验，强调个人的学习经验由环境（个体）刺激、外显行为和结果三个条件综合作用而获得；②联结式学习经验，如果使个体对某种职业产生积极或消极情绪反应变化的条件刺激与中性刺激联结出现，当条件刺激消失后，中性刺激可能产生条件刺激的效果，形成泛化，影响个体对职业的判断、选择和归属。
>
> 根据社会学习理论，个体的遗传天赋（genetic factors）、环境条件和事件（environmental conditions）、学习经验（learning experience）以及任务达成技巧（task approach skills）是影响人们职业生涯的四大决定因素，这些因素相互作用，形成对自身能力、兴趣、价值观的合理推论，以及解决问题的技巧和职业选择的偏好，并影响生涯决定。

第三节　护士的职业生涯发展

护理服务贯穿人的生老病死全过程，在满足群众身体、心理、社会的整体健康需求方面发挥重要作用。我国经济社会发展进入新常态，人口老龄化加剧、新型城镇化加速推进，健康需求呈现多层次、多样化态势。党的十八届五中全会以及全国卫生与健康大会明确提出要推进健康中国建设，树立大卫生、大健康的观念，把以治病为中心转变为以人民健康为中心，关注生命全周期、健康全过程，为护理专业和学科发展提供了时代机遇。近年来，我国护士队伍不断壮大，专业素质和服务能力逐步提高。截至 2015 年底，注册护士总数达到 324.1 万，长期以来医护比例倒置问题得到根本性扭转，护士队伍的学历结构不断提高，各级各类医疗机构开展了不同程度护士岗位培训和专科护士培养，实施护理专业的临床重点专科建设项目，加强护理学科建设，护理专业技术水平不断提高。护理服务领域从医疗机构向社区和家庭拓展，服务内容从疾病临床治疗向慢病管理、老年护理、康复促进、安宁疗护等方面延伸。中国护理事业的快速发展和巨大变革为护士执业发展提供了广阔的空间和机会。

护理专业学生和护士及早开展职业生涯规划，可有效激发专业发展的内在驱动力，处理好工作与学习的关系，应对激烈的人才竞争，及时把握职业发展机遇不断进取。职业生涯的发展不仅对个人意义重大，而且对组织机构也有十分重要的影响，护士在实现职业生涯阶段性目标、体现个人的价值的同时，也提高了临床护理质量，推动护理专业和学科发展。

一、护士职业生涯规划的影响因素

职业生涯规划不仅与个体自身有关，还与其家庭以及社会密切相关，因此会受到个人、环境等诸多因素的影响。认真分析职业生涯规划的影响因素，有利于护理人员做出科学的职业生涯规划，更好地实现个人和社会价值。

（一）个人因素

职业是随着社会分工而出现的，随着社会分工的稳定发展，每种职业都形成各自不同的工作性质和工作内容，对就业者的能力和个性特征等方面也有相应要求。个体是存在个性差异的，一个人不可能同时满足和适应社会上所有职业的要求。因此，职业生涯规划应该充分考虑身心健康、个性特征、职业认知等个人内部因素的影响，选择有利于自身发展的职业。

1. 健康　几乎所有的职业都需要健康的身体，从事护理行业，工作强度和压力较大，还需要经常上夜班，这就要求护士具有良好的身体素质和心理抗压能力、学会自我减压、调节情绪、积极锻炼、加强营养、促进健康。

2. 个性特征　社会上任何一种职业都要求从业人员具备相应的能力，能力通常分为一般能力和特殊能力。一般能力是指直接影响和完成职业活动所必须具备的心理特征；特殊能力是指完成某种职业和专业活动必须具备的能力。个体在具备了一般能力的基础上，具备一种或多种特殊能力，才会获得职业生涯的成功。不同气质、性格的人适合不同类别的职业，具有符合职业要求的性格特征的个体才会获得较高的工作满意度，取得事业的成功。例如，护士就需要具备爱心、恒心、耐心、细心等个性心理特征。

3. 职业认知　护理专业从南丁格尔创立之日至今，已发展成为日趋完善的独立学科。我国的护理服务范畴不断扩大，护理工作向专科化方向发展，护士的素质、学历层次也逐步提升，护士在健康照护方面的作用和地位日益凸显。同时，护理管理的科学化程度越来越高，高等护理教育蓬勃发展，护理研究作为学科发展基础日益受到重视。但护理学本身的实践性和应用性，决定了临床护理是护理管理、教学、科研的基础，是护理事业发展的主要任务和必要起点。

4. 兴趣爱好　兴趣是个体积极探索某种事物的认识倾向，当对某种事物产生浓厚兴趣时，他就会对该事物保持充分的注意，并进行积极的探索活动。与职业选择有关的兴趣称为职业兴趣，表现为有从事相关工作的愿望和喜好。拥有职业兴趣将增加个体的工作满意度、职业稳定性和职业成就感。如果一个喜好与他人沟通的护士被安排到手术室或供应室工作，不仅不能发挥该护士的特长，还可能会给她造成苦恼和不满。

5. 性别　男女平等是我国的基本国策，但"性别因素"在职业发展中扮演着重要的角色。由于传统思想的束缚及女性温柔细心的特点，护理多年来都是以女性为主导的职业。随着护理学科的发展和护理服务的拓展，从患者需求、个性化护理及保护患者隐私权角度看，护理职业需要大量的男性护士。男性护士体力强壮、精力充沛，遇到紧急情况时，往往临危不乱，具有较强的理性判断能力，善于把握全局，符合男性患者尤其是泌尿外科男性患者的需求，在重症监护、手术室、急诊科、泌尿外科等科室能够发挥很好的护理职业价值。

6. 教育程度　教育是赋予个人才能、塑造个人人格、促进个人发展、提高个人素质的社会活动，个体所受的教育程度和水平，直接影响职业选择方向和获取喜好职业的概率。当代大学生包括护理专业学生，应全面提高自身素质，为求职择业创造有利条件。

（二）环境因素

1. 社会因素　职业的社会地位是择业的重要影响因素，社会环境的价值观、政治经济形式、社会产业结构及社会劳动力市场变化对职业生涯决策也有很大影响。长期以来，社会普遍存在"重医轻护"的观点，严重低估了护理专业的社会意义和价值，削弱了护士的职业成就感和满足感。随着我国医疗卫生体制改革的纵深发展，护理队伍素质和专业水平的大幅提升，社会对护理职业的社会价值有了重新认识，社会地位逐步提高。

2. 家庭因素　家庭是社会的基本单位，是个体身心发展和社会化的重要场所。父母在对子女养育的过程中，使子女的生理、心理、精神、人格和情感等方面健康发展，并学习社会知识、技能和规范，形成价值观念与行为方式。因此，家庭环境、家庭期望、需要以及家庭支持等因素对个体的职业生涯规划有举足轻重的作用，有时甚至直接影响个体的职业选择。

3. 同龄群体的影响　由于同龄群体之间有共同语言，很多观点容易沟通，个体在考虑职业生涯发展或者择业时，常常乐于听取他们的意见，接受他们的观点。同龄群体的价值观、工作态度、行为特点等因素也不同程度地影响着个体的职业偏好、从事某类职业的机会和变换职业的可能性。

二、护士职业生涯发展规划

（一）护士职业生涯发展规划的分类

职业生涯发展规划按照规划时间的长短，可分为整体设计、长期设计、中期设计与短期设计四种类型，护士职业生涯发展规划也同样适用。各类型的时间长度与规划内容见表 3-2。

表 3-2　护士职业生涯发展规划分类

类型	时间长度与规划内容
整体设计	约长达 40 年的整个护理职业生涯的规划。如规划在行政管理上成为护理副院长或护理部主任，临床业务上成为临床护理专家或主任护师。
长期设计	10～15 年的规划。如规划在行政管理上 35 岁成为科室护士长，40 岁成为总护士长，临床业务上成为副主任护师。
中期设计	一般为 5～10 年内的规划。如规划 30 岁时达到研究生学历，成为专科护士或主管护师。
短期设计	2～5 年以内的规划。如规划两年内掌握相关护理专科知识和技能。

（二）护士职业生涯发展规划的原则

大学是培养专业人才的重要基地，护理专业学生从跨入校门就应该确立自己的职业生涯目标。在确立职业生涯发展规划时，护理专业学生和护士都应该遵循以下六个原则：

1. 目标导向性原则　目标引领未来，促进行动，以目标为导向是进行职业生涯发展规划的首要原则。护理专业学生要对自己的性格、兴趣、知识、技能、思维等方面进行全面客观的评价，结合自身特质、职业要求和社会环境，确立职业生涯目标。无论将来是希望从事临床护理、护理教育、护理科研还是护理管理工作，护理专业学生和护士都要做思考和准备。

2. 个性化原则　职业生涯发展规划是针对某特定个体所进行的有针对性的职业指导。由于每个个体的个性心理特征不同，所处的职业发展阶段、组织环境也有所差异，因此在进行护士职业生涯发展规划时也应该因人而异。

3. 清晰性原则　护士职业生涯发展规划不但要确定职业发展总目标，还要制定具体的阶段性步骤。无论是职业发展目标还是为接近或达到目标制订的措施，都应有明确的时间限制和标准，是具体可行、可量化考核的，实现目标的步骤也应该清晰明确。

4. 可行性原则　护理专业学生和护士应及时了解和把握护理发展趋势，结合社会需求、护理专业发展要求与个人专长设定可行的目标，选择现实的途径，增加护士职业生涯发展规划的可操作性。

5. 灵活性原则　护士职业生涯发展规划牵涉到个体、社会和就业单位的诸多可变因素，个体需要不断应对变化，对职业生涯设计进行调整。因此设计应具有一定的灵活性，给职业生涯目标的实现提供必要的调整和完善的缓冲余地。

6. 连续性原则　护士职业生涯发展规划是关乎个体一生的职业发展历程的长期规划。个体应在职业生涯的不同阶段进行合理的、逐步提升的护理职业生涯设计，持续发展，从而实现最终职业目标。

（三）制订护士职业生涯发展规划的步骤与方法

护士职业生涯发展规划基本上可以分为自我评估与环境评估、职业生涯发展机会评估、目标设定、职业路线的选择、职业生涯策略的实施、通过评估与反馈对职业生涯设计进行调整这六个基本步骤（图 3-3）。

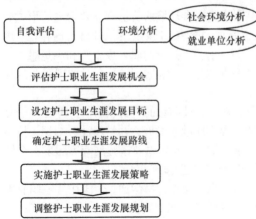

图 3-3　护士职业生涯发展规划流程图

1. 自我评估与环境评估 自我评估与环境分析是护理职业生涯设计的第一步,护生通过个体和环境的综合评估分析,才能明确职业目标和发展方向。

(1)自我评估:自我评估主要对个体生理、心理、理性和社会四个方面的内容进行评估。

1)生理自我:是指对个体相貌、身材、举止、语言等方面的评估。部分用人单位在招聘护士时常对外貌和身高提出较高要求,身材娇小的护生应学会扬长避短,通过娴熟的护理操作给面试官留下小巧灵活的感觉和印象,选择儿科等不是特别强调身高要求的科室。

2)心理自我:是指对个体性格、兴趣、自信、进取心、创造性等方面的评估。护生应根据自己的优势选择专业发展方向和专科护理岗位。组织管理和活动协调能力较强的可以选择护理管理方向;逻辑思维能力强,具有创新精神的可以选择护理科研方向;护理专业知识全面、扎实的可以选择社区护理方向,开展预防保健工作。

3)理性自我:是指个体行为、思维方式和价值追求等方面的评估。护生应明确自己的价值观念、工作动机和需求,在专业学习和社会实践过程中,建立护理职业发展的意识和洞察力,力求找到个人职业兴趣、能力与工作性质、发展机会的匹配点。

4)社会自我:是指对个体社会角色的评估。护生应以发展的眼光分析从事护理职业的社会责任、权利、义务、名誉和成就。

(2)环境评估:环境评估指包括社会环境和就业单位方面的分析。护生通过找出环境条件的特点、对求职者的要求及自身的有利条件和不利条件,使护理职业生涯设计与环境要求相符,实现职业目标。

1)社会环境评估:社会环境评估指正确认识和把握国家社会经济发展的客观规律,分析社会对护理人才的需求与供给状况。社会环境评估是认识社会和护理职业的过程。

2)就业单位评估:就业单位评估要考虑其组织特色与实力、发展策略和人力资源状况。护生通过就业单位评估可找到理想与现实的结合点,确认自身职业的发展条件和成功机遇。

2. 评估护士职业生涯发展机会 职业生涯机会的评估主要是分析环境因素对护理职业生涯发展的影响。护理专业学生和护士在进行职业生涯规划时应评估国家医疗卫生政策、护理工作特点、岗位要求、医院文化等诸多因素对职业发展的影响。

3. 设定护士职业生涯发展目标 护理专业学生和护士通过对个人评估和环境分析,形成短期或长期的、实际可行的职业目标。在确定职业目标时应立足于现状且高于现状,以激励个体不断发展和提高。

4. 确定护士职业生涯发展路线 职业生涯发展路线是对前后相继工作经验的客观描述,可以以此为凭借调整工作,发展不同岗位或职务的广泛能力。职业生涯发展路线大致可分为技术型、管理型、稳定型、创造型和自主型五个类型,个体可根据价值观、学历、工作经历、技能和知识、工作环境与机会确定护士职业生涯发展。

5. 实施护士职业生涯发展策略 职业生涯发展策略是指为达到长短期的职业生涯目标所采取的措施。护理专业学生和护士可以根据自己的职业生涯路线,在不同的职业阶段,通过深造学习、专科护理实践、业务查房、病例讨论、联合会诊、质量控制(QC)活动、风险管理、临床带教、理论授课、申报课题、撰写论文等临床实践,展示与提高自身的职业素养,实现职业生涯目标。

6. 反馈与修正护士职业生涯发展规划 职业生涯发展规划最初设定的目标往往比较模糊,难免偏颇甚至错误。工作一段时间后有意识地回顾与检视,可以及时总结经验教训,修正职业定位,增强实现职业目标的信心,保证职业生涯发展规划的有效性。

(四)护士职业生涯发展阶段

临床护士职业发展也是分阶段进行的,从护士发展到护理专家的职业生涯发展主要经历四个阶段:

1. 职业确定阶段 年龄一般在20～30岁之间,工作1～5年内的护士,开始真正意义上的护理职业认知和磨练，在工作岗位上尝试错误、成功和失败的职业内涵，通过对实际工作的体验与反思，给自己的职业准确定位。

2. 稳步发展阶段 工作 5～15 年的护士，对选定的职业及工作环境逐渐适应，在职业的道路上稳步前进，晋升机会相应增大。

3. 职业中期危机阶段 工作 15～25 年的护士，肩负家庭、社会的双重责任，晋升空间比较有限，常感到力不从心和未来发展的不确定性。

4. 维持阶段 工作 25～30 年的护士，大部分人对成就和发展的愿望减弱，大多考虑如何保住现有工作地位，维持现状。

三、护士技术职称晋升体系与专业发展阶梯

（一）护士技术职称晋升体系

专业技术职称是专业技术人员能力与水平的象征，与临床医学专业相同，护理学专业也设立较完善的独立职称晋升体系，绝大多数医院以容易量化的外语水平、学历、科研论文、专利、研究项目资助、专著编写等指标作为晋升评价标准，为护士的职业发展提供了平台。

1. 护士 由于现行政策采取行业准入及注册制度，在取得护士执业资格证书后即为初级职称即护士。

2. 护师 一般需要符合下列条件之一：①取得相应专业中专学历，受聘担任护士职务 5 年；②取得相应专业专科学历，受聘担任护士职务满 2 年；③取得相应专业本科学历，从事本专业技术工作满 1 年。

2010 年 7 月 1 日新颁布的护士执业资格考试办法第二条规定：具有护理、助产专业本科以上学历的人员，参加护士执业资格考试并成绩合格，可以取得护理初级（士）专业技术资格证书；在达到《卫生技术人员职务试行条例》规定的护师专业技术职务任职资格年限后，可直接聘任护师专业技术职务。

3. 主管护师 一般需要符合下列条件之一：①取得相应专业中专学历，受聘担任护师职务满 7 年；②取得相应专业专科学历，从事护师工作满 6 年；③取得相应专业本科学历，从事护师工作满 4 年；④取得相应专业硕士学历，从事护师工作满 2 年；⑤取得相应专业博士学历，即可参加考试。

同时，报名人员必须在有关部门批准的医疗卫生机构内从事护理技术专业工作的人员或符合条件的人员。根据〔国人部发[2016]69 号〕有关规定，凡到社区卫生服务机构工作的护师，可提前一年参加全国卫生技术中级资格的社区护理专业类别的考试。报名条件中学历或学位的规定，是指国家教育和卫生行政部门认可的正规院校毕业学历或学位。所学专业须与报考专业对口（或相近）。

4. 副主任护师 需符合下列条件之一：①取得相应专业本科学历，从事主管护师工作满 5 年；②取得相应专业硕士学历，从事主管护师工作满 5 年；③取得相应专业博士学历，从事主管护师工作满 2 年。市（厅）级以上立项科研课题的主要参加者（前三名，以项目申请书为准），课题执行情况良好，取得阶段性成果；市卫生行政部门立项科研课题的课题负责人（以项目申请书为准），课题执行情况良好，取得阶段性成果；通常需要在省级以上刊物发表在省级以上专业期刊发表论文 3 篇以上。

5. 主任护师 获大学本科毕业以上学历或学士以上学位，取得副主任护师资格后，受聘副主任护师职务 5 年以上。市（厅）级以上立项科研课题的课题负责人（以项目申请书为准），课题执行情况良好，取得阶段性成果。在省级以上专业期刊发表论文 4 篇以上（其中，国家级 2 篇以上）。

（二）护士能力进阶模式和专业发展阶梯设置

目前我国技术职称晋升体系注重护士的学历、外语和科研评价，但临床护理实践能力评价较少，

导致护士专业技术职称与临床护理能力不匹配,在一定程度上影响了临床一线护士队伍稳定性和工作积极性,制约了护士队伍建设和护理学科的发展。大量的临床护理工作需要不同级别的护理人员参与,急需实施"能级体系"为主要特征的护士分层分级的精细化管理新模式。能力进阶模式是针对临床护士设计的系统性专业能力培养与评价管理制度,旨在通过核心能力评价和使用,主动为护士规划职业生涯发展,使护理人员有进阶目标,力求从内心激发护士自我提升的动力。

以广东省为例,根据护士的能力、学历、年资和技术职称,设置助理护士(未完成护士执业注册或处于试用期护理人员,N_0级)、初级责任护士[能够胜任责任护士岗位的护士或助产士,N_1(大专学历)级与 N_2(本科学历)级]、高级责任护士[在责任护士岗位上任职 5 年及以上,能够胜任高级责任护士岗位职责的护士或助产士,N_3(大专学历)级与 N_4(本科学历)级]、专科护士[具有专科护士资质的护士或助产士,N_5(获医院专科护理发展委员会认证)级与 N_6(获省专科护理发展委员会认证)级]4 个层级、涵盖 N_0 到 N_6 共 7 个技术等级从通科护士向专科护士发展的专业阶梯。

(蓝宇涛)

思 考 题

(一)名词解释

职业生涯

(二)选择题(请选择一个最佳答案)

1. 根据霍兰德的人格类型理论,C 型人格类型的个体适宜从事( )职业

A. 科学家   B. 艺术家   C. 政治家   D. 秘书   E. 牧师

2. 根据萨帕的职业生涯发展模式,个体从( )阶段开始不会轻易改变职业

A. 成长阶段   B. 探索阶段   C. 创业阶段   D. 维持阶段   E. 衰退阶段

3. 强调能力、动机和价值观三方面的相互作用与整合职业生涯规划理论是( )

A. 帕森斯的特质—因素理论   B. 霍兰德的人格类型理论   C. 施恩的职业锚理论

D. 克朗伯兹的社会学习理论   E. 萨帕的职业生涯发展模式

4. 护士职业生涯发展规划的首要原则是( )

A. 目标导向性原则   B. 个性化原则   C. 连续性原则

D. 可行性原则   E. 灵活性原则

(三)应用题

以学习小组为单位,请对某医院的专科护士、护士长或护理部主任及学校老师进行访谈,了解他们的职业生涯规划及其专业成长之路。

第四章　医学发展背景下的护士核心能力

【学习目标】

识记 1. 能清晰概述护士核心能力培养策略及发展护士核心能力的意义。2. 能正确简述护士核心能力的特征、内涵。3. 能正确列出影响护士核心能力的因素。4. 能准确描述能力、核心能力及护士核心能力的概念、分类。

理解 1. 能举例说明基础医学、临床医学及预防医学的发展现状。2. 能正确区分基础医学、临床医学及预防医学的异同。

运用 能设计某一专科护士核心能力培养途径。

第一节　医学发展概况

医学（medicine）一词，源于拉丁语 "medeor" 一词，原意 "治疗术"。医学是由古代劳动人民创造，与人类文明同时产生的。医学研究的对象是人，由于人具有自然属性与社会属性，那么医学也就具有了这两种属性。所以，医学作为一种社会现象，随着社会的发展、科学技术的进步和人们对卫生保健与健康的需求，其发展有着过去、现在和将来。随着生物—心理—社会医学模式的确立，医学观、医学的地位和作用、医学的范畴等都发生了巨大的变化。这些变化都有力地推动着医学科学的发展。医学，现已涵盖多个学科体系。本节简要介绍了医学体系中基础医学、临床医学和预防医学的一般状况及发展趋势。

一、基础医学发展现状与展望

基础医学（basic medicine）属于医学门类中的一级学科之一，包括人体解剖学、胚胎学、组织学、免疫学、病理学、病理生理学与病原生物学等。近年，基础医学发展迅速，为医学研究提供了新理论、新观点、新技术和新方法，它不仅指导着医学的研究工作，也在临床医学研究过程中得到检验，从而推动医学的发展。

（一）基础医学的概念与任务

基础医学是现代医学的基础，是研究人的生命与疾病现象、本质及其变化规律的一门自然科学，也是研究人体正常形态结构与功能活动、疾病发生发展过程以及药物与机体相互作用规律与原理的一门综合性应用学科。它的主要任务是研究人体的结构、功能、遗传、发育、免疫以及病理过程并探究疾病的发生原因、发病机理以及药物作用机理，为疾病的预防、诊断和治疗提供理论依据。

（二）基础医学的研究内容与方法

基础医学的研究内容与方法是随着社会与科学技术进步和发展而不断发生变化。

1. 研究内容 基础医学对正常或异常生命活动现象的研究是从整体到分子水平的研究，主要研究内容如下：①人体正常形态结构的研究；②人体正常功能活动及其机制的研究；③人体在各种病理状况下形态和功能的变化及其机制的研究；④引起疾病的因素及其机制的研究；⑤药物在人体内的作用过程及其机制的研究。

2. 研究方法 基础医学的研究方法多种多样，但以实验研究为主，可归纳为机能学研究和形态研究两大类：①机能学研究：主要采用实验性研究，即在人为控制条件下观察实验因素对机体的影响，以探明其生理效应，揭示其作用机制。实验往往会给机体造成一定的损害，可能危及生命。因此，实验主要在动物身上进行；②形态学研究：主要采用观察性研究，即以客观、真实的观察为依据，根据宏观和微观的不同观察水平，对观察结果进行描述和对比分析。在实际工作中要灵活运用不同的研究方法和技术，以获得真实、理想的研究结果。

（三）基础医学发展现状与展望

基础医学是推动医学科技创新和提高人类健康水平的重要力量，在人类历史发展的长河中，基础医学理论和技术方法的革新影响并推动着整个医学的发展与进步。

1. 基础医学发展现状 基础医学是医学的重要组成部分，在当前生命科学与医学科学相互渗透、新的边缘学科不断产生、研究由整体器官组织进入到细胞和分子微观水平，这些大大促进了人们对疾病机制的认识和诊断治疗技术的提高，进一步促进了医学科学的发展。

（1）分子生物学、生物化学和细胞生物学等为解析生命活动的本质做出了不可替代的贡献。随着功能基因组学和蛋白组学的发展以及高通量检测技术的进步，分子生物学已经越来越多地渗透到基础和临床研究中，使人们能从基因和蛋白水平认识疾病的发生机制。分子标志物联合检测模型区分形态学表现相似而生物学行为各异的肿瘤亚型，为患者预后的预测或药物敏感性的估计提供了依据。

（2）形成了以功能基因组学和蛋白组学研究为方向，以多学科交叉为基础，分析与综合并重，微观与宏观相结合的研究体系。医学基因组的临床应用让每个人都能判定自己独特的健康和疾病问题，以及身体的生理及生物学特征，并且医生可根据疾病的基因表型不同为不同患者开出不同的治疗方案。与此同时，基因组的新发现还带来大批新药，从根本上解决了疾病治疗问题。

（3）全面开启了健康与疾病的数字化和信息化时代，成为推动医学研究和保障人类健康的重要力量。生物芯片技术提高了人们对细胞生命活动的整体了解，使人们由一次观察细胞内一个基因表达跃升为一次观察整个基因组几万个基因的表达。干细胞技术在治疗多种组织器官变性、坏死、创伤和退行性病变时，显示的再生修复器官组织结构损伤并恢复其功能的作用，及干细胞移植治疗血液系统疾病、先天性免疫缺陷、遗传性疾病、肿瘤、帕金森病及脊髓损伤等均取得了可喜成绩。

（4）免疫学理论研究取得了一系列突破性进展。从免疫学科体系中的基础性关键理论到交叉学科中的免疫学热点，对于帮助人们通过免疫学的视角和方法，加深对疾病发生发展机制的理解及疾病防治起了积极的推动作用。同时免疫学与相关学科的深入合作，极大地推动了免疫学理论与技术在临床疾病发病机制研究与预防、治疗中的应用，特别是疫苗、单克隆抗体、基因工程细胞因子和免疫抑制药物等免疫学相关技术的发展与应用，为生命技术和人类健康做出了巨大贡献。

2. 基础医学发展趋势 随着社会经济的快速发展，人们生活方式、生活环境的改变，人类疾病谱发生了巨大变化，以肿瘤、心血管疾病、遗传和代谢性疾病为代表的多因素致病危险性急剧增加，使基础医学研究面临着更多新的挑战。

（1）基础医学与临床医学成果相互转化。社会的进步、经济的发展使人类健康面临着新的威胁，需要基础医学专家与临床医学专家广泛、深入地开展合作研究。如人体解剖学的发展必须坚持以临床问题、临床需求为导向，通过基础研究，切实为临床外科手术术式的改良和创新提供理论支撑；病理学科则应该为临床疑难病、罕见病病理研究和诊断搭建平台；临床疑难杂症的诊断和治疗需要基础研究提供依据；生理学、生物化学、病理生理学、病原微生物学、神经生物学等功能学科则将围绕肿瘤、心血管疾病、代谢性疾病、感染性疾病、神经精神疾病等严重危害人类健康的五大疾病展开深入研究。

（2）学科间整合、细化与交叉融合。学科交叉将是 21 世纪医学发展的核心驱动力，未来医学的发展将通过多学科的协同创新来实现。同样，基础医学的发展不仅依靠生物学家和医学家，还要依靠心理学家、化学家、信息科学家和环境学家等不同学科背景的多学科团队的交叉共同努力。如免疫学、生物信息学和结构生物学在分子、原子水平研究免疫识别、免疫反应发生机制的交叉，有助于从基础免疫学方面加深对经典免疫学理论的认识。利用人类干细胞或其衍生的组织、器官来测试各种药物的药效、毒理特性，比采用其他动物更能反映人体状况，可能发展成为一种新的药物筛选模式等。

（3）基础医学教育教学改革进入快车道。基础医学教育将打破学科界限，坚持以"最优秀的师资、最新的教材、最有效的教学方式、最合理的评价体系"，加强医学主干课程建设，有计划地开设前沿领域新课程及开展"以器官系统为中心"的基础与临床整合课程，把基础相关学科知识与临床专科知识重新组合，使学生始终围绕临床问题拓展医学知识，有的放矢地培养与临床实践相结合的复合型医学人才成为可能。

基础医学是临床医学的理论基石，它为临床医学提供正常的形态和功能、疾病患者的病理变化和机制，以及患者用药的原则和作用机制等，同时又为提高临床诊治水平提供新技术、新理论。不仅指导临床医学的研究工作，同时也在临床医学研究中得到检验。

二、临床医学发展现状与展望

（一）临床医学的概念与任务

临床医学（clinical medicine）是研究疾病的病因、诊断、治疗和预后，提高临床治疗水平，促进人体健康的科学。临床医学是直接面对疾病、患者，对患者直接实施治疗的科学。它根据患者的临床表现，从整体出发，结合疾病的病因、发病机理和病理过程，进而确定诊断，通过预防和治疗在最大程度上减弱疾病、减轻患者痛苦、恢复患者健康、保护劳动力。临床医学的任务与人民群众的身体健康、生老病死等切身利益密切相关，主要是在医疗、科研、教学、社区保健、卫生防疫、卫生行政事业管理等机构与部门从事医疗卫生保健工作。

（二）临床医学的研究内容与方法

临床医学的研究内容与方法随着社会进步与经济发展，以及医学模式的改变，研究内容与方法发生了改变。

1. 研究内容　新的医学模式使临床医学服务对象不断扩大，研究内容也从以患者为主逐步向整个人群、整个社会拓展。关注的不仅仅是人躯体结构的缺欠或某个系统的病患及生活指导和心理咨询，还包括从"出生到死亡"扩展到"生前到死后"，从人的胎生期就可以对某种疾病做出正确诊断并可采取外科治疗，到脑死亡后诸多脏器作为脏器移植供体的保存等。当然更包括对某一疾病病因或机理或早期诊断指标的研究，根据病因或临床转归等确定疾病临床分型的研究，确定影响疗效的因素及疗效对比的研究等，都是临床医学研究的领域。

2. 研究方法　现代医学发展使临床医学正经历由"经验型"向"科学型"转变，这就要求对疾病做出"概率化"的诊断、科学的治疗与决策、精确的预后判断。因此，临床医学的研究方法主要分为量性研究和质性研究。量性研究包括实验性研究、类实验研究和非实验研究。质性研究包括访谈法、观察法及其他收集资料的方法。临床医学虽然研究方法较多，但以科学实验研究为主，如在临床上广泛开展以患者为研究对象、结合医疗实践活动而进行的各种科学实验研究，在研究中特别注重运用对人体没有创伤的客观动态观察，进而获得比较系统、全面及具有一定深广度、反映整体的真实资料，来指导临床治疗与用药活动。

（三）临床医学发展现状与展望

1. 临床医学的发展现状

（1）临床医学向系统化、整体化、综合与交叉相互渗透的方向迈进。生命的复杂性以及心理、社会、环境等因素的影响，决定了临床医学本身的复杂性。新兴交叉学科如生物信息学、系统生物学以及系统生物医学等成为当代医学科技领域的前沿与热点，使临床医学的生命科学研究由现象到规律、由结构到功能、由局部到系统、由线性到非线性等转变。因此，临床医学在还原论的基础上与其他学科间交叉、整合与重新构建，形成系统、立体化研究方向。

（2）临床医学更加注重新理论、新知识、新技术的应用。随着社会的进步，自然科学中新技术、新材料和新方法不断引入，推动了临床医学向更深入、更系统的层次发展，现已深入到人类个体发生、发展、衰老、死亡以及疾病发生、发展与转归规律的研究。特别是生物信息学、干细胞学、纳米科学的研究进展及计算机技术的深入应用，更加促进了新的诊断、治疗方法、技术、药物和器械的研发，建立在系统、整体思维下的新理论和新方法得到了突破性的进展。

（3）临床医学模式已转变为生物—心理—社会医学模式。医学模式是指在医学科学发展和医疗服务的实践过程中，在某一时期形成的健康观和疾病观，是人类对健康观、疾病观、死亡观等重要医学观念及相关实践的总体概括和升华，是人们在一定时期内认识和处理医学问题的观点和方法。新的医学模式强调环境、心理、社会因素对健康、疾病的影响，强调人的心理与生理、精神、躯体及机体内外环境是一个完整的统一体。因此，在诊断、治疗过程中除了关注生物学因素外，更关注与人的生活习惯、行为方式、心理状况、环境污染等密切相关的心理、社会因素。

（4）临床医学从注重疾病诊治、健康维护、疾病控制到对生命全过程的监测。临床医学把单纯的诊治疾病发展到对人群健康和疾病的管理，强调健康与疾病的连续、动态过程，把诊断、治疗和保健的实施与人们日常饮食起居相结合，对常规药物和手术治疗不能根治的疾病，从提高患者生存质量入手，实施生命全过程的健康维护。

（5）临床医学从对疾病一般规律的把握到综合把握异质性、差异性及个体化诊断。个体由于遗传、外界环境等因素的影响而呈现不同的异质性、个体差异性。即使是以环境因素为主要致病因素的获得性疾病，每个个体对微生物或创伤的抵抗、修复能力也因遗传不同而异。同时，作为个体存在的人，健康状况除了受遗传因素影响，还受不同的心理、经济、文化因素及个体的行为和生活方式影响，并且由于个体遗传的差异，药物的作用也不同。因此，在高新技术与新理论的指导下，临床医学在研究疾病的病因、诊断、治疗中，更注重个体异质性、差异性，强调个体化诊断的实施。

（6）临床医学从注重城市医疗卫生到全面重视城乡、社区医疗卫生保健。医学模式的转变使医疗服务不再针对个体，而是由个体向家庭、社区转变。人的健康不是孤立的，与社区、家庭紧密相连。要更好地治疗和控制疾病，医疗服务就要进入社区，要从单纯医疗型扩大为医疗预防保健型。尤其是在 WHO 提出"2000 年人人享有卫生保健"这一全球性战略目标下，在确定城市社区保健任务的同时，医疗服务进入城乡和社区是医疗卫生工作的必然趋势，社区医疗卫生保健正好适应了这种趋势。

（7）临床医学从传统的经验医学向基于客观的、科学依据的循证医学发展。循证医学来自传统医学，但又不同于传统医学，是近年来国际临床医学界倡导的学科发展方向。要求任何医疗决策都应基于客观的临床科学依据，医生在寻找最适宜的诊治对策时应考虑经济问题、医药资源问题及医疗费用等。循证医学模式充分体现了科学治病的概念，不但要有效，而且要省钱。循证医学的出现促使临床医学研究和实践发生了巨大转变，是临床医学一场深刻的革命，也是临床医学发展的必然趋势。

2. 临床医学发展趋势

（1）应用分子生物学改造临床医学：人类基因组作图、测序和识别基因等方面取得的成果，使医学对人类的生老病死有了新的诠释，即不论是器质性疾病还是功能性疾病，都能从基因水平上去探究原因，并以此为依据设计新的防治方案成为可能。同时，分子生物学、细胞生物学、组织化学、基因工程等技术的发展在阐明病因、发病机理以及诊断和治疗方面展示了重要的前景。

（2）临床医学与预防医学、基础医学结合将更加密切：各种疾病威胁着人类的生命与健康，而威胁人类生命与健康的危险因素则大量存在社会环境中。疾病只是一种结果，而导致疾病的原因主要取决于环境、生活与安全条件，尤其是人们的生活方式与行为等。未来的医疗与预防事业，无论在医院、诊所、社区，不仅在医学方面，在组织结构和经济方面都将会发生变化。临床医学与预防医学、基础医学的结合在防病治病中将发挥巨大作用。

（3）临床医学与各学科交叉融合：临床医学的发展与其他各学科的发展密不可分。血管动脉造影、磁共振（MRI）、核医学显像、内镜技术等的应用使临床诊断变得越来越精确、标准、动态，许多疾病的诊断以直观的图像代替了单纯根据临床症状和简单理学检查的推理，疾病的诊断水平有了极大的提高。介入治疗、放射治疗、微创外科在学科间的发展，将使疾病的治疗取得更大进步。基因组学、生物学及纳米技术广泛在药物研究中的应用，使药物学的发展成为临床治疗进步的中流砥柱。人们预言，未来的医学将是遗传学家、医学家和药学家通力合作并大显身手的时代，是人类医学科学飞跃发展的时代。

（4）多学科交叉基础上的中、西医融合：现在的治疗方法尽管对有些疾病取得了较好的疗效，但难免引起人体这个复杂系统中其他因素的改变，这些改变或者影响疗效或者产生副作用，导致人们试图采用天然药物或从长期实践中总结一些新的治疗方法。因此，传统中医药会越来越受到大家的欢迎与重视，并在多学科交叉基础上，逐步实现中、西医的融合。同时，随着现代科学的发展、医学模式与卫生服务模式的转变和新技术、新理论与新方法的不断出现，也为中医药的发展创造了良好的条件。中医药经过千年的实践与发展，无疑是世界医药学宝藏中绚丽的瑰宝。

（5）老年医学成为临床医学研究的战略性决策：老年医学是一门研究人类寿命、衰老规律及机制，探讨延缓衰老对策，关注老年性疾病防治，提高老年人生活质量，促进老年人身心健康的综合性学科。是老年学体系的重要组成部分，也是现代医学科学的重要分支。"人口老龄化"是当今全球人口学的变化趋势，这一现象不仅是生物统计学问题，它对经济、社会、伦理、医学等诸多方面将造成巨大而深刻的影响，发展老年医学是一项人口与卫生事业上的长远规划，着手建立一个以现代老年医学为指导方针的老年健康保障体系，这是战略性决策。

临床医学的发展虽然经历了数千年发展，但真正揭开人体结构的奥秘，深刻了解许多疾病的本质，却是在近代与现代医学发展中实现的。那么，未来的临床医学发展趋势必然与未来的医学发展同步。

三、预防医学发展现状与展望

（一）预防医学的概念与任务

预防医学（preventive medicine）是以人群为研究对象，应用宏观与微观的技术手段，研究健康影响因素及其作用规律，阐明外界环境因素与人群健康的相互关系，制定公共卫生策略与措施以达到预防疾病、增进健康、延长寿命、提高生命质量为目标的一门综合性学科。预防医学是从医学中分化出来的一个独立的学科。预防医学作为医学的一个重要组成部分，它的主要任务是通过临床预防服务和社区预防服务，达到促进个体和群体健康、预防疾病、防治伤残和早逝的目的。尽管预防医学在目的和许多方面与公共卫生有重叠，但它不等同于公共卫生。公共卫生（public health）主要是通过组织社会的力量来保护和促进全人群的健康，其对象是全社会整个人群，实施的措施更为宏观和宽泛。

（二）预防医学的研究内容与方法

1. 研究内容 预防医学以临床医学为基础，重点研究与职业、环境、营养等方面有关的人类健康问题。如流行病学、传染病学、卫生经济学、社会医学、健康教育学、营养学、寄生虫学、消毒学、毒理学、职业病学、环境卫生学、放射卫生学、卫生检验、妇幼卫生学以及少儿卫生学等。从其涉及的空间来说，宏观到宇宙，微观到细胞和分子水平；从其涉及的时间来说，可追溯历史的发展到探讨人类的未来；从服务对象来说，从个人到家庭以至社会人群；从一个个体来说，从生前到死后都涉及预防医学的问题。

2. 研究方法 研究方法主要是通过现场调查和实验室研究，运用统计学软件和计算机技术，完成数据处理和分析，进而揭示疾病发生的原因。具体可分为：①描述性研究：利用已有的资料或特殊调查的资料进行整理归纳，按地区、时间和人群分布各种特征加以描绘。②分析性研究：对流行病学所假设的病因或流行因素进行检验的方法。③实验性研究：按随机分配原则将试验对象分为实验组和对照组，随机地给某一组以某种措施，另一组不给以这种措施。④理论性研究：将所得到的数据，以数学符号代表影响疾病分布的各种因素，建立有关的数学模型，反映病因、宿主和环境之间的关系，以阐明其规律。

（三）预防医学的发展现状与展望

1. 预防医学发展现状

（1）新的医学模式和新的健康观促进了预防医学理论的研究进入一个新阶段。生物—心理—社会医学模式对预防医学理论的发生发展产生了深远的影响，尤其是 WHO 提出"健康是身体上、精神上和社会适应能力上的完好状态，而不仅仅是没有疾病和虚弱"这一新健康观以来，预防医学对影响健康因素的研究扩大到社会、心理因素，使预防医学探索病因和制定预防策略，上升到了一个新高度。现在病因预防、临床前期预防和临床预防的"三级预防"原则已成为预防医学的核心策略，对预防疾病和增进健康具有重要的理论和实践意义。

（2）分子生物学方法的应用使毒理学研究深入到分子水平。生物标志物代替部分传统的慢性毒性试验，用数字方程式表示污染物的化学结构与生物学活性、毒性量效关系，污染物对细胞膜及生物膜结构功能影响的膜毒理学研究等成为近几年预防医学研究的重大进展和飞越，也是当前毒理学研究的前沿。大气污染物大都通过呼吸道进入机体的研究，相关毒物对生殖、发育过程影响的研究，细胞和器官组织水平的毒理学研究，癌基因问题的研究，环境因素致癌性的整体水平研究等使毒理学的研究日益深入，进展迅速。

（3）现代生物技术应用性研究使预防医学发展进入一个新阶段。基因研究技术如 DNA 重组、基因克隆技术、DNA 测序、核酸杂交等在预防医学实践中的应用，开辟了疾病控制的新途径。乙肝重组亚单位疫苗在我国的推广应用，抗 HBSAg 单抗、PCR 技术、生物传感器等的应用，显著提高了诊断与监测技术的特异性和灵敏度。"超级菌"、含抗 DDT 基因菌等工程菌应用于环境净化中，对提高环境质量起着重要的作用。这些现代生物技术在预防医学中的应用标志着预防医学的发展进入一个新阶段。

（4）计算机信息技术的发展进一步推动了预防医学的发展。随着信息时代的到来，以因特网为代表的计算机与通信技术的广泛应用，正在改变着科学研究和人们的日常生活、工作方式。计算机的应用及医学信息网络的建立，使科学研究信息的查询、数据的收集及处理，有关疫情暴发、新病原出现、环境污染等的通报更加便捷，使远程会诊、突发公共卫生事件的指挥调度更精确、及时，也使个人与国际相关科研机构的快速连接成为现实，为世界范围内文献检索、信息交流及专题讨论等提供了极大的便捷，这些改变推动了预防医学的快速发展。

（5）学科间交叉渗透为预防医学的发展创造了有利条件。从生态学基础上研究空气、水、土壤和人类在生产生活中所致的各种污染对人类健康的影响，对地球生态系统的影响及在环境中的转归更好地揭示了其本质。分子生物学借助基因工程技术、单克隆技术为控制和消灭许多传染病提供了有力武器。计算机统计软件将流行病学的分布描述、调查分析方法与现代统计学相结合，为预防医学各个学科的发展提供了方法学基础。

2. 预防医学发展趋势展望　预防医学发展面临的主要任务是运用各相关学科的研究成果和技术，有效解决卫生保健等工作中的具体问题，为提高人类生活质量和健康水平、推动社会经济快速增长做出贡献。展望未来，预防医学的发展将会呈现如下趋势：

（1）交叉综合为主的研究更加突出。随着现代生态学在更大程度时间和空间上与多学科的综合，如生物科学和物理科学的综合、自然科学和社会科学的综合。预防医学也日益重视多学科的综合性研究和对复杂过程的总体研究，认识到仅仅依靠实验室的生物学、物理学或化学方法的研究已不能满足需要，必须综合应用现代科学的一系列成果及心理学、社会学和数理统计学等知识，才能揭示人类健康与疾病关系的奥秘。尤其是当人们认识到对许多疾病的认识往往是先由流行病学研究发现其危险因素，然后由基础医学阐明其作用机制，最后在临床实践中得到证实，人们将更加重视多学科的综合研究。

（2）研究方法上微观与宏观并重。人是复杂、开放的有机整体，是一个开放系统，在复杂多变的自然环境和社会环境中，健康会受到多层次、多因素的影响。许多疾病的病因至今尚未清楚，在基因解答、环境以及基因与基因、基因与环境相互作用对人类健康、遗传和环境因素与疾病风险之间复杂关系的研究和相互作用机制的研究，都将推动预防疾病、促进健康从某一单一的微观研究或宏观研究，向宏观与微观医学整合的方向发展。

（3）重视心理、精神和行为因素对健康的影响。现代社会快节奏的生活，日益激烈的竞争，使人们承受的精神压力越来越大，引发了一系列心理、精神疾病发病增多。社会和心理因素引起的应激不仅会影响精神活动和脑功能，引发精神性疾病、行为和心理异常，还可通过神经、内分泌和免疫系统而影响机体的各系统功能，使机体发生消化性溃疡、心血管病、糖尿病和癌症等一系列慢性身心疾病。因此，在研究器质性疾病预防的同时，预防医学将会更加关注心理、精神因素和行为对健康的影响。

（4）增强体质、提高人口素质和生命质量成为研究的主要内容。社会发展和科学技术进步，尤其是工业化进程所致环境污染日益严重的情况下，人的健康素质必须从儿童抓起，从胎儿、婴儿抓起，"母亲安全"和"儿童优先"成为世界潮流、国际共识，预防医学研究将更加重视促进健康、提高生命质量和延长健康寿命。因此，营养学、食品卫生学和运动医学的研究将成为预防医学研究的另一重要内容。

（5）预防医学向社会预防为主的方向发展。医学模式的转变，使人们认识到预防疾病，促进健康在更大的程度上依赖于社会。要实现"人人享有卫生保健"的目标，就必须要求全社会把健康作为社会的目标和人的基本权利，把对健康的投资作为重要的人力投资。健康与疾病不仅仅是医学领域问题，也是社会问题。作为预防保健服务的主力军，预防医学将在人人享有基本医疗卫生服务目标指引下，深入开展全社会预防。

预防医学作为医学的重要分支，研究手段突飞猛进、研究范围更加广泛，在防治疾病、保护人民健康方面起到了不可替代的作用，并向着社会化、国际化、多元化的方向发展。

第二节 护士核心能力

在医疗实践中，医生与护士打交道的时间最长，业务关联性最密切，在当今的医学专业知识化年代，没有人能否认与日俱增的医护专业间合作需要的重要性。社会的进步推动了医疗技术的不断更新。随着现代医学技术的发展，临床对护理质量要求也随之提高，现代护理模式也由传统以疾病为中心向以患者为中心发展。早在20世纪90年代受循证医学思想影响而产生的护理新观念——循证护理（evidence-based nursing，EBN），其思想核心就是运用现有的科学证据为服务对象提供最佳的服务，推动了护理事业的发展。随着新的医学模式的渗透和生物技术的推广，护理学领域将不断出现新的挑战和机遇。21世纪初我国护理管理者和教育者开始研究护士核心能力，认为护理核心能力是临床专业护理人员必备的重要能力。

案例 4-1

某医院神经内科二病区，2015年招聘10名新护士，其中应届毕业生8名，往届生2名，往届生均有3年非相关科室的工作经验。
问题：
如果您是该病区护士长，您将采取哪些措施迅速提升新护士的岗位核心能力？

一、护士核心能力及相关概念

（一）能力

能力（ability）是个体顺利完成某种活动所必需的并直接影响活动效率的个人基本特征，包括动机、特征、技能、自我印象或社会角色，以及其所使用的知识体系，总是与人的某种活动相联系。例如管理者就要具备一定的组织、宣传、交际和说服等能力。每个人所具备的能力是多方面的，在他所具备的多种能力中，总有相对较强的能力、一般的能力和较弱的能力，这些能力都以特定的形式结合在一起。能力可通过后天的培养、训练、开发而有效提升，与知识密切相关，但又不等同于知识。知识是人类经验的总结和概括，能力是一个人比较稳定的个性心理特征，表现在人们掌握知识和技能的快慢、难易、深浅及应用知识解决实际问题的程度等方面。一般情况下，能力的形成和发展较知识获得的要慢。一方面，能力是在掌握知识的过程中形成和发展的，离开了学习和训练，能力就不可能发展；另一方面，掌握知识又必须以一定的能力为前提，能力是掌握知识的内在条件和可能性。因此，不同的人可能具有等同的知识，但不一定具备等同的能力，具备等同水平能力的人也不一定具有等同水平的知识。

综上所述，能力是完成一定活动的本领，包括完成一定活动的具体方式，以及完成一定活动所必需的心理特征，是胜任工作的必然要素与特性，并由此而产生对组织和个人有益的工作成果。

（二）核心能力

核心能力（core competency）又称核心竞争力。1973 年 Mc Clelland 与 Mc Ber 公司合作开发出能力评估法，通过对高绩效员工的工作分析，进而找出达成高绩效的能力因素，使能力研究向核心能力研究推进。核心能力是在能力基础上发展起来的，在企业及人的能力体系中处于核心地位，对完成某种任务起决定的作用能力，分为组织层面核心能力及个人层面核心能力。组织层面的核心能力最先由哈默尔（Gary Hamel）与普拉哈拉德（C.K.Prahalad）在 20 世纪 90 年代《哈佛商业评论》中提出，由英语 Core Competency 翻译而成，认为核心能力被表述为是组织中的积累性学识，特别是关于协调不同的生产技能和有机结合多种技术流派的学识，随之又提出核心能力是能使企业提供附加价值给客户的一组独特的技能和技术。个人层面的核心能力是指员工为达成卓越绩效所需要的知识、技能和特性。个人核心能力的测量可作为人才甄选、绩效管理、薪资待遇评估及训练发展的工具，并且逐渐成为人力资源管理系统的基础。

近十年来，核心能力理论体系不断丰富拓展，并延伸到不同行业，基本每个职业都有区别于其他职业的独特的知识、技能和价值观，即该职业的核心能力。同时，核心能力还具有动态性，随着内外环境的变化而不断地发展与变化，原来的核心能力随着科技和市场的发展，可能逐渐成为一般化的技术，企业必须不断发展与更新自身核心能力，在关注现有核心能力的基础上着力培育新的核心能力，才能在行业中保持优势与竞争力。

（三）护士核心能力

护士核心能力（core competence of nurse）是在核心能力理论基础上发展起来的理论体系，指护理人员从事护理工作必需的综合能力，包括通科护士核心能力和专科护士核心能力两个范畴。

1. 通科护士核心能力　关于护士核心能力的研究始于美国对专科护士核心能力的探索。1978 年美国助产护士学院（ACNM）首次颁布了助产护士应具备的核心能力标准，并多次修订，不断完善，为美国助产护士的教育和评价指明了方向和途径。此后，欧美各国护理协会或学院纷纷开始制定护士应具备的能力标准。美国护理学院学会（AACN）在 1998 年出版的《护士核心能力》指出，护士核心能力包括批判性思维能力、评估能力、沟通能力和技术能力，并且对这四种能力进行了清晰、详尽的描述。2003 年，国际护士协会（ICN）首次提出通科护士核心能力构架，认为核心能力是护士在日常工作中综合运用知识、技能、判断力的能力，分为三个板块：专业伦理和法律、护理服务和管理、专业可持续发展；包含八个要素：责任感、伦理、法律、基本护理原则、领导与管理、专业发展、质量改进和继续教育；列出护士的五个主要功能：参与普遍性护理实践、开展健康教育、是医疗团队的其中一员、监督和培训护士与助理护士、参与护理研究。此后，各国结合本国护理现状和具体国情对护士核心能力标准进行了"本土化"。2003 年 12 月，我国教育部办公厅和卫生部办公厅在《三年制高等职业教育护理专业领域技能型紧缺人才培养指导方案》中首次提出了中国护士核心能力的概念，将护士核心能力定义为掌握规范的护理基本操作技术，对护理对象实施整体护理，对常见病、多发病病情和用药反应的观察，对急危重症患者进行应急处理和配合抢救，具备社区护理、老年护理等能力。

2. 专科护士核心能力　专科护士是在护理专业化进程中形成和发展起来的，是在某个专门的临床领域为服务对象提供专门化护理服务的高级临床护理人员，要求在某一特定专科领域具有熟练的护理技术和知识，完成专科护士的教育课程并且考试合格。美国专科护士核心能力的研究开始较早，涉及助产、肿瘤、公共卫生、护理管理等多个专科领域。我国也在通科护士核心能力构架的基础上，对重症监护、急诊、手术室、血液净化等多个专科护士的核心能力开展了进一步拓展和具体化的研究与评价。但当前对专科护士的定位与工作内涵还不够明确，研究者的理解存在差异，国内尚无明确的统一标准，专科护士核心能力的界定与评价还有待进一步研究与规范。

二、护士核心能力内涵

护士核心能力是对不同专业、不同职称、不同岗位的护士在从事护理工作中的各种角色预期，是确保完成专业性工作任务及其质量所需要具备的知识、技能和态度等素质的总和。

1. 护士核心能力是知识、技能及态度综合的结果　护士的知识包含隐性知识和显性知识，显性知识可以通过学校教育、正规培训以及书本获得，具有易转移性，属公共知识范畴，如医学、人文知识；隐性知识是实践经验、工作技能、心得与技巧的积累，属于实践或经验性质的知识范畴，难以通过一般的沟通而转移，只能在运用和实践中获得。因此，从知识的角度看，护士核心能力不是单学科知识的积累，而是多学科知识在长期交互作用中形成的综合知识体系。技能是掌握和运用专门技术的能力，是通过专门训练后获得的某种操作方式。护理技能是护士个体对护理领域所需的操作技术与知识的掌握，广泛应用于护理实践活动中，是护士完成护理活动的必备条件，也是评价护士护理能力水平的重要指标。当护理技能与其他相关要素有机结合，形成解决护理实践活动中特定问题的本领时，护理技能就成为护士核心能力不可缺少的基本要素。态度是支配、影响人行为的重要因素，由认知、情感和行为倾向三个要素构成。护士职业态度是护士本人对护理职业的看法和情感，以及自己职业行为倾向的心理状态。护士的职业态度会对工作动机、工作责任心以及职业忠诚度产生直接影响，护士一旦对自己的职业有了明确的认识和情感选择，也就有了职业行为的基本倾向。

2. 护士核心能力是护士从事护理工作必备的岗位胜任能力　护士核心能力需要经过系统的培训与实践锻炼才能形成，并且在具体工作情境中表现出来，对护理工作质量起决定作用，并随着社会和护理学科的发展而不断地丰富、修订和完善。当护理工作任务和环境发生变化时，具备这一能力的护理人员能够在变化的环境中重新获得新的职业知识和技能，胜任改变后的工作要求与任务。

3. 护士核心能力理论框架不同，包含的内容不同　根据知识和技能应用领域分类：护士核心能力分为评估和干预能力、口头和书面交流能力、信息处理能力、评判性思维能力、人际交往能力、管理能力、领导才能、教育能力、知识综合能力。根据护理领域各专业范围分类：护士核心能力分为基础护理能力、专科护理能力、心理护理能力、护理程序实施能力、护理教育能力、护理管理能力和护理科研能力。

三、护士核心能力影响因素

（一）专业兴趣

专业兴趣是指人们对某种职业活动具有的比较稳定而持久的心理倾向,使人对某种职业给予优先注意,并向往之。专业兴趣实际反映的是执业者的职业态度,影响着其工作的积极性及情感体验。在护理工作中,专业兴趣直接影响着护士的核心能力。一个热爱护理专业的护士,在护理工作中会不断提高自己的护士核心能力。

（二）个人性格及心理特征

性格是一个人在对现实的态度和相应的行为方式中表现出来的比较稳定的、具有核心意义的个性心理特征,是一种与社会相关最密切的人格特征,受价值观、人生观、世界观的影响,体现在一个人对现实和周围世界的态度,主要是在对自己、对别人、对事物的态度和所采取的言行上。护士的性格类型不同,核心能力也不尽相同,例如,心理健康、外向、开朗等个体人格特征的护士,其沟通交流能力可能就比较强。

（三）护龄与职称

不同职称护士的核心能力不同。护士的职称越高,实践经验越丰富,越有利于做出恰当的临床判断,从容应对临床突发情况。护龄是护士从事护理工作的时间,随着从事护理工作年限的增加、临床经验的不断积累,护士的各方面能力都得到了系统的培养,核心能力越来越强,最终趋向于稳定。

（四）教学活动与受教育程度

护士受教育程度越高,专业知识与技能的把握度越大,护士在面对临床护理实践中复杂、多变的护理问题时,做出合理判断和正确取舍或有预见性的解决患者问题的能力也更强,核心能力的提高也更快。

（五）支持系统

影响护士核心能力的因素除了个人因素外,社会支持系统也是促进护士核心能力不可忽视的影响因素,如组织激励机制、工作环境,同时家庭与朋友的帮助和支持都有助于护士核心能力形成与发展。

四、护士核心能力培养策略

护士核心能力是通过日积月累的临床实践获得的,培养和发展护士核心能力是医疗行业生存和发展的需要。只有护士的核心能力与社会需求发展同步,才能提升护理人员的社会适应能力和成就感,才能促进良好护患关系的建立和发展,才能提高护理质量,增强医院竞争力。不同个体的护士核心能力水平不同,培养途径也不尽相同。

（一）专业教育

护士核心能力培养是当代护理教育的热点,也是当代护理教育的中心目标。为使受教育者在今后的护理职业生涯中显现出高素质、强能力的核心竞争力,教育部门应根据护士核心能力的内涵,围绕护士核心能力和核心知识,以护理实际工作所需求的核心能力为导向,突出护理专业特点,设置课程、拓宽基础、淡化学科、加强人文素质教育,着重培养学生敏锐的观察力、良好的人际沟通能力、独立分析问题的能力、运用知识解决问题的能力、评判性思维能力及创造力,促使学生能更好地胜任临床护士角色。

（二）岗位教育

1. 营造轻松和谐的学习与工作气氛　随着服务对象对护理服务水平期望值的不断提高及自

我保护意识的不断加强，护士的工作压力越来越大。如果护士没有时间和精力关注个人对组织绩效的影响，也不会主动与同事分享自己的经验和知识，核心能力就难以培养与发展。因此护理管理者应努力为护士营造轻松、和谐的工作氛围，减轻护士的工作压力，使护理人员感受到组织的温暖，认同组织文化，主动进行学习、交流、积累、创造和应用知识，进而达到核心能力的发展。

2. 加强不同科室护理单元之间的学术交流 临床上每个专科的护理工作都有其自身的特点和优势，加强不同科室护理单元之间的交流，分享和传授各专科的先进经验，可以实现共同提高。

3. 搭建护理人员分享经验和技能的平台 通过定期组织院内护理人员业务学习、护理查房，建立人员业绩考评制度，定期召开各种学术活动等路径，鼓励大家主动沟通、交流、分享经验、知识技能和科研活动成果，使护理人员在知识共享中不断超越自我，不断创新知识。完善护士继续教育管理制度，组织护士外出进修培训，可以使护理人员快速增长见识、拓宽视野、吸取新知识与新观念，激发思考与创造力，并结合本单位和自身实际情况，转化为医院与个人的核心能力。

4. 建立临床护士职业阶梯制度 核心能力是护士职业阶梯的特征，在临床护士中建立职业阶梯制度能更好地促进护士核心能力发展。应根据不同层级护士核心能力的要求及处于不同层级护士核心能力的高低，制订相应的知识及技术目标，坚持"多样化"与"灵活性"的统一，有针对性地进行核心能力培训，如从低到高，不同层级的护士分别着重培养基本护理能力、危重症患者护理能力、整体护理和教学能力、护理研究和护理专科发展能力等。这样有利于增强护士的自主性，提升护士的核心能力，满足不同患者的护理需求，从而提高护理质量。

五、护士核心能力研究趋势展望

护士核心能力是完成绩效所需的关键能力，重视和发展护士核心能力可以增强其职业竞争力和自我成就感，从而提高护士的整体素质，促进护理事业的进步与发展。

随着护士核心能力理论研究的不断深入，未来护士核心能力研究的发展趋势会在广泛开展应用性研究的基础上，向护士核心能力基础性研究的方向发展，如关于护士核心能力产生机理、形成、发展、变化规律及影响因素的研究，其中护士核心能力产生机理即是护士核心能力理论体系的基础部分，也是揭示与掌握护士核心能力形成、发展、变化的重要环节。只有加快构建整体性的护士核心能力理论体系，丰富护士核心能力理论内容，才能真正掌握护士核心能力发生、发展、变化的规律，才能找到提高护士核心能力培养的有效途径与方法，为护理教育者与护理管理者培养、提高整体护理能力及专业水平提供理论基础，促进护理专业可持续发展。与此同时，开展护士核心能力评价系统确立的研究、护士核心能力行为标准的研究及相关政策、制度的研究及发展切实可行的核心能力培养教学模式等也将成为未来研究的重点。护士核心能力具有其独特性，有自身形成、发展的特点，如何培养发展护士核心能力、建立健全护士核心能力管理体系，这将是护理教育者与护理管理者面临的一道新课题。

（黄双丽）

思 考 题

（一）名词解释
临床医学；预防医学；能力；核心能力；护士核心能力（中国）

（二）选择题（请选择一个最佳答案）
1. 以下哪项是基础医学研究的主要方法（　　）

A. 队列分析　　　B. 免疫学　　　C. 基因组研究　　　D. 动物学研究　　　E. 实验性研究

2. 《人体的构造》一书的作者是（　　）

A. 弗洛里　　　　B. 弗莱明　　　　C. 维萨里　　　　D. 哈维　　　　E. 摩干尼

3. 下列哪项属于临床医学研究范畴（　　）

A. 免疫学　　　　B. 急诊医学　　　　C. 生物化学　　　　D. 流行病学　　　　E. 营养学

4. 世界上第一提出护士核心能力的是（　　）

A. 中国　　　　B. 美国　　　　C. 澳大利亚　　　　D. 香港　　　　E. ICN

5. 下列哪项是护士核心能力的内涵（　　）

A. 知识、技能及态度　　　　B. 知识、动作及态度　　　　C. 知识、行为及态度

D. 学习、技能及态度　　　　E. 知识、信心及行为倾向

6. 下列哪项不属于目前护士核心能力分类的类型（　　）

A. 根据护士承担的角色分类　　　　B. 根据护理领域各专业范围分类

C. 根据知识和技能应用领域分类　　　　D. 根据护士核心能力的重要性分类

E. 根据护士服务对象分类

7. 下列哪项不属于护士核心能力的影响因素（　　）

A. 专业兴趣　　　　B. 行为规范　　　　C. 个人性格　　　　D. 组织氛围　　　　E. 护龄与职称

（三）案例分析题

某日夜 21：00 时，张某、男性、54 岁，被汽车撞伤后 30min 入院，昏迷，面色苍白，血压 74/40mmHg，呼吸慢，心跳微弱。经初步检查与评估诊断为颅内血肿，右侧多发性肋骨骨折，骨盆骨折，右侧锁骨骨折，PaO_2 63mmHg，胸腔闭式引流引出新鲜血液 1200ml。新护士小王立即给予鼻导管给氧，并准备建立静脉通路，但在静脉穿刺过程中三次穿刺未成功。请问：

1. 新护士小王是否具备独立值班的能力？

2. 如果你是该病室的护士长你将如何培训小王，请设计一份新护士岗位胜任力的培训计划。

第五章　健康和疾病

【学习目标】

识记　1. 能正确陈述现代健康观的内涵与特点。2. 能简述疾病预防的策略。3. 能正确陈述健康促进的原则和策略。

理解　1. 能用自己的语言正确解释：健康、健康促进、健康保护、亚健康状态、体像、自我概念、疾病等概念。2. 能正确说明疾病和患病之间的关系以及现代疾病观的特点。3. 能举例说明护理实践中三级预防的具体内容。4. 能举例说明健康教育在健康保健中的作用。5. 能举例说明疾病对患者、家庭和社会带来的影响。

运用　1. 能运用现代健康观和疾病观评述护理人员在健康保健事业中的作用。2. 分析健康与疾病的关系，说明其对护理实践的指导意义。

案例 5-1

陈某，男，28 岁。入职后，对工作责任心不强，不能保质保量完成工作，觉得领导看不起自己，对领导的工作建议与批评误认为是吹毛求疵，鸡蛋里挑骨头。因此，自暴自弃，有时故意与领导作对。对单位组织纪律不以为然，经常迟到、早退，甚至旷工，上班时间上网打游戏，导致年终绩效考核不合格。因此烦躁、易怒，经常与领导、同事发生冲突。日常饮食不规律，几乎天天以方便面充饥。睡眠不充足，后来发展为失眠、疲乏、头晕、头痛等自觉症状，去医院检查未发现明显器质性疾病。

问题：陈某的身心处于健康状态吗？为什么？

健康与疾病是护理学科中最基本的概念，是护理理论研究领域的核心问题。健康与疾病，不仅是生物学问题，也是社会学问题。护理是为个人、家庭和社区提供卫生保健服务，其宗旨是帮助人们预防疾病、恢复健康、维护和促进健康，从而使人们保持最佳的健康状态。护士承担着维护人类健康和提供保健服务的责任。因此，正确认识健康、疾病和保健的概念及其相互关系，深入研究影响健康、疾病的因素，对发展护理理论、丰富护理实践内容、扩展护理学研究领域具有重要的现实意义。

第一节　健　　康

健康是人类追求的永恒目标，是护理学四个基本概念之一。健康是一个多维的概念，从微观的角度分析，健康包括身体和心理层面的影响因素。从宏观的角度分析，健康还包括个体和社会相关联的各种关系及其影响因素。随着社会的发展、医学模式的转变和科学技术的进步，人类对健康的认识也在不断地深化和扩展。

一、健康及其相关概念

健康（health）是一个复杂的、多维的且不断变化的概念。不同的历史条件、文化背景和个体价值观对健康有不同的理解。

（一）健康观的演变

健康观，即人们对健康的认识。从远古到现代，随着社会的发展、科学技术的进步和医学模式的转变，人们对健康的认识不断深化，健康的概念也随之发生相应的变化，在此过程中，健康的内涵得到不断丰富，表现为从微观到宏观、从局部到整体的变化过程。

1. 古代健康观 由于医学本身对人的生命活动认识比较肤浅，加上宗教的束缚，认为人的生命与健康是神或上帝所赐，而疾病是鬼神附身或神灵处罚所致。随着社会生产力的发展，人们对健康的认识也逐渐深化。

（1）四液体学说：在西方医学史上，古希腊的大医学家希波克拉底，根据恩培多克勒（Empedocles）提出的水、火、气、土"四元素学说"的哲学观点，创立了"四液体学说"，认为人体的健康是由血液、黏液、黄疸汁和黑胆汁构成，健康就是这四种液体协调而成的结果。

（2）阴阳平衡学说：我国古代哲学家用阴与阳概括了万事万物，认为健康是人体阴阳协调的结果。当七情（喜、怒、哀、乐、悲、恐、惊）或六淫（风、寒、暑、湿、燥、火）等因素作用于人体时，人体的阴阳可能失调，从而引发疾病。

古代朴素的哲学思想对人们的健康观、疾病观产生了较大的影响，通常人们把健康与疾病的发生同人体的物质变化联系起来，以一种自发的、朦胧的"整体观"来解释健康，但这种解释仅是凭人们的直观感觉，带有一定程度的主观猜测。

2. 近代健康观

（1）生物个体健康观：近代医学的发展促进了人们对健康的认识。健康被认为是人体各组织器官和系统发育良好、体质健壮、功能正常、精力充沛，并有良好劳动效能的状态。因此，用人体测量、体格检查和生化检查等生理病理指标判断个体是否健康。这种健康观是生物医学模式的产物，它忽视了人们的社会特征和心理特征，有其局限性和片面性。

（2）社会学健康观：20 世纪 40 年代后，西方学者开始从社会学角度运用流行病学的知识和技术，以非生物学的观点探索健康与疾病的内涵，从而产生了健康社会学（health sociology）。健康社会学认为"社会因素既表现为一种健康调节机制，又是可引发疾病的独立原因"。社会学健康观的提出，对医学模式的转变产生了重要的影响，使人类健康观发生了质的飞跃。

3. 现代健康观 人不仅是一个生物体，还是一个具有复杂心理活动、处于一定社会环境中整体的人。人的健康不仅局限于人的躯体，还是人的身心状态和社会适应有机整合的综合表现。1946年，世界卫生组织（World Health Organization，WHO）将健康定义为："健康（health）不仅是没有疾病和身体虚弱，而且还要有完整的生理、心理和社会适应的安适状态"，并强调健康是人的基本需要和基本人权，达到尽可能高的健康水平是世界范围内的一项重要的社会性目标。1989年，WHO 又指出"健康不仅是没有疾病，而且包括躯体健康、心理健康、社会适应良好和道德健康"。首次将道德健康列入健康概念之中。这一概念揭示了健康的本质，得到全世界的广泛认可。

（1）现代健康观的特点：体现了将个体视为行使其生理、心理和社会功能完整的人的思想，重视了人的精神心理活动过程对生理功能和社会环境适应状态的影响，是生物—心理—社会医学模式在健康概念中的体现，拓宽了护理实践的领域。将健康置于人类自然与社会的大环境中，充分认识到个体的健康状态受到环境中一切与其相互作用的各种因素影响。把健康看成是一个动态的、不断变化的过程，故健康水平可以有不同层次。将健康与人类生产性和创造性的生活联系起来，揭示健康不仅是医务工作者的目标，而且是国家和社会的责任，是人类共同追求的目标。

（2）现代健康观的内涵：从 WHO 提出健康新定义以来，生理、心理、社会、道德的健康内涵得到进一步的明确和深化。①生理健康（physical health）：又称为躯体健康，指机体结构完整和躯体功能良好的状态，没有疾病和残疾，具有良好的健康行为和习惯。躯体健康是人们通常所讲的"健康"，是健康人的基础，也是最重要的特征之一。②心理健康（mental health）：包括情绪健康、智力健康和心灵健康。情绪健康（emotional health）表现为情绪稳定和心情愉快。理智健康（intellectual health）表现为能沉着、冷静、有效地认识、理解、思考和做出决策。心灵健康又称为精神健康（spiritual health）：表现为心胸坦荡、自然、有爱心、乐观向上等。③社会健康（social health）：指能较好地适应不同环境，愉快、有效地扮演自己承担的各种社会角色。④道德健康（morals health）：指能用社会规范的准则和要求来约束和支配自己的行为和思想，能够辨别真与伪、善与恶、美与丑、荣与辱等，为社会和人与人之间的和谐做出贡献，表现为善良正直、思想高尚、有理想、有道德、守纪律。其强调通过提升社会公共道德来维护人类的健康，要求每个社会成员不仅要为自己的健康承担责任，更要对社会群体的健康承担社会责任。

（二）亚健康状态

亚健康状态（sub-health status），是近年来国内外医学界提出的新概念，指非病非健康状态，现代医学又称"次健康"或"第三状态"、"灰色状态"。世界卫生组织将机体无器质性病变，但有一些功能改变称为"第三状态"，我国称为"亚健康状态"。

亚健康状态是指个体介于健康和疾病的中间状态。其状态呈双向性的不断变化和发展，即可能向疾病方向发展，也可能向健康状态发展。除少数意外损伤使人体在瞬间从健康状态进入疾病状态外，人体的代谢、功能、形态从健康到疾病，会经历一个从量变到质变的亚健康过程。亚健康者在一般情况下可以正常学习、工作和生活，但生活质量不高，工作效率较低，容易疲劳。在这个过程中，机体各系统的生理功能和代谢过程活力降低，适应与恢复能力减退，机体的活动耐力、反应能力、适应能力和免疫力降低。表现为躯体疲劳、情绪低落颓丧、肌肉关节酸痛、消化功能减退、头痛、失眠、人际关系不协调、家庭关系不和谐、性功能障碍等。有资料统计，人群中健康者仅占 5%～10%，疾病者占 20%～25%，亚健康者占 60%～70%。

人体亚健康状态具有动态性和两重性，其结果是通过治疗恢复到健康（第一状态）或发展成为疾病（第二状态）。个体可以通过加强营养、适当运动、心理疏导、伦理教育、家庭支持和社会关爱等对健康的正面因素影响，促进个体向健康转化。此外，亚健康状态需要与疾病的无症状现象（sub-clinical disease）相鉴别，后者虽然没有疾病的症状和体征，但存在病理性改变及临床检测的异常，具备疾病本质，如"老年人无症状性肺部感染"。从某种意义上说，人体亚健康状态可能是疾病无症状现象的早期形式。

> **案例 5-1 分析**
>
> WHO 提出健康概念包括生理、心理、良好的社会适应能力及道德健康四个方面。陈某虽然检查无明显器质性疾病，但其生理（失眠、疲乏、头痛）、心理（烦躁、易怒）、社会（经常与同事发生冲突）等方面存在不同程度的健康问题，因此不符合健康标准。

二、健康的影响因素

人生活在自然环境和社会环境之中，其健康状态受到多种复杂因素的影响。有些因素是可控的，有些因素则难以控制。同时，这些因素也对护理活动产生相应的影响。因此，要为护理对象提供整体护理，就必须认识和理解这些因素对护理对象行为和健康的影响。

（一）生物因素

人的生物学属性决定生物因素是影响人健康的主要因素，包括遗传结构、年龄、种族、发展状态和性别等。

1. 生物学致病因素 是由病原微生物引起的疾病。20世纪中期之前，引起人类死亡的主要疾病在得到有效控制之后，又出现了新型的传染性疾病，而与生活方式相关的疾病是导致人类健康受到危害的主要因素。

2. 遗传因素　遗传结构不仅影响人的生物学特征、先天气质、活动水平和智力潜能，也是人类健康的重要决定因素。目前，发现的遗传性疾病多达 3000 种以上。常见的遗传病有色盲、血友病、先天愚型、白化病等，而糖尿病、高血压、冠心病、精神分裂症等常见疾病也与遗传结构有关。

3. 个人的生物学特征

（1）年龄：个体成长和发育水平是影响其健康状态的主要因素。不同疾病在不同年龄段人群中的分布不同，如婴儿由于尚未完全发育成熟，对疾病的抵抗力低，容易患病；初学走路的孩子跌倒和受伤的危险性增加；30 岁以下的人易患过敏症，这与青年时期免疫系统活动不断增强、反应强烈有关；高血压、冠心病和胆石症等疾病常发生在 40 岁以上的成年人；而 50～60 岁的人则容易发生癌症，其原因主要与人体老化、免疫功能减退、极易被病毒感染和受环境因素影响有关。

（2）种族：有些疾病在某些种族中更容易发生，如亚洲人骨质疏松症发生率比欧洲人高。不同疾病在非洲人、亚洲人和欧洲人等不同种族人群中的发病率也不一样。如前列腺癌、乳腺癌、心脏病和高血压等在黑人中的发病率高于白人，而皮肤癌、老年痴呆症则多见于白人。

（3）性别：性别影响疾病的分布。如在骨质疏松症和系统性红斑狼疮中，女性比男性更常见，成年女性患抑郁症的概率是男性的两倍；而胃溃疡、血栓闭塞性脉管炎则多见于男性，自闭症和精神分裂症在男性中也较为多见。

（二）心理因素

古人曰"喜伤心、怒伤肝、思伤脾、忧伤肺、恐伤肾"，较好地总结了心理情绪反应对人体健康的影响，说明心理因素主要是通过情绪和情感作用来影响健康的。影响人体健康的心理因素包括人的身心交互作用和自我概念。

1. 身心交互作用　人的心理活动是在生理活动的基础上产生，而情感和情绪的改变反过来又会导致人体器官生理和生化的改变。个体身心的交互作用和情绪反应可对健康产生积极或消极的影响。长期或短期的应激反应会引起人的情绪反应，从而影响机体的功能。例如，长时间的忧伤情绪可增加疾病的易感性，并可能影响免疫系统的功能，导致疾病发生，如感染、癌症、自体免疫性疾病。

2. 自我概念　自我概念（self-concept）指个体对自己的看法或认识，包括个体对自己躯体、需要、角色和能力的感知。个体对自己躯体的感知称体像。基于自我评价产生和形成的一种自重、自爱、自我尊重，并要求受到他人、集体和社会尊重的情感体验称自尊。自我概念会影响个体认识和处理各种情况的态度和方法。如缺乏自尊可导致物质成瘾；有些体重并未超标的女性，因自认为肥胖而限制食量，导致机体的营养需求得不到满足而影响健康。

人的心理情绪反应可产生相反的两方面作用。良好的心理情绪状态不仅有利于疾病的治疗和身体的康复，而且还能发挥药物难以达到的治疗效果。为此，关注护理对象的心理状况，实施适宜的心理护理是重要的护理措施之一。

（三）自然环境因素

环境是生命和健康的重要保障。自然环境对人健康的影响最具有根本性，如阳光、空气、水、气候、食物、土壤等因素对健康和疾病产生直接性影响。空气、水、土壤的污染以及其中的某些因素将直接导致人类畸形、患病或受伤。如夏天过热所致的中暑或冬天过冷所致的冻伤，环境中的石棉、香烟烟雾等是已确定的致癌物质，长期暴露在太阳紫外线下可致皮肤损伤，空气污染可导致哮喘等呼吸道疾病。

（四）生活方式

生活方式（life style）是指人们在特定环境中形成惯有的行为和意识，其涉及两方面内容：人的行为及人所能控制的周围环境，生活方式受到社会经济、文化因素、民族、社会风俗和规范、个人特征及家庭的影响。

个体的生活方式对健康产生积极或消极影响。产生积极影响的称健康生活方式，包括有规律适当的锻炼、节制饮食、控制体重、远离烟酒、遵守交通规则、按时进行免疫接种、定期体检、心胸豁达乐观、生活规律、家庭和睦、自尊自重等。产生消极影响的称健康危险因素，如吸烟、酗酒、吸毒、缺乏锻炼、饮食过量及摄入高热量、高脂肪、多盐和多糖等。WHO 指出"影响人类健康的因素，生活方式占 60%，遗传因素占 15%，社会因素占 10%，医学因素占 8%，气候因素占 7%"。明确行为与生活方式已成为影响人们健康的重要因素。

（五）社会因素

影响人类健康的社会因素较多，涉及社会经济、政治、法律、文化、教育、风俗习惯等。有些社会因素是致病的危险因素，有些则是促进健康的因素，如稳定的婚姻和亲密的家庭关系有利于家庭成员的健康，而离婚或家庭暴力则会对家庭成员带来身心伤害。

1. 社会政治经济因素　指社会立法、社会支持系统、社会资源分配、就业等因素，其中经济因素对健康起着重要的作用，它通过一些社会因素，如工作条件、生活条件、营养条件和卫生保健服务等直接作用于人们的健康。一般情况下低收入人群较少寻求医疗保健服务，而高收入人群常采取健康促进和疾病预防的行为。

2. 医疗卫生服务系统　医疗卫生服务系统的架构、服务的内容、范围、质量与人的健康密切相关。若医疗卫生服务系统的资源分配不合理、卫生保健服务网络不健全、城乡卫生人力资源配置悬殊、医疗保健制度不完善等，将直接危害人的健康。因此，深化医疗卫生体制改革，合理配置医疗卫生资源，健全医疗卫生服务体系，提升医疗卫生服务能力，是保障人们健康的根本性措施。

3. 职业环境　职业环境中存在相关的有害因素，如劳动制度不合理、劳动强度过大以及劳动环境中的物理、化学或生物有害因素等，可导致职业人群长期处于紧张应激状态或导致机体中某些物质失衡以及损害人体健康的物质蓄积，从而使从业人员产生心理健康问题或罹患职业病。这些因素对健康的影响通常不会立即显现出来，其中有些因素的影响具有较长的潜伏期。

4. 文化教育背景　包括教育制度、人们的文化素质、受教育程度、风俗习惯、宗教信仰及社会文化和娱乐环境等因素。人们的文化教育背景决定了人们的生活习惯、信念、价值观和习俗、健康意识，也影响人们与卫生保健系统接触的方式、个人的健康实践活动与卫生保健人员的关系。如不同文化背景的人对疼痛、病患、死亡的处理方式不同，因此，护士应该了解护理对象的文化背景，以便理解护理对象的行为和信念，促进护患之间的互动。

另外，意外伤害也是影响个体和人群健康的重要危险因素。意外伤害多发生于社会治安不良或交通事故等情况。对我国人群危害最大的有车祸、溺水、自杀等，可直接导致伤残或增加人们死亡的危险，消耗了巨大的社会经济资源、生产力资源。同时，意外伤害的突发性和不可预测性给人们心理增加紧张因素，造成沉重的心理负担，从而影响人们的健康。

三、健康的测量指标

健康的测量是指将健康概念及与健康有关的事物或现象进行量化的过程。由于任何影响健康的因素（包括有利因素、不利因素以及健康风险因素等）均可以影响健康的指标测量与评价结果，而构成健康的维度及指标体系又极其复杂，所以健康测量是一件非常复杂的事情。

根据现代健康观和 WHO 对健康的定义，确定健康的标准与评价内容。

（一）健康的标准

健康标准可分为躯体健康标准和社会心理健康标准。

1. 躯体健康标准

（1）精力充沛、睡眠良好，能从容担负日常工作。

（2）身体适应外界环境变化能力强。

（3）能抵抗感冒和普通传染病。

（4）体重适当，身体匀称，头、肩、四肢功能协调。

（5）眼睛明亮，反应敏锐，眼睑不发炎。

（6）无龋齿，无压痛，牙龈颜色正常，无出血。

（7）头发有光泽，无头屑。

（8）肌肉丰满，皮肤富有弹性，脏器结构功能正常。

2. 社会心理健康标准

（1）生活目标明确，态度积极，理想切合实际。

（2）人格完整，情绪稳定，客观感受真实。

（3）正确评价自己的优点和能力。

（4）对所处环境有充分的安全感和良好的人际关系。

（5）有较强的自我控制能力。

（6）在不违背集体意志的前提下，最大限度地发挥个性。

（7）恰当满足个人符合社会道德规范的欲望要求。

（8）对弱者充满同情心，对不良现象表示愤慨。

个体健康直接关系到整个社会的繁荣稳定和民族的繁衍进步。享受并获得健康是人的基本权利，让所有人对于健康拥有平等权利、平等义务和共同责任，是社会经济发展的最终目的。

（二）健康的评价

单一的评价指标不能反映个体或群体的健康状况，需要采用多个指标综合反映。

1. 个体健康的评价

（1）生理学指标评价：反映个体的躯体健康，包括体格指标、生理功能指标和躯体素质指标。体格指标包括身高、体重、腰围、腹围、躯体及其组织器官结构和形态等；生理功能指标包括生命体征指标（血压、脉搏、心率、呼吸、意识等）、血液检测指标（红细胞、白细胞、血红蛋白、血小板等）、脏器功能指标（肺功能、心功能、肾功能、生殖功能等）；躯体素质指标包括力量、耐力和柔韧性等。

（2）心理学指标评价：反映个体的心理健康状态，包括个体的心理症状指标、情绪情感指标和认知功能指标，如意识、感知觉、注意力、记忆力和智力等。

（3）社会学指标评价：反映个体的社会健康状态，包括个体的角色功能、社会经历、人际关系、社会经济地位、环境、生活满意度等指标。

2. 群体健康的评价

（1）人口统计指标评价：人口数量、性别和年龄构成指标，人口动态指标（如出生率、生育率、计划生育率、死亡率、平均期望寿命等）。

（2）疾病统计指标评价：发病率、患病率、婴儿死亡率、新生儿死亡率、产妇死亡率、感染率、病死率、死因构成、疾病别死亡率比、生存率、病（伤）缺勤率等。

（3）身体发育统计指标评价：低体重儿出生率、畸形儿出生率、6岁以下低体重儿比例；儿童青少年生长发育形态指标，如身高、坐高、体重、头围、皮下脂肪厚度和胸围等；生理功能指标，如肺活量、第二性征发育；体能指标，如力量、耐力和柔韧度等。

（4）群体健康的指标评价包括：减寿人年数、无残疾期望寿命、健康期望寿命、调整病残生存年、生命质量指数等。

第二节 疾 病

在人的生命过程中，疾病和健康都是自然的、动态的过程，是不可避免的现象。人们通过提高健康水平和采取有效的措施来预防或延缓疾病的发生。因此，卫生保健服务的目的就是促进人们的健康、预防疾病的发生、恢复人们最佳的健康状态或使人平静、安详地离开人世。为此，除了正确诠释健康外，护士还必须正确地理解疾病及疾病对人整体的影响，从而帮助人们预防及治疗疾病，恢复健康。

一、疾病的概念

（一）疾病的定义

现代医学认为，疾病（disease）是机体在外界和体内某些致病因素作用下，因自身调节紊乱而发生的生命活动异常，机体组织、细胞产生相应病理改变后，出现的各种症状、体征及社会行为的异常。但不同学科对疾病的认识有不同的侧重点。

1.《辞海》对疾病的定义　《辞海》中的定义为人体在一定条件下，由致病因素所引起的一种复杂的、有特定表现的病理过程。由于人体正常的生理过程遭到不同程度的破坏，所表现出的症状和体征。如机体对外界环境变化的适应能力降低，劳动能力受限或丧失，甚至正常的生命过程缩短。

2. 生物学对疾病的定义　生物学观点认为：①疾病是细胞、组织或器官损伤的结果。此观点忽略了仅有功能改变而无病理变化的不适状态。②疾病是生物学的变量，是机体的功能、结构和形态偏离了正常状态。此观点看到了疾病的本质，但存在孤立和片面的缺陷，难以对神经心理性疾病做出解释。③疾病是机体内环境动态平衡的紊乱。这是以整体观点去看待疾病，显示人们在疾病认识上的进步，但有些状态，如四肢麻痹、侏儒等，又很难用内环境稳定状态被打破来解释。

3. 社会学对疾病的定义　社会学观点认为：疾病是指社会行为，特别是劳动能力的改变。该定义注重的是疾病的社会后果，目的在于唤醒人们努力消除疾病，战胜疾病的意识。

4. 哲学对疾病的定义　哲学的观点认为：疾病是机体损伤与抗损伤的斗争过程，或是机体应付有害因子作用的过程，如免疫性疾病、器官功能不全、休克、肿瘤、水肿等。该观点揭示了疾病过程的实质，在疾病治疗的方法论上具有一定的实践意义。但此观点也不能解释所有的疾病现象，而且并不是所有的损伤和抗损伤过程都是疾病。

上述是从不同的角度阐述对疾病的认识，将其观点相互补充，使人们对疾病的认识更加全面和深入。

（二）疾病与患病的关系

患病（illness）是个体不健康的主观体验，是个体生理、心理、社会、发展或精神功能的良好体验减退或受损的状态。一个人因为疾病而感觉患病或仅感到不适，而另一个人即使患有某种疾病也可以没有患病的感觉。例如，有的人在不知道自己已患肝癌时，感觉自己很健康，此时他能一如既往地完成工作；一旦知道自己疾病的情况，就可能认为自己病入膏肓，出现精神萎靡、体力不支，再不能像以前那样工作了。由此可见，患病与疾病并不等同，既有关联又有区别，它涉及个人生命存在状态和社会功能的改变。因此，患病具有明显的主观性，只有个体本身才能判断其自身是否患病。

护士不仅要熟悉不同种类的疾病及其治疗，更要关注护理对象的机体功能和健康各维度是否受各种因素的影响，包括因疾病而出现的患病感。

二、现代疾病观的特点

现代疾病观认为，疾病不仅是机体组织器官功能、结构和形态的改变，还包括各组织、器官、系统之间的相互联系，人的心理与躯体因素的相互联系，以及个体与所处的社会环境和自然环境之间的相互联系。可见，疾病是机体在多种因素影响下发生的复杂过程。依据现代疾病观，疾病有以下特征：

（一）疾病是生命活动的整体反应过程

在生命活动中，疾病是与健康相对应的生命现象，是机体整体的反应过程。这一过程涉及机体的系统、器官、组织、细胞、分子各层次，而临床上疾病常表现在一定部位。因此，疾病并不是脱离局部的整体反应，也不是不受整体支配的局部存在形式。认识疾病必须将宏观与微观相结合，不能只关注疾病的局部表现而忽视机体的整体反应。如外伤导致休克时，护士不仅要观察伤口部位、损伤出血的情况，还要观察生命体征、意识和尿量，从整体上评估休克程度、治疗的转归情况。

（二）疾病是机体动态平衡的失调

人体的结构形态、功能和代谢之间有着密切的联系，它们相互制约，共同维持着相对稳定的状态。而疾病正是这种动态平衡的失调或破坏，使机体内部各系统之间和机体与外界环境之间的协调发生障碍，使生命活动偏离正常。这就是疾病过程的实质。如人体牙齿的缺如，不仅影响了咀嚼功能，还影响面部外观、消化系统、免疫系统等生命活动的动态平衡过程等。

（三）疾病是机体对内外环境的不适应

疾病是人体在内外因素的作用下发生的结构形态、代谢和功能的改变。这些内外部因素就是机体发生疾病的原因，其变化实质是机体对内外环境的不适应。说明疾病是内外因素作用的客观过程，而个体的适应能力是个体维持健康的重要内部机制。如没有流感病毒的感染，机体就不会发生流感；但该病流行期间只有少数个体发病，且症状有轻有重，说明内外环境均有作用，但内环境起到主导作用。

（四）疾病是身心因素相互作用和影响的过程

心理疾病可以导致躯体的异常，而躯体疾病又可导致心理、精神的改变。如甲状腺亢进患者，易出现情绪不稳、激惹，发生在老年人易出现抑郁、幻觉和妄想。而抑郁患者常常会出现睡眠障碍、胃肠道功能紊乱等躯体生理功能的异常。所以，仅针对生理和生化指标异常的"合理治疗"不一定使患者完全恢复健康，须配合心理和社会因素等多方面的护理措施才能促进患者身心的康复。如乳腺癌手术后，虽然疾病得到治疗，但疾病造成的审美需求丧失，心理和社会适应性缺如，是阻碍健康恢复的重要影响过程。

三、健康与疾病的关系

健康和疾病并不是一种"非此即彼"的关系。许多人都存在某些健康缺陷或轻微的生理问题，如恐高症、过敏症、近视等，但没有明显的病态表现，依然保持着体力旺盛、精力充沛、思维敏捷、情绪愉悦的个体安适状态，在所属的社会团体内发挥着正常的角色功能，且自我感觉健康。也有些人身体虽然处于良好状态，健康体检也无任何疾病存在，能够完成相应的社会角色功能并应对所面临的各种变化，但却没有健康的感觉或感觉自己的健康较差。因此，人的健康和疾病是一种相对的状态，通常同时存在、相互伴随，并形成一个整体的健康与疾病的连续谱（illness/wellness continuum）（图 5-1）。

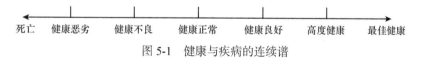

图 5-1　健康与疾病的连续谱

在健康与疾病的连续谱中，一侧以疾病状态为主，表现出为症状、体征或伤残，其终极状态为死亡，即完全丧失健康；而另一侧以健康状态为主，其终极状态为最佳健康（optimal health），越靠近这一侧，健康状况越好。个体健康是由健康和疾病不同比例构成的一个整体状态，表现为不同的健康水平（health level），即死亡（绝对的丧失健康）、健康恶劣、健康不良、健康正常、健康良

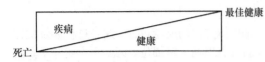

图 5-2　个体健康的健康与疾病比例状态

好、高度健康、最佳健康（图 5-2）。

健康不是绝对存在的，疾病也并非完全失去健康。一个生理残疾的人，可以通过努力，用身体尚存的能力来养活自己，为人类和社会做贡献，达到自身健康的完好状态。因此，人们应该对个体的实际健康状态进行测量，从而了解个体在不同时期的健康水平，而不是仅仅根据个体是否患病来衡量其健康状态。提高健康水平就是要促使人们在个体能够达到的情况下，尽可能向最佳健康方向靠近。

隐形的翅膀——无臂女孩雷庆瑶

2007 年 8 月 26 日，在第 12 届中国电影华表奖颁奖典礼上，在悠扬的声乐中，一位没有双臂的女孩——雷庆瑶，走上了领奖舞台。她因为在电影《隐形的翅膀》中的出色演出，获得了优秀少儿演员奖。从此，一位用双脚书写人生的乐山女孩，一部催人泪下的影片《隐形的翅膀》，用一种倔强的精神感动激励着我们。

雷庆瑶 4 岁时因遭电击失去了双臂，没有了双臂的庆瑶在那些不懂事的小朋友眼里是个"怪人"，无论在哪里，她总会招来人们异样的目光。然而，庆瑶却从未向命运低头。她坚强地面对学习和生活中一个又一个的困难，学会了用双脚穿衣、做饭、梳妆打扮，不但灵活地利用双脚自理生活，并且向生命极限发起挑战。她靠着坚强的毅力学会了游泳，骑自行车，穿针引线绣十字绣，用脚趾敲打电脑键盘打字，还学会了用脚写毛笔字书法，水彩画，国画……等等。15 岁时，主演了电影《隐形的翅膀》，2008 年考上了大学，成立了"庆瑶阳光工作室"，之后在他人的帮助下成立了"四川博爱感恩文化传播有限公司"。她还以"志愿者"的身份到处捐款救灾，她的事迹激励了许多年轻人和残疾人。

四、疾病的影响

疾病是人们在日常生活中最关注的事件之一。一旦发生疾病，依据疾病的类型、严重程度、持续时间、治疗费用、生活方式的变化、角色的改变、履行社会的功能等不同，对患者、家庭和社会均会造成不同程度的影响，且每个患者对疾病的反应具有一定的独特性。因此，需要护士给予个性化的护理干预。

（一）疾病对患者的影响

1. 行为和情绪的改变　患者行为和情绪的改变与疾病的严重程度、持续时间及患者对疾病的态度等多种因素有关。疾病持续时间短、对生命威胁不大，患者出现的行为和情绪改变就小，持续时间也短，多表现为易怒、乏力或期望像平常一样活动。如丈夫和父亲患感冒，就可能缺乏精力和耐心参与家庭活动，可能表现出易怒，不愿意与家人互动。严重（特别是威胁生命）的疾病，可能导致更广泛和（或）激烈的情绪和行为改变，如焦虑、震惊、否认、愤怒、退缩、失望感和无能为力感甚至自杀等。由于疾病的事实通常不能被改变，护士应帮助患者应对和适应疾病。

2. 体像改变　体像（body image）是个体对躯体外观的自我感受。有些疾病会改变个体的身体形象，特别是在肢体或有特殊意义的器官缺失时。体像的改变程度取决于改变的类型和部位、个人的适应能力、改变发生的速度以及可获得的支持和帮助。一旦躯体外形发生改变，如截肢，个体可经历震惊、退缩、承认、接受和康复五个阶段：首先，个体被躯体的变化或即将发生的改变而震惊，失去理智，好像这种变化根本不是发生在自己身上一样地与他人交谈；当认识到变化已成现实时，又会变得焦虑、退缩、拒绝谈论；经历一个悲痛时期，个体开始承认、接受这种变化；在最后的康复阶段，个体学会如何通过改变生活方式、人生目标和生活环境来适应身体形象的改变。

3. 自我概念的改变　自我概念（self-concept）是一个人对自身存在的体验。个体的自我概念不仅取决于其体像、角色、心理和精神状况，更是受到个体身体某部分或功能的缺失、疼痛、依赖他人、经济困难、参与社会活动能力缺乏等状况的影响。由于疾病，患者可能无法实现家庭的期望，不能完成社会角色功能，其经济状况和自我价值感也受到影响。因此，护士必须帮助护理对象表达感情和思想，观察护理对象自我概念的改变，并给予适当的干预以帮助他们有效地适应变化。

4. 自治能力的丧失　自治能力是指不受外界控制，个体独立和自我指导的状态。由于自我概念、自尊、行为和情绪的改变，使家庭互动发生改变，患者的自治能力容易受损或丧失。例如，患者可能不再参与家庭决策，即使是关于自己生活方面的决定。护士应该通过提供健康信息等，尽可能维护患者自我决定的权利和自治能力。

5. 生活方式的改变　由于疾病，特别是慢性病，患者常需改变生活方式，如改变饮食、活动、锻炼、休息和睡眠模式。为了帮助患者调整生活方式，护士应向患者解释行为和生活方式改变或调整的必要性和注意事项，促使他们适应新的生活方式，并做出恰当的改变等。

（二）疾病对家庭的影响

疾病对家庭的影响取决于患者的家庭角色、疾病的严重性、患病时间的长短、家庭的文化和社会习俗等。

1. 家庭角色改变　疾病发生时，家庭成员都要试图适应病症带来的家庭改变，常见的改变是角色调整或重叠。如果父母中的一员因患病不能承担日常家务，通常父母中的另一方需承担起双重角色或年长的孩子就会扮演父母的角色。这种角色的改变，给家庭成员增加了压力，使其出现负担加重、责任冲突或决策矛盾。家庭角色的改变可以是短暂的，也可以是长期的，短暂的家庭角色改变容易适应。而长期改变时，家庭及个体成员均需要专业性的咨询和指导才能适应改变。

2. 家庭成员压力的增加　家庭中某位成员患病，尤其是患有慢性疾病、危重疾病、传染性疾病、不治之症或长期反复住院的患者，家庭的其他成员需要投入精力、体力、物力给予照顾，使家庭成员的压力增加。这些压力导致家庭成员出现情绪低落、疲惫、悲伤、失望、无助、经济拮据等身心的整体反应。长期的家庭压力甚至导致家庭其他成员罹患身心疾病。

3. 家庭运作过程改变　家庭运作过程包括家庭日常活动的运行、事务的决策和分配、家庭成员的相互支持、应对变化和挑战的过程。如果父亲或母亲患病时，其他家庭成员无力或拒绝承担其角色责任，可导致家庭的某些活动或决策停止或推迟，此时家庭运作过程就会发生紊乱。因此，护士应将整个家庭视为一个服务对象，制定计划帮助家庭重新获得最大水平的功能状态和健康。

（三）疾病对社会的影响

1. 对社会健康状况的影响　某些疾病如传染性疾病（霍乱、肺结核、肝炎、非典型性肺炎、埃博拉病毒感染等）、与不良行为有关的疾病（艾滋病、吸毒等）等，如不采取管理控制措施，将在环境中传播，出现流行或爆发性流行，感染他人、影响他人，甚至造成社会人群健康的损害，引发社会恐慌和动乱。

2. 对社会生产力的影响　个体存在于社会之中，势必要履行社会角色，完成角色赋予的功能。当个体发生疾病时，暂时或长期免除其社会的责任，增加某些社会生产力的劳动强度，降低社会生产力。

3. 对社会经济的影响　医疗保健服务的支出，反映了一个国家对国民健康的投入和维持健康的保障。疾病发生后，用于疾病诊断、治疗、护理的医疗资源消耗在增加，社会的经济负担加重。据统计，世界每年为艾滋病付出 5000 亿美元的代价，这使发达国家损失生产总值的 1%，发展中国家损失生产总值的 3%。由此可见，疾病对社会经济造成的影响已经不容忽视。

第三节 疾病谱变化与健康管理

一、疾病谱的概念与变化特点

（一）疾病谱的概念

疾病谱（spectrum of disease）是指在某一地区范围内危害人群健康的各种疾病中，按其发生的频率及危害程度顺序排列而成的疾病谱带。疾病谱在不同时期，不同人群中的发病率、死亡率有时会发生较大的变化，称为疾病谱变化。已发现的威胁人类健康或生命的疾病多达数万种，特别是20世纪50年代以来，由于工业的快速进步、经济的高速发展、劳动方式和生活方式的变化、人类生活水平的不断提高，人类的疾病状况也发生了深刻改变，表现为人类疾病的构成和死因顺位以及致病因素的变化。

（二）疾病谱的变化特点

1. 我国疾病构成和死因顺位的变化 20世纪50年代以前，威胁我国人民健康和生命的疾病主要是传染病、寄生虫病和营养不良等躯体疾病。改革开放以来，随着生活水平的提高，国民的寿命不断延长，其疾病谱和死因顺位也随之发生了明显变化。2015年，根据各地区上报国家卫生和计划生育委员会编制的《中国卫生和计划生育统计年鉴》调查结果显示，最为突出的是循环系统疾病，患病率占180.3‰，其中高血压占142.5‰，成为影响国民健康最主要的疾病；其次是内分泌、营养和代谢性疾病居多，占39.1‰，其中糖尿病占35.1‰；第三是肌肉、骨骼结缔组织疾病占37.3‰，其中类风湿关节炎占9.7‰。而城市与农村在慢性病患病率上略有差异（表5-1）。尤其是近10年来，我国居民死因顺位也发生了明显变化，目前恶性肿瘤、心脏病和脑血管疾病是导致居民死亡的主要疾病（表5-2）。

表 5-1 我国调查地区居民慢性病患病率对比（‰）

指标名称	合计			城市			农村		
	2003 年	2008 年	2013 年	2003 年	2008 年	2013 年	2003 年	2008 年	2013 年
循环系统疾病	50.0	85.5	180.3	105.8	153.3	203.7	30.8	61.5	156.8
心脏病	14.3	17.6	22.1	32.8	34.4	25.9	7.9	11.7	18.3
高血压	26.2	54.9	142.5	54.7	100.8	161.8	16.4	38.5	123.1
脑血管病	6.6	9.7	12.2	13.0	13.6	12.1	4.4	8.3	12.3
内分泌、营养和代谢疾病	7.5	12.9	39.1	20.3	31.4	54.6	3.1	6.3	23.6
糖尿病	5.6	10.7	35.1	16.3	27.5	48.9	1.9	4.8	21.3
肌肉、骨骼结缔组织疾病	23.1	31.0	37.3	29.8	27.4	34.3	20.8	32.3	40.3
类风湿关节炎	8.6	10.2	9.7	8.4	7.2	8.0	8.7	11.3	11.4
消化系统疾病	25.5	24.5	24.9	28.2	21.9	23.7	24.6	25.5	26.1
急性胃炎	10.3	10.7	12.0	28.2	21.9	23.7	24.6	25.5	26.1
呼吸系统疾病	15.5	14.7	15.6	19.1	15.7	15.8	14.2	14.3	15.5
老慢支	7.5	6.9	7.2	8.2	6.6	6.2	7.3	7.1	8.1
泌尿生殖系统疾病	8.4	9.3	10.3	10.1	9.4	10.5	7.8	9.3	10.1

数据来源：《2015中国卫生和计划生育统计年鉴》

表 5-2　我国部分城市居民不同时期死因顺位统计

疾病名称	2005 年			2010 年			2014 年		
	死亡率	百分比	位次	死亡率	百分比	位次	死亡率	百分比	位次
恶性肿瘤	124.86	22.74	1	162.87	26.33	1	161.28	23.17	1
心脏病	98.22	17.89	3	129.19	20.88	2	136.21	22.10	2
脑血管病	111.02	20.22	2	125.13	20.23	3	125.78	20.41	3
呼吸系统疾病	69.00	12.57	4	68.32	11.04	4	74.17	12.03	4
损伤、中毒	45.28	8.25	5	38.09	6.16	5	37.77	6.13	5

注：死亡率（1/10 万），百分比（%）；

数据来源：《2015 中国卫生和计划生育统计年鉴》

2. 全球疾病致死因素的变化　20 世纪前后，影响人类健康的因素发生了根本变化。人类面临着由生物因素，如细菌、病毒、寄生虫等导致传染病流行的猖獗因素逐步向以慢性病为主的方向转变，慢性病已成为人类死亡的主要原因。生活节奏、人的行为、生活方式及环境因素成为致病的主要原因。据世界卫生组织对各国 2004 年按死亡等级估算的死亡人数资料，发达国家如美国因非传染性疾病死亡比例占死亡人数的 86.9%，传染病与寄生虫病仅占同期死亡人数的 5.4%，伤害占6.8%；不发达国家如非洲的安哥拉依然以传染病致死为主原因，占 73.0%；而我国属于发展中国家介于两者之间（表 5-3），对慢性病的预防和治疗是目前医学界首要的目标。

表 5-3　不同经济发展水平的国家疾病主要死因构成比（%）

死因	中国	澳大利亚	美国	英国	巴西	越南	安哥拉
非传染性疾病	79.4	89.4	86.9	88.7	70.4	68.1	19.5
恶性肿瘤	19.2	28.8	23.3	26.8	15.0	12.8	3.3
心血管系统疾病	34.8	37.1	36.7	38.0	31.7	32.5	7.6
呼吸系统疾病	16.6	6.3	7.1	7.4	7.1	10.5	2.3
消化系统疾病	3.3	3.4	3.6	5.0	5.4	3.6	—
伤害	10.3	5.7	6.8	3.5	11.0	8.7	7.5
传染病、围生儿及孕产妇疾病、营养状况	10.3	4.8	6.3	7.8	18.6	23.2	73.0

资料来源：WHO 网站公布的 2004 年成员国死因别数据

二、健康管理

（一）健康管理的概念

健康管理（Health Management）是指一种对个人或人群的健康危险因素进行全面管理的过程。其宗旨是调动个人及集体的积极性，有效地利用有限的资源来达到最大的健康效果。

健康管理于 20 世纪 50 年代末最先在美国提出。狭义的健康管理是指基于健康体检结果，建立专属健康档案，给出健康状况评估，并有针对性地提出个性化健康管理方案（处方），由专业人士提供一对一咨询指导和跟踪辅导服务，使个体或人群从社会、心理、环境、营养、运动等多个角度得到全面的健康维护和保障服务。广义的健康管理还包括医疗保险机构和医疗机构之间签订最经济适用的处方协议，以保证医疗保险客户可以享受到较低的医疗费用，从而减轻医疗保险公司的赔付负担。

（二）健康管理的依据

慢性非传染性疾病的发生、发展过程及其危险因素具有可干预性。一般来说，从健康到低危险状态，再到高危险状态和疾病状态，这个过程可以很长，往往需要几年到十几年，甚至几十年的时间，其间变化的过程多也不易察觉。而且和人们的遗传因素、社会和自然环境因素、医疗条件以及个人的生活方式等因素都有高度的相关性。健康管理通过系统检测从而进行评估可能发生疾病的危险因素，帮助人们在疾病形成之前有针对性地进行预防性干预，可以成功地阻断、延缓、甚至逆转疾病的发生和发展进程，实现维护健康的目的。

（三）健康管理的特点

健康管理是指一种对个人或人群的健康危险因素（health risk factors）进行检测、分析、评估和干预的全面管理的过程。主要有以下三个特点：

1. 健康管理是以控制健康危险因素为核心 健康危险因素包括可变危险因素和不可变危险因素。前者为通过自我行为改变的可控因素，如不合理饮食、缺乏运动、吸烟酗酒等不良生活方式，高血压、高血糖、高血脂等异常指标因素。

2. 健康管理体现一、二、三级预防并重 一级预防，是针对病因或危险因素采取措施，降低有害暴露的水平，增强个体对抗有害暴露的能力，预防疾病（或伤害）的发生或至少推迟疾病的发生。二级预防，即在疾病的临床前期做好早期发现、早期诊断、早期治疗。三级预防，防止伤残和促进功能恢复，提高生存质量，延长寿命，降低病死率。

3. 健康管理的服务过程为环形运转循环 健康管理的实施环节为健康监测（收集服务对象个人健康信息，是持续实施健康管理的前提和基础）、健康评估（预测各种疾病发生的危险性，是实施健康管理的根本保证）、健康干预（帮助服务对象采取行动控制危险因素，是实施健康管理的最终目标）。整个服务过程，通过这三个环节不断循环运行，以减少或降低危险因素的个数和级别，保持低风险水平。

（四）健康管理的对象及内容

1. 健康人群 健康的群体已认识到健康的重要性，但由于健康知识不足，希望得到科学的、专业的、系统的、个性化的健康教育与指导，并以通过定期健康评估，保持健康，尽享健康人生。

2. 亚健康人群 由于从事的行业不同、受社会竞争以及家庭负担的压力，自知处于亚健康状态但不知如何改善，希望采取措施提高工作效率和整体健康水平。

3. 疾病患者群 在治疗疾病的同时参与自身健康改善的群体，在临床治疗过程中生活环境和行为方面得到全面改善，从而监控危险因素，降低风险水平，延缓疾病的进程，提高生命质量。

三、健 康 促 进

健康促进作为预防措施不是针对某个疾病，而是要避免产生和形成增加发病的危险因素。而这些因素广泛地存在于社会、经济和文化生活的方方面面。

（一）健康促进的定义

1979 年，美国卫生总署关于健康促进和疾病预防报告《健康的人们》的发布，标志着健康促进的开始。1986 年 11 月，在加拿大渥太华召开的第一届国际健康促进大会由 WHO 发表的《渥太华宪章》指出"健康促进（health promotion）是促使人们维护和提高其自身健康的过程，是协调人类与环境之间的战略，规定个人与社会对健康各自所负的责任"。2000 年，WHO 前总干事布伦特兰在第五届全球健康促进大会上更清晰地解释"健康促进是要尽一切可能使人们的精神和身体保持在最优状态，宗旨是使人们知道如何保持健康，在健康的生活方式下生活，并有能力做出健康的选择"。健康促进的核心是以健康教育为基础，以个人、社区人群参与为动力，以行政、政策、法规等支持为保障，以良好的环境为后盾，强调个人和社会对健康各自所负的责任。动员各阶层组织和全社会成员的总体力量，改变和干预危害人类健康的环境、生活方式和行为等，促使人们消除危及健康的各种因素，帮助人们增强健康水平进而达到提高人类生命质量的目的。

（二）健康促进的原则

从影响健康的因素可知，维持和促进健康必须要个体、家庭、卫生保健部门、社会团体、社区和整个社会共同参与。WHO 提出开展健康促进工作应遵循以下原则：

1. 关注所有的人，涉及人们每日生活的全部内容，而不只是针对某种疾病的高危人群。这一原则是许多公共健康项目的基点，如母婴健康项目。

2. 针对影响健康的决定性因素，如贫困和环境因素。

3. 采取多种方法和途径，如通讯、教育、立法、财政措施、组织改革、社区建设以及有利于健康的各种民间活动。

4. 强调公众有效的参与，培养公众对自身健康负有更大的责任，并强调社区在促进健康方面的责任和在控制影响健康因素方面的作用。

5. 卫生保健专业人员在健康促进中扮演重要角色。卫生保健人员将超越常规的"患者—提供者"的关系，而在一个更多变化的活动范围内，形成"参与—合作"的关系。

（三）健康促进的策略

根据《渥太华宪章》，实施健康促进应采取五项策略。

1. 制定健康的公共政策　根据健康促进定义，健康促进已经超越了卫生保健的范畴，由于影响健康的因素较多且涉及面广，因此需要把健康问题提到各级政府和组织、各个部门决策者的议事日程上。健康促进明确要求非卫生部门实行健康促进政策，其目的就是要使人们更容易做出健康的选择。

2. 调整保健服务方向　在慢性病成为威胁民众健康和生命的首要因素的情况下，单一的医疗服务对提高民众健康水平的作用是有限的。因此，必须改变卫生保健服务工作职能，促使其向提供健康促进服务方面发展，满足绝大多数民众健康需求，克服因长期重治疗而轻预防服务造成的医疗支出不断增加而效果较差的状况。调整保健服务方向需要积极推动和加强不同职能保健队伍的建设。

3. 创造支持性的环境　环境是影响健康的第二大因素，因此健康促进必须创造安全、满意和愉快的生活和工作环境，系统地评估快速变化的环境对健康的影响，采取有效的干预措施保证社会和自然环境有利于向健康的方向发展。而环境管理和干预的有效措施必须得到公共政策的支持。

4. 发展个人技能　个人是群体中的成员，个体的健康状态也标志着群体的健康水平。因此，发展个人技能是个体健康的首要措施。主要通过培训、提供健康信息、健康指导等各种健康教育方式，帮助人们提高做出健康选择的技能来支持个人和社会的发展。这样，人们才能更好地控制自己的健康和环境，不断地从生活中学习健康的行为方式，有准备并恰当地应付人生各个阶段可能出现的健康问题，特别是慢性病和外伤。

5. 加强社区行动　社区是卫生服务的基层组织，也是开展卫生服务的基本单位。社区居民又是人群的集合体，因此社区卫生服务是一项关系到人群基本健康状况的重要工作。提供适宜的医疗、预防、保健、康复、健康教育等过程，充分发动社区力量，让其积极有效地参与卫生保健计划的制定和执行，控制社区资源，帮助社区群众认识自己的健康问题，并提出解决问题的方法，最终达到提高社区民众生活质量的目的。

（四）健康促进的内容与方法

1. 健康教育　健康教育是通过信息传播和行为干预，帮助个人和群体掌握卫生保健知识，树立健康观念，自愿采纳有利于健康的行为和生活方式的教育活动与过程。通过实施健康教育，消除或减轻影响健康的危险因素，促进个人和群体改变不良行为与生活方式，从而达到预防疾病、促进健康和提高生活质量的目的。如戒烟、限制酒、健康的饮食、药物的应用等教育，通过集中授课、宣传资料、影视宣讲等健康生活行为的信息，促进健康。

2. 自我保健　自我保健指个人以预防为主，在发病前进行干预以促进健康，增强机体生理及心理素质和社会适应能力。自我保健包括不吸烟、不饮酒、远离毒品、注意合理营养摄入、注重日常卫生处理、加强体育锻炼、减少精神紧张等。

3. 环境保护和监测 由于人为因素的影响，全球环境恶化问题日渐突出。工业污染、大气污染、水污染、食品污染及家具污染使人类的生命及繁衍质量都受到极大威胁。沙尘暴、荒漠化、森林覆盖减少、生物物种多样性消失等，对人类生活和经济发展造成重大影响。做好环境的物理、化学和生物监测工作，减少危害人类的有害因素，使人人做保护环境、保护健康的使者，确保生态环境向良性循环方向发展。

（五）促进健康的相关护理活动

健康相关行为是指人类个体或群体与健康和疾病有关的行为，可以分为促进健康的行为和危害健康的行为。

促进健康的相关护理活动是指通过护士的努力，使公众建立和发展促进健康的行为，预防和减少危害健康的行为，从而维护和促进人类的健康。

1. 促进健康的行为 促进健康的行为简称健康行为，是指个体或群体表现出客观上有益于自身和他人健康的一组行为。这些行为包括：①基本健康行为：日常生活中一系列有益于健康的基本行为，如平衡膳食、积极锻炼、适量睡眠等。②戒除不良嗜好：以积极主动的方式戒除日常生活中对健康有害的个人偏好，如戒烟、酗酒等。③预警行为：指对可能发生的危害健康的事件预先给予警示，从而预防事故发生并能在事故发生后正确处置的行为，如溺水、车祸、火灾等意外事故发生后的自救、救他行为。④避开环境危害：是指能主动调试、回避和积极应对生活与工作中的自然环境以及心理社会环境中对健康有害的各种因素。⑤合理利用卫生服务：是指能合理利用卫生保健服务，以维护自身健康的行为，如定期体检、预防接种、有病及时求医与遵医行为。

2. 危害健康的行为 危害健康的行为简称危险行为，是指偏离个人、他人、社会的期望方向，客观上不利于健康的一组行为。危险行为包括：①不良生活方式与习惯：不良生活方式是一组习以为常的、对健康有害的行为习惯，与肥胖、心血管系统疾病、癌症等疾病的发生关系密切。常见的不良生活方式与习惯有吸烟、酗酒、熬夜、高盐高脂饮食、不良进食习惯等。②致病行为模式：致病行为模式是导致某些特异性疾病发生的行为模式，国内外研究较多的是与冠心病密切相关的 A 型行为模式和与肿瘤发生密切相关的 C 型行为模式。③不良疾病行为：疾病行为是指个体从感知到自身患病到身体康复全过程所表现出来的一系列行为。不良疾病行为可能在上述过程中的任何阶段发生，常见的不良疾病行为有：疑病、讳疾忌医、不及时就诊、不遵从医嘱、迷信、恐惧、自暴自弃等。④违反社会法律、道德的危害健康行为：吸毒、乱性等直接危害行为者的健康，又扰乱正常社会秩序，危害社会健康。

3. 促进健康的护理活动 ①应用良好的沟通技巧和丰富的知识帮助人们树立正确的健康观念。②通过教育和医疗保健手段更好地控制、干预和预测人们的健康问题。③诱导和激励公众的健康行为。④帮助个体、家庭、社会群体去除或降低不健康行为。

四、疾 病 预 防

卫生保健工作由原来"以疾病为中心"转为"以健康为中心"，这使得健康促进和疾病预防日益受到护理实践的重视。疾病的预防包括一级预防、二级预防和三级预防。

（一）疾病预防的概念

疾病预防（illness prevention），又称健康保护（health protection），是指采取特定行为避免健康受到现存或潜在威胁的过程。包括减少或阻止特定或可预料的健康问题的行为，如戒烟、免疫接种等，以及保护现有健康状态的行为，如定期健康检查、室内空气有害物质监测。疾病预防是以健康问题为导向，强调发现健康问题、改善环境和行为及提高身体抵抗力的方法，从而避免健康和功能水平的降低。

从健康促进和疾病预防的定义可知，两者既有差异，又相互补充。在健康—疾病全过程中，健康保健服务通常将两者整合，针对人们不同的健康水平采取相应的预防保健措施，以避免或延迟疾病的发生，阻止疾病恶化，限制残疾和促进康复。这就涵盖了促进与预防、治疗和康复三个健康保健层面，概括为疾病预防的三级水平。

（二）疾病的三级预防

1. 一级预防（primary prevention）　又称病因预防或初级预防。是从病因控制出发防止健康问题的发生，是最积极有效的预防措施。目的是保持或提高个体、家庭和社区的总体健康水平，是预防疾病和消灭疾病的根本措施。包括三个方面内容：一是针对环境，如防止和消除环境污染，改善卫生设施，开展健康教育普及全民意识等；二是针对个体，如规范预防接种，坚持婚前检查，建立婚姻生活咨询和性教育，开展遗传病普查，制定适宜锻炼和运动计划，做好妇幼保健和中老年保健，合理安排膳食，戒除不良生活行为（吸烟、酗酒、吸毒）等；三是针对社会，做到卫生管理法制化，如制定戒烟条例、制定工业和生活标准，完善医疗保健制度等。

2. 二级预防（secondary prevention）　又称发病学预防，即三早预防。目的是促进疾病的早期发现、早期诊断、早期治疗，尽可能逆转疾病的病理过程、阻断疾病向临床阶段进展。二级预防针对已有健康问题人群的健康，预防并发症和在群体中蔓延。包括三方面内容：一是慢性病预防，通过普查、重点筛查或定期健康检查，早期发现慢性病临床前期患者，及时治疗；二是传染病预防，对传染病做到早发现、早诊断、早隔离、早报告、早治疗、防止传染病的扩散传播；三是公害病和职业病的预防，对自然环境和生产环境实施卫生监控，及早发现传染病和职业病，制定和落实改善环境卫生条件的治理措施。二级预防需要公共卫生机构、医院、基层卫生保健机构和家庭共同完成。

3. 三级预防（tertiary prevention）　又称临床预防，即防止残障。主要是对已经患病的患者进行适时、有效地临床处理，防止病情恶化，减少疾病的不良反应，防止复发转移；预防并发症和伤残等；对残废者通过康复训练，促进身体、心理和功能的早日康复，使其恢复劳动能力、生活能力和社交能力，力争达到病而不残、残而不废，减轻社会和家庭负担。

综上所述，三级预防是预防疾病发生、控制疾病发展的基本措施，其基本原则是未病先防、已病防变、病后防残。根据干预对象是群体或个体，分为社区预防服务和临床预防服务。社区预防服务是以社区为范围，以群体为对象开展的预防工作。临床预防服务是在临床场所，以个体为对象实施个体的预防干预措施。

（杨碧萍）

思　考　题

（一）名词解释

健康；健康促进

（二）选择题（请选择一个最佳答案）

1. 高血压患者的筛选属于（　　　　）

A. 一级预防　　　　B. 二级预防　　　　C. 三级预防　　　　D. 四级预防　　　　E. 以上都不是

2. 下列不属于疾病对家庭的影响的是（　　　　）

A. 家庭的经济负担加重　　　　　　　　B. 家庭成员的精神心理压力增加

C. 造成传染，从而威胁他人健康　　　　D. 家庭成员情绪的变化

E. 家庭运作结构

3. 对人体健康影响最为深远又最能被控制的因素是（　　　　）

A. 自然环境因素　　　　　B. 生活方式　　　　　C. 生物遗传因素

D. 健康服务系统　　　　　E. 社会环境因素

4. 脑中风后的早期康复指导属于（　　　　）

A. 一级预防　　　　　　　B. 二级预防　　　　　C. 临床前期预防

D. 三级预防　　　　　　　E. 特殊预防

5. 指导过度肥胖的人群合理饮食属于（　　　　）

A. 临床前期预防　　　　　B. 一级预防　　　　　C. 二级预防

D. 三级预防　　　　　　　E. 临床期预防

6. 在新的医学模式下对健康的认识包括（　　　　）

A. 健康与疾病有明显分界

B. 没有疾病就是健康

C. 健康和疾病是一个连续的过程

D. 健康是身体、心理、社会适应能力处于良好状态，这一状态在一个阶段里是静止不动的

E. 健康是机体各系统内、系统间及与外环境间的平衡

（三）简答题

影响健康的因素有哪些？

第六章 医疗卫生保健与医药卫生保障体系

【学习目标】

识记　正确阐述医疗卫生保健体系的概念。

理解　1. 能简述城乡三级医疗模式。2. 能简述社区卫生服务的模式及护士在社区卫生服务中所起的作用。3. 能简述医院的职能、任务、工作特点。4. 能简述医疗卫生护理组织架构。

运用　结合现状，分析阐述在社区工作中护士所扮演的角色和所起的作用。

"健康中国2030"规划纲要

"共建共享、全民健康"，是建设健康中国的战略主题。核心是以人民健康为中心，坚持以基层为重点，以改革创新为动力，预防为主，中西医并重，把健康融入所有政策，人民共建共享的卫生与健康工作方针，针对生活行为方式、生产生活环境以及医疗卫生服务等健康影响因素，坚持政府主导与调动社会、个人的积极性相结合，推动人人参与、人人尽力、人人享有，落实预防为主，推行健康生活方式，减少疾病发生，强化早诊断、早治疗、早康复，实现全民健康。全民健康是建设健康中国的根本目的。立足全人群和全生命周期两个着力点，提供公平可及、系统连续的健康服务，实现更高水平的全民健康。要惠及全人群，不断完善制度、扩展服务、提高质量，使全体人民享有所需要的、有质量的、可负担的预防、治疗、康复、健康促进等健康服务，突出解决好妇女儿童、老年人、残疾人、低收入人群等重点人群的健康问题。要覆盖全生命周期，针对生命不同阶段的主要健康问题及主要影响因素，确定若干优先领域，强化干预，实现从胎儿到生命终点的全程健康服务和健康保障，全面维护人民健康。

摘自中共中央、国务院印发《"健康中国2030"规划纲要》

第一节　医疗卫生保障体系

医疗卫生保健体系是指以医疗、预防、保健、医疗教育和科研工作为功能，由不同层次的医疗卫生机构所组成的有机整体。目前我国卫生行政组织的体制为：国家设有卫生部，省、自治区、直辖市设卫生厅（直辖市设卫生局），地区、市、县设卫生局。根据医疗卫生的工作性质和功能，又分别设立医疗机构、疾病预防控制中心、妇幼保健机构、药品检验机构、医学研究机构、医学教育机构等卫生业务机构，构成隶属关系。健全医疗卫生服务体系是提高人民群众健康水平和促进社会和谐的重要举措。新中国成立以来，在全国范围内建立起一个遍布城乡的三级医疗卫生保健网，改革开放以后，进一步完善全国医疗卫生服务体系，健全了城乡三级医疗卫生保健网，为广大人民群众提供了最基本的医疗、预防、保健等综合性卫生服务。

一、城乡三级医疗网

（一）农村医疗卫生保健体系

加强农村卫生事业的建设一直是国家卫生工作的重点，是满足农民基本医疗、预防和保健服务，实现农村医疗卫生发展目标的根本保障。经过几十年的努力，我国农村已形成以县级医疗卫生机构为中心,乡卫生院为枢纽,村卫生所为基础,综合实施医疗、预防和保健等各项卫生服务,形成了配套齐全、功能完备的农村三级医疗卫生服务网络(图6-1)。

1. 一级机构(村卫生所) 是农村最基层的卫生组织,负责基层各项卫生工作,如爱国卫生运动、环境卫生、饮水卫生的技术指导,进行计划免疫、传染病管理、计划生育、卫生宣传等。

2. 二级机构(乡卫生院) 乡卫生院是综合性卫生事业单位,是农村的基层卫生组织,负责本地区的卫生行政管理,工作开展日常的预防医疗、计划生育工作,对卫生所进行技术指导和业务培训。

3. 三级机构(县级医疗卫生单位) 县级卫生机构是全县预防、医疗、妇幼保健、计划生育的技术指导中心及卫生人员的培训基地,设有县医院、县中医院、卫生防疫站、妇幼保健所、结核病防治所、药品检验所、卫生学校等机构。县、乡、村三级医疗卫生网的建立,使广大农民最必需的医疗、预防保健和计划生育技术服务工作有了可靠的保证。

(二)城市医疗卫生保健体系(城市医疗卫生网)

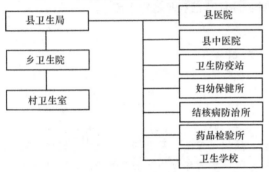

图6-1 农村三级医疗卫生服务网络

中小城市的医疗卫生机构一般分为市、基层二级,大城市一般分为市、区、基层三级。城市三级医疗卫生服务网络见图6-2。

1. 一级机构(基层医疗单位) 城市基层医疗卫生机构是社区医院或保健中心,为居民提供医疗预防、卫生防疫、妇幼保健及计划生育等医疗卫生服务。各机关、学校、企事业单位的医务室、卫生所、门诊部也属于城市基层卫生机构。

2. 二级机构(区级医疗单位) 区中心医院是一个地区内医疗业务技术指导的中心,是市级医疗机构与基层医疗机构之间的纽带。区级中心医院、区级专科医院、区级疾病控制中心、区级妇幼保健站、区级专科防治机构、卫生学校均属于区级医疗单位。

3. 三级机构(市级医疗单位) 市级医疗机构包括市级中心医院、市级专科医院、市疾病控制中心、市妇幼保健院、市级专业防治机构、医药卫生教育和科研机构。市中心医院是全市医疗业务技术指导中心,一般由技术水平高、设备比较完备、科别比较齐全的综合性医院或教学医院担任。

城市医疗卫生机构实行分级划区医疗后,在各级各类医疗机构之间建立了协作和技术指导关系,帮助基层医疗机构开展地段预防保健工作。

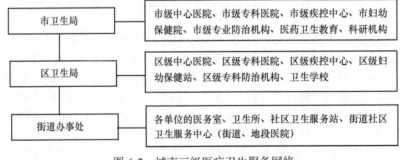

图6-2 城市三级医疗卫生服务网络

二、医 院

(一)医院的概念

1. 医院的历史 医院(hospital)一词是来自于拉丁文原意为"客人",因为一开始设立时,是供人避难,还备有休闲,使来者舒适,有招待意图。后来才逐渐成为收容和治疗患者的专门机构。

我国是世界上最早设置医院的国家。远在西汉年间，黄河一带瘟疫流行，汉武帝刘彻就在各地设置医治场所，配备医生、药物，免费给百姓治病。汉平帝元始二年（公元2年），"民疾疫者，舍空邸第，为置医药"，似现在的隔离医院。北魏太和二十一年（公元497年），孝文帝曾在洛阳设"别坊"，供百姓就医用。隋代有"患者坊"，收容麻风患者。唐开元二十二年（公元734年），设有"患坊"，布及长安、洛阳等地，还有悲日院、将理院等机构，收容贫穷的残废人和乞丐等。到了宋明年代，医院组织渐趋周密，当时，官方办的医院叫作"安济坊"，私人办的有"养济院"、"寿安院"，慈善机构办的"慈幼局"，分门别类招收和诊疗患者。南宋理宗宝祐年间（公元1253～1258年），有个叫刘震孙的人，在广东建立过一所"寿安院"，"对辟十室，可容十人，男东女西，界限有别"，"诊必工，药必良，烹煎责两童"，此外，治好了则资助之使归家，死亡了则予以掩埋。

欧洲最早的医院组织，为基督教妇人建于罗马的医疗所，晚于我国5个多世纪。法国的里昂和巴黎两地分别于6世纪和8世纪建立医院。英国伦敦是7世纪建立医院。中世纪后，中东与欧洲都大量修建医院。18世纪末叶的资产阶级革命，使医院组织从宗教中有所解脱，获得新的发展。西医传入我国，对我的医药卫生事业发展起了推动作用。元代，阿拉伯医学传入我国，1270年在北京设立"广惠司"，1292年又建立"回回药物院"，为阿拉伯式医院，也是我国最早的西医院和西药房。1828年，英国传教士高立支在澳门开设了第一个教会医院。1834年11月，美国传教士伯驾又在广州举办了眼科医院，后改称博济医院。鸦片战争以后，教会医院猛增，至1949年共达340余所，遍布全国各地。新中国成立后，随着人类的进步和科学的发展，我国的医药卫生事业也得到了迅速发展，截至2015年，我国医院总数达27857所，见表6-1。

表6-1　2011～2015年我国医院总数（所）

年份	我国医院总数	综合医院	中医医院	专科医院
2011	21979	14328	2831	4283
2012	23170	15021	2889	4665
2013	24709	15887	3015	5127
2014	25860	16524	3115	5478
2015	27587	17430	3267	6023

2. 医院的概念　医院是个人或特定人群进行防病治病的场所，具备一定数量的病床设施、医疗设备和医务人员等，运用医学科学理论和技术，通过医务人员的集体合作，对医院或门诊患者实施诊治与护理的医疗卫生事业机构。凡以"医院"命名的医疗机构，要求住院床位总数应在20张以上。

（二）医院的性质与功能

1. 医院的性质　中华人民共和国卫生部颁布的《全国医院工作条例》第一章第一条指出："医院是治病防病、保障人民健康的社会主义卫生事业单位，必须贯彻国家的卫生工作方针政策，遵守政策法令，为社会主义现代化建设服务。"这是我国医院的基本性质。医院的社会属性包括：

（1）公益性医院是卫生事业的重要组成部分，卫生事业的社会公益性决定了医院的公益性。医院不能以营利为根本目的，即便是营利性医院也必须贯彻救死扶伤的指导方针。

（2）生产性医院不是纯粹的消费性服务场所，而是通过提供医疗、预防和康复服务，使患者恢复健康、增强体质，保障社会劳动力的健康。医学科学技术水平属于生产力的基本范畴，医务劳动是利用医学科学技术的手段来防病治病，并在这个过程中使科学技术不断发展和提高。

（3）经营性医院是具有经济性质的经营单位，医疗服务活动中存在着社会供求的关系。医疗活动需要人力、物力和财力的投入，必须讲究投入与产出的关系，这种关系受商品经济价值规律的制约，具备医疗服务市场的一些规律与特点。

2. 医院的任务　中华人民共和国卫生部颁布的《全国医院工作条例》第一章第二条指出：医

院的任务是"以医疗工作为中心,在提高医疗质量的基础上,保证教学和科研任务的完成,并不断提高教学质量和科研水平。同时做好扩大预防、指导基层和计划生育的技术工作"。

(1)医疗:医疗是医院的主要功能。医院医疗工作是以诊疗与护理两大业务为主体,与医技部门密切配合,形成一个医疗整体为患者服务。医院医疗分为门诊医疗、康复医疗、急救医疗和住院医疗。门诊、急诊医疗是诊疗工作的第一线,住院诊疗是中心。

(2)教学:教学是医院的普遍功能。医学教育需经过学校教育和临床实践两个不同阶段。医学生经过学校教育后,必须在医院进行临床实践和实习。即使是在职医务人员也必须进行终身在职教育,只有不断更新知识和技术,才能适应医学科技发展的需要。

(3)科学研究:医院是医疗实践的场所。"实践出真知",临床实践为科研提供了思路,通过反思临床实践,不断循证,不断解决医疗护理中的问题,推动医疗科研的发展,因此医院是开展医学科研的重要阵地。

(4)预防和社会医疗服务:医院不仅治疗患者,而且要进行预防保健工作,开展社会医疗服务,成为人民群众健康服务的活动中心。要扩大预防,指导基层,开展计划生育的技术工作,还要进行健康咨询、门诊和体格检查、疾病普查、妇幼健康指导、卫生宣传教育等。医院必须经过临床预防医学工作对社会保障做出贡献。

(三)医院工作的特点

医院的服务对象是广大的人民群众,特别是患病的人群,医院应以人民群众的健康为中心开展工作,因此医院具有以下特点。

1. 以患者为中心 以患者为中心是医院工作的永恒主题,也是医院工作的最高宗旨。以患者为中心是指在思想观念和医疗行为上,处处为患者着想,把患者放在首位,紧紧围绕患者的需求,简化工作流程,为患者提供"优质、高效、低耗、满意、放心"的医疗服务。

2. 科学性、技术性强 医院的所有工作以医学科学为基础,医务人员不仅要掌握扎实的医学知识,还必须具备一定的人文科学、社会科学和预防医学等方面的知识。另外医院重视医务人员的培养和学科建设,重视医疗设备的更新、管理,保证医疗工作的科学性和技术性,为患者提供优质的医疗护理服务。

3. 随机性大、规范性强 由于医院的病种复杂繁多,患者病情变化快,突发事件和灾害性抢救任务繁重,医护人员除了日常的医疗工作外,还要应付意外事件,工作随机性较大。医疗服务技术关系到人们的生命安全,因此医院必须有严格的规章制度、岗位管理制度、技术诊疗规范等。

4. 时间性、连续性强 医院需要医务人员长年累月、日夜不停地工作,随时要做好服务患者的准备。医院的抢救工作更是有严格的时间要求,必须分秒必争,且病情观察、治疗护理不能间断,所以医院的各种工作安排都必须要以医院工作的连续性为要求。

5. 社会性、群众性强 医院是一个复杂的开放系统,服务范围广,每个人的生、老、病、死都离不开医院,与个人、家庭乃至整个社会的稳定息息相关,因此,医院工作必须满足社会对医疗的基本要求。同时,医院的发展也离不开社会的支持,也要受到社会各种条件和环境的制约。

6. 医院工作是复合型劳动 医院工作是体力劳动(如康复训练)和脑力劳动(制定护理计划)的结合,也有创造性劳动(发明或革新)。因此,医院必须重视人才培养和技能训练,充分发挥医务人员的积极性和创造性,为患者提供高质量的医疗服务和人文关怀。

(四)医院的类型

根据不同的划分方法,可将医院划分为不同类型,见表6-2。

表 6-2　医院划分条件及类型

划分条件	类型
卫生部分级管理制度	一级医院、二级医院、三级医院
收治范围	综合医院、专科医院
特定任务	军队医院、企业医院、医学院附属医院
所有制	全民所有制医院、集体所有制医院、个体所有制医院、中外合资医院、股份制医院
经营目的	非营利性医院和营利性医院

1. 按卫生部分级管理制度划分　1989 年，国家卫生部提出《综合医院分级管理标准（试行草案）》，医院按功能与任务，以及技术质量水平和管理水平、设施条件的不同，可划分为一级、二级、三级。每级又分为甲、乙、丙等，三级医院增设特等，共分为三级十等。

（1）一级医院：直接向一定人口的社区（人口在 10 万以下）提供预防、医疗、保健、康复服务的基层医院、卫生院。它主要指农村乡、镇卫生院和城市街道医院、地市级的区医院和某些企事业单位的职工医院。主要功能是直接对人群提供初级卫生保健，并进行多发病、常见病的管理，对疑难重症患者做好转诊，协助高层次医院做好住院前后的服务，确保患者获得连续性的医疗服务。

（2）二级医院：向多个社区（人口在 10 万以上）提供综合医疗卫生服务和承担一定教学、科研任务的地区性医院。主要指一般市、县医院及直辖市的区级医院以及相当规模的工矿、企事业单位的职工医院。主要功能是提供医疗护理、预防保健和康复服务，参与对高危人群的监测，接受一级医院转诊，对一级医院进行业务指导，并承担一定教学、科研任务。

（3）三级医院：直接向几个地区甚至全国范围内提供医疗卫生服务的医院，是省（自治区、直辖市）或全国的医疗、预防、教学、科研相结合的技术中心。主要指国家、省、市直属的市级大医院及医学院校的附属医院。主要功能是提供全面连续的医疗护理、预防保健、康复服务和高水平的专科医疗服务，解决危重疑难病症，接受二级医院转诊，对一、二级医院进行业务指导并相互合作。

对医院分级管理的依据是医院的功能、任务、设施条件、技术建设、医疗服务质量和科学管理的综合水平。医院分级管理的实质是按照现代医院管理的原理，遵照医疗卫生服务工作的科学规律与特点，实行医院标准化管理和目标管理。医院的设置与分级，应在保证城乡医疗卫生网的合理结构和整体功能的原则下，由卫生行政部门按地方政府的区域卫生规划来统一规划确定。

> **医院等级划分**
> 　　医院是按照以下标准进行分等级的：①医院的规模，包括床位设置、建筑、人员配备、科室设置等方面。②医院的技术水平。③医疗设备。④医院的管理水平，包括院长的素质、人事管理、信息管理、现代管理技术、医院感染控制、医院利用、经济效益等。⑤医院质量，包括诊断质量、治疗质量、护理质量、工作质量、综合质量等多方面。

2. 按收治范围划分

（1）综合性医院：在各类医院中占有较大的比例，是指设有一定数量的病床、各类临床专科（如内科、外科、妇产科、儿科、耳鼻喉科、眼科、皮肤科、中医科等）、医技部门（药剂、检验、影像等）及相应工作人员和仪器设备的医院，能够解决临床急危重症和疑难病症问题，并能结合临床实践开展医学教育和科研工作，指导和培训基层，为患者提供综合整体治疗和护理的能力。

（2）专科医院：为诊治各类专科疾病而设置的医院，如口腔医院、妇婴医院、传染病医院、儿童医院、肿瘤医院、胸科医院等。专科医院的设置有利于集中人力和物力，发挥技术优势，开展专科疾病的预防、治疗和护理工作。

3. 按特定任务（服务对象）**划分**　按有特定任务和服务对象分为军队医院、企业医院、医学院校附属医院等。

4. 按所有制划分 按所有制划分可分为全民所有制医院、集体所有制医院、个体所有制医院、中外合资医院、股份制医院等。

5. 按经营目的划分 按经营目的划分可分为非营利性医院和营利性医院。我国绝大部分现有医疗结构为公有制，包括全民所有制和集体所有制，其主体属于非营利性医疗机构。

（五）医院的组织结构

我国医院的组织机构是按卫生部统一颁布的组织编制原则规定设置的，具有一定的模式。虽然不同级别的医院所承担的社会职能和服务功能有所差别，但医院的机构设置基本类似。

1. 医院病床的设置 医院病床的数量反映医院的规模和收治患者的能力，但并不代表医院业务水平的高低。根据分级管理标准，病床设置的基本原则是：一级医院病床数不少于 20 张；二级医院病床数不少于 100 张；三级医院病床数不少于 500 张。

医院管理实践证明：医院的床位编设不能太多或太少，二级综合医院病床设在 100～500 张为宜，病床太少影响专科发展；三级综合医院病床编设在 500 张以上，但也不宜太多，以适合各专科病床的编设比例，有利于医疗、教学和科研工作的开展。医院病床数的设置主要考虑以下因素：

（1）卫生行政主管部门的要求：当地卫生行政主管部门根据本地区人群医疗服务的需要和对医院业务的发展规划，经充分论证后上报上级卫生行政部门审批，调整各医院的病床设置。

（2）医院承担的任务：医院的级别不同所承担的任务也不同，病床设置应根据医院的人力、物力、设备等以及所在地区的医院分布情况进行综合考虑。

（3）医院特色以及社会需求：应优先考虑特色专科的病床设置，对三级医院的重点学科或专科，应重视其在医疗、教学和科研中的作用和工作需要，保证病床编制比例。

（4）病床的使用情况和实际效益：保证卫生资源的充分利用，并进行合理调整和随机化管理。

2. 医院的组织机构 分为医院行政管理组织机构和医院业务组织机构。不同级别的组织机构的规模有所差别。

（1）医院行政管理组织机构：医院行政管理组织包括院长办公室、诊疗部门、预防保健部门及行政部门。一级医院可设院长办公室、医务科、预防保健科、行政科；二级医院和三级医院可设院长办公室、门诊部、医教科、护理部、预防保健科、设备科、人事科（处）、信息科、保卫科（处）、财务科（处）、总务科（处）、膳食科等部门。

（2）医院业务组织机构：一般包括内、外、妇产、儿、眼、耳鼻喉、口腔、皮肤、中医、感染、麻醉等业务科室。各级医院中临床科室的开设数量可根据本院的专业特色、人才情况进行调整。

《三级综合医院评审标准（2011 年版）》简介

本标准在关注医疗质量和医疗安全的同时，紧紧围绕医改的中心任务，结合公立医院改革的总体设计，将评价的重点放在改进服务管理、加强护理管理、城乡对口支援、住院医师规范化培训、推进规范诊疗和单病种费用控制等工作落实情况。同时，针对群众关心的热点、焦点问题，重点考核来反映医院管理理念、服务理念的制度、措施及落实情况，以及医院的学科建设和人才培养情况、辐射带动作用等。促使医疗机构改进思维模式和管理习惯，坚持"以人为本"、"为患者为中心"，走以内涵建设为主，内涵和外延相结合的发展道路。

本标准共 7 章 72 节，设置 391 条标准与检测指标。第一章至第六章共 66 节 354 条标准，用于对三级综合医院实地评审，并作为医院自我评价和改进之用。第七章共 6 节 37 条检测指标，用于对三级综合医院的运行、医疗治疗与安全指标的监测与追踪评价。本标准适用于三级综合性公立医院，其余各级各类医院可参照使用。

摘自 2011 年 4 月 22 日卫生部印发的《三级综合医院评审标准（2011 年版）》

在大型医院的组织系统中，为进一步做好协调和联系各部门的工作，也可增设某些管理系统，如专家委员会、教授委员会等以专家为主的智囊团组织，为医院领导决策提供参谋作用，或协调各职能部门的工作。这些组织机构可采取兼职或相应机构兼容，不一定独立设置，以达到精简增效的原则。

三、妇幼保健院

妇幼保健是公共卫生的一项重要内容，妇幼保健机构（maternal and child health institutions）是公共卫生服务体系的重要组成部分，由政府设置，不以营利为目的，是具有公共卫生性质的公益性事业单位，也是为妇女儿童提供公共卫生和基本医疗服务的专业机构。

国家卫生部设有基层卫生与妇幼保健司，在卫生部领导下主管全国妇幼保健工作。在省、市县等各级卫生行政部门都设有相应的妇幼保健处（科、股），在相应的卫生厅、局领导下负责本地区妇幼保健工作的组织领导和协调工作。各级妇幼保健专业机构（妇幼保健院、所、站等）与同级医疗机构、卫生防疫机构一样，是在卫生行政部门领导下，独立承担妇幼保健任务的卫生事业单位。妇幼保健机构有院、所、站三种形式。设置病房及门诊者称妇幼保健院；不设病床但开展门诊业务（包括设5张以下观察床）者称妇幼保健所；深入基层开展业务技术指导，但不设床位、不开展门诊者称妇幼保健站。国家疾病预防控制中心则设有妇幼保健中心。妇幼保健院（所、站）等各级妇幼保健专业机构在接受同级卫生行政部门领导的同时，还接受上一级妇幼保健专业机构的业务指导。

县、乡、村三级妇幼保健网是保证我国妇幼保健工作成功实施的重要组织体系，它由县妇幼保健院（所、站）、乡卫生院的妇幼保健组（或防保组）、村卫生室三级组成。三级保健网的关系是：村为基础，乡为关键，县为中心，分级指导，各负其责。因为妇幼保健工作不同于一般临床治疗工作，它具有很强的技术性，同时又具有很强的社会性和群众性，为了完成妇幼保健任务，除了加强自身的网络建设，妇幼保健机构还必须强调与其他一些相关部门的大力协作。例如与卫生防疫部门积极配合做好儿童计划免疫工作；与计划生育部门积极配合做好计划生育技术指导和培训工作；与妇联、教育、民政等多部门的合作等。妇幼保健机构以妇幼人群的预防保健为首任，开展妇幼保健、儿童保健、计划生育技术指导、优生遗传咨询，并承担保健、临床医疗、科研和教学以及宣传任务，不断改善妇女儿童的健康水平及提高出生人口的素质服务。

四、社区卫生服务中心

（一）社区卫生服务的概念

社区卫生服务是社区建设的重要组成部分，是在政府领导、社区参与、上级卫生机构指导下，以基层卫生机构为主体，全科医师、护士为骨干，合理使用社区资源和适宜技术，以人的健康为中心，以家庭为单位，以社区为范围，以需求为导向，以老年人、妇女、儿童、慢性病患者、残疾人、贫困居民等为服务重点，以解决社区主要卫生问题、满足基本卫生服务需求为目的，融预防、医疗、保健、康复、健康教育、计划生育技术服务功能等为一体的，有效、经济、方便、综合、连续的基层卫生服务。

在我国，发展社区卫生服务，也是落实中央关于加强我国"社区建设"的重要举措之一。通过多种形式的预防、保健和医疗等服务为群众排忧解难，使社区卫生人员与广大居民建立起新型医患关系，更是为人民办好事、办实事的民心民生工程，充分体现党全心全意为人民服务的宗旨，提升人民群众的幸福感，维护社会稳定，促进国家长治久安。

（二）发展社区卫生服务的背景

1. 适应社区居民对卫生服务的需求　随着我国社会经济和文化的不断发展，人民对健康、保健的意识明显增强。社区卫生服务覆盖广泛、方便群众、能使广大群众获得基本卫生服务，也有利于满足群众日益增长的多样化卫生服务需求。社区卫生服务强调预防为主、防治结合，有利于将预防保健落实到社区、家庭和个人，对提高人群健康水平发挥重要和积极作用。

2. 疾病谱和死亡原因顺位变化的改变　随着我国卫生事业的发展，严重威胁人民群众健康的传染性疾病、寄生虫病和营养不良性疾病的发病率和死亡率逐步下降，而心脑血管疾病、恶性肿瘤、糖尿病等慢性非传染性疾病（以下称慢性病）则不断上升，成为居民的首要健康问题，心脑血管病和恶性肿瘤已成为威胁城乡居民生命的主要杀手。因为慢性病的病因大多与环境因素、心理行为因素、社会因素等有关，缺乏单一的特异性治疗手段，只有在新型社区卫生服务体系提供的健康促进、社区干预等防治结合的综合服务措施下，才能得以解决。

3. 人口的急剧增长和人口老龄化　截至 2015 年，我国总人口数达到 13.74 亿人，65 岁以上老人 1.438 亿，占 10.5%，构成比较 2010 年增长 1.63%。人口的增长和人口年龄结构的老年化，必将带来重大的社会和卫生问题。

4. 适应深化卫生改革，合理调整完善资源、向基层社区倾斜的需要　"看病难、看病贵"已经成为人民群众十分关注的热点问题，甚至成为近年来医患关系紧张的导火索。究其原因，卫生资源配置不合理是一重要因素。卫生资源过多集中在大城市和大医院，大量的常见病、多发病不能及时在基层医疗机构解决，造成医疗资源浪费，增加患者负担。积极发展社区卫生服务，将广大居民的基本健康问题解决在基层，为群众提供更加及时、便捷和适宜的卫生技术服务，有利于调整我国卫生服务体系的结构、功能、布局，提高效率，降低成本，实现"小病在社区，大病进医院"。

5. 适应医疗保险制度改革的需要　近年来，国家出台了城镇职工基本医疗保险制度、城镇居民基本医疗保险制度和新型农村合作医疗保险制度等一系列法规文件。发展社区卫生服务，已经成为城乡居民的"健康守门人"，就近诊治一般常见病、多发病，管控慢性病；通过健康教育、预防保健，增进人群健康，降低发病率；帮助指导参保居民合理利用大医院医疗服务，既保证基本医疗，又降低成本，实现"低水平、广覆盖"，对保证各项医疗保险制度长久稳定运行，起到重要支撑作用。

（三）社区卫生服务的基本功能

2011 年，为进一步规范国家基本公共卫生服务项目管理，卫生部在《国家基本公共卫生服务规范（2009 年版）》基础上，组织专家对服务规范内容进行了修订和完善，形成了《国家基本公共卫生服务规范（2011 年版）》（以下简称《规范》）。《规范》是乡镇卫生院、村卫生室和社区卫生服务中心（站）等城乡基层医疗卫生机构为居民免费提供基本公共卫生服务的参考依据，也是各级卫生行政部门开展基本公共卫生服务绩效考核的依据。根据《规范》的要求，社区卫生服务机构应提供的基本公共卫生服务包括：

1. 城乡居民健康档案管理　为辖区内常住居民，包括居住半年以上的户籍及非户籍居民建立健康档案，以 0～6 岁儿童、孕产妇、老年人、慢性病患者和重性精神疾病患者等人群为重点。居民健康档案的内容包括个人基本信息、健康体检、重点人群健康管理记录和其他医疗卫生服务记录等。

2. 健康教育　以辖区内居民为服务对象。通过健康教育，普及卫生保健常识，实施重点人群及重点场所健康教育，帮助居民逐步形成维护和增进健康的行为方式。

3. 实施计划免疫、预防接种　根据国家免疫规划疫苗免疫程序，对适龄儿童进行常规接种。

4. 0～6 岁儿童健康管理　以辖区内居住的 0～6 岁儿童为服务对象，包括新生儿家庭访视，婴幼儿、学龄前儿童的健康管理，以及对健康管理中发现的营养不良、贫血、单纯性肥胖等健康问题的处理。

5. 孕产妇健康管理　以辖区内居住的孕产妇为服务对象。对孕妇在孕早期、孕中期和孕晚期实施健康管理；对产妇进行产后访视和健康检查等。

6. 老年人健康管理 以辖区内 65 岁及以上常住居民为服务对象。为老年人提供健康管理服务，包括生活方式和健康状况评估、体格检查、辅助检查和健康指导等。

7. 高血压患者健康管理 以辖区内 35 岁及以上原发性高血压患者为服务对象。通过筛查，在人群中发现高血压患者并进行随访评估，根据不同类型实施干预，并定期进行全面健康检查。

8. 糖尿病患者健康管理 以辖区内 35 岁及以上 2 型糖尿病患者为主要服务对象。通过筛查、随访评估和分类干预，定期进行全面健康检查。

9. 重性精神疾病患者管理 服务对象为辖区内诊断明确、在家居住的重性精神疾病患者。管理患者信息，对患者的精神状况和危险性进行评估，并根据病情稳定状况实施分类干预。

10. 传染病及突发公共卫生事件报告和处理 在疾病预防控制机构和其他专业机构指导下，社区卫生服务机构参与或协助进行。

（四）社区护理

案例 6-1

某社区卫生服务站共有社区 18 岁以上人口 3 万人，其糖尿病的发病率为 8.5%，社区服务站拟对社区进行糖尿病健康宣教，宣教形式可以多样化，目前该社区服务站有 2 间可以容纳 50 人的教室。

问题：

1. 请您设计一个糖尿病健康教育的可行方案。

2. 您认为在这个过程中护士需要具备的能力有哪些？

1. 社区护理的概念 社区护理（community health nursing）的概念目前尚无统一的定义，美国护士会（American Nurses Association，ANA）1980 年的定义，即社区护理是综合护理学和公共卫生学理论和技能，并应用于促进与维持整个人群最佳健康的护理实践领域。社区护理具有社区卫生和护理两方面的内涵，它不仅关注个人的健康，而且还关注社区整体人群的健康，包括疾病的预防、健康的促进与增进。

2. 社区护理的特点

（1）以健康为中心：社区护理的主要目标是促进和维护人群的健康，所以预防性服务是社区护理的工作重点。

（2）全方位性、立体性和综合性：护理的对象是社区全体人群，即包括健康人群和患者群。服务的内容是集预防、保健、治疗、康复为一体；服务的范围是以个人为中心、家庭为单位、社区为范畴。

（3）具有高度的自主性：社区护士具有高度的自主性，在社区护理过程中，社区护士往往独自深入家庭进行各种护理，故要求社区护士具备较强的独立工作能力和高度的自主性。

（4）必须和其他相关人员密切合作：社区护理的内容及对象决定社区护士在工作中不仅要与卫生保健人员密切合作，还要与当地行政、社区居民、社区管理人员等相关人员密切协调，因此社区护士还应具备一定的沟通协调能力。

3. 社区护理的工作内容 社区护理范围非常广泛，但将其工作内容加以归纳，可以概括为以下几个方面。

（1）社区保健服务：社区保健服务是指向社区卫生环境和社区各类人群提供不同年龄阶段的身心保健服务，其重点人群为妇女、儿童、老年人。

（2）社区慢性病和传染病患者的管理：社区慢性身心疾病患者的管理是指向社区的所有慢性疾病、传染病及精神疾病患者提供所需要的护理及管理服务。

（3）社区急、重症患者的转诊服务：转诊服务是指帮助社区内无法妥善抢救和管理的急、重症患者安全转入合适的医疗机构，使其得到及时、必要的救治。

（4）社区临终服务：社区临终服务是指为社区内临终患者及其家属提供所需的综合护理服务，帮助患者走完人生最后阶段，同时做好家庭其他成员的护理工作。

（5）社区健康教育：社区健康教育是指以促进和维护居民健康为目标，向社区各类人群提供健康教育活动，提高居民对健康的认识，养成健康的生活方式及行为，最终提高其健康水平。

（6）社区康复服务：社区康复服务是指为社区内残障者提供康复护理，帮助他们恢复肢体功能，改善健康状况。

（7）传染病的防治：社区护士参与社区传染病的预防与控制工作，对社区居民进行预防传染病的知识培训，提供一般的消毒、隔离技术等护理咨询与指导。

案例 6-1 分析

1. 首先根据此社区糖尿病发病率计算出需要参加健康教育的人数，再考虑健康宣教形式有哪几种？经过比对后，选择最佳的健康宣教形式。

2. 社区护士需要具备的能力有很多，但在组织本次的健康教育活动中，要求护士必须具备人际沟通能力、组织管理能力和综合护理能力。

五、医疗卫生的护理组织架构

护理组织系统是医疗卫生组织系统中一个重要的组成部分，为保证我国护理工作的高效运转和护理事业的稳定发展，我国护理组织系统已初步建立并逐步健全。我国卫生行政管理组织结构如图 6-3：

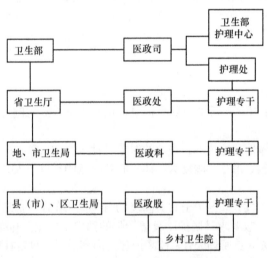

图 6-3　各级卫生行政部门护理管理组织

（一）各级卫生行政组织中的护理管理机构

1. 卫生部下设的医政司护理处　是我国护理行政管理的最高机构，负责为全国城乡医疗机构制定和组织实施有关护理工作政策、法规、人员编制、规划、管理条例、工作制度和技术标准等；并配合教育、人事部门对护理教育、人事等工作进行管理；通过"卫生部护理中心"进行质量控制、技术指导、专业骨干培训及国际交流等。

2. 各省、自治区、直辖市及其下属各级卫生行政部门的护理管理机构　各省、自治区、直辖市卫生厅（局）均设有一名厅（局）长分管医疗和护理工作。除了个别省（市）外，地（市）级以上的卫生厅（局）在医政处（科）均配备一名主管护师或其以上技术职称的人员负责本地区的护理工作。各级卫生行政组织的护理管理机构的主要职责是：在各级护理管理者的领导下，根据本地区的实际情况制定本地区护理工作的具体方针、政策、法规和护理操作标准；提出和实施发展规划和上作计划并检查执行情况；听取护理工作汇报，研究解决存在的问题；组织经验交流等。

（二）护理工作的参谋与咨询机构

1. 中华护理学会 中华护理学会是中国护士的群众性学术团体，成立于 1909 年，原名"中国护士会"。其宗旨是团结广大护理工作者，为繁荣和发展中国护理科学事业，促进护理科学技术的普及、推广和进步，为保护人民健康服务。其主要任务：组织广大护理工作者开展学术交流和科技项目论证、鉴定；编辑出版《中华护理杂志》等专业科技期刊和书籍；普及、推广护理科技知识与先进技术；开展对会员的继续教育；发动会员对国家重要的护理技术政策、法规发挥咨询作用；向政府有关部门反映会员的意见和要求，维护会员的权利，为会员服务。中华护理学会在我国 31 个省、自治区、直辖市（除台湾省外）都设立了分会，现有会员 20 多万人，并设有理事会和各专业委员会，负责主持日常工作。

2. 卫生部护理中心 卫生部护理中心是卫生部领导的全国护理工作的参谋与咨询机构，于 1985 年成立，2000 年并入卫生部医院管理研究所，其主要工作任务是：协助卫生部加强对护理管理、护理教育的领导和临床护理质量控制及技术的指导；组织一定区域内的护理教学师资及在职护理骨干的培训工作；开展护理科学研究；收集、整理国内外护理科技情报资料；与中华护理学会密切配合，积极开展学术活动，为我国护理专业建设提供咨询和指导工作。

（三）医院护理管理组织机构

我国医院内护理组织系统多次变更。20 世纪 50 年代初，医院实行科主任负责制，取消了护理部，削弱了护理工作的领导；50 年代末到 60 年代总结了经验教训，恢复了护理部，加强了护理领导和管理；"文革"期间，护理部再度取消，严重影响了护理质量；1986 年，在卫生部召开的全国首届护理工作会议上提出了《关于加强护理工作领导，理顺管理体制的意见》，该意见对医院护理管理体制做出了明确规定，要求实行"护理部垂直领导体制"。这项决议有助于各医院完善护理管理体制，从组织上保证了护理管理结构的健全。

1. 医院护理管理组织框架 依照卫生部发布的《关于加强护理工作领导，理顺管理体制的意见》的规定，县级及以上的医院均要设立护理部，实行院长领导下的护理部主任负责制。护理部是医院管理的职能部门，负责护理管理工作，与医务、科教、人事等部门并列，相互协作，密切配合，共同完成医院的各项工作。护理部的主要职能如下：在院领导和分管副院长直接领导下，制定并实施护理部中、远期规划、年度计划、季度计划等；建立健全各项护理管理制度、疾病护理常规及各级护理人员岗位责任建立；设置护理岗位，选拔护理管理人员，负责护理人力资源的管理工作；健全护理质量管理体系，进行护理质量评价，持续改进护理质量；组织疑难病例护理会诊、查房以及危重患者的抢救；积极开展护理科研以及新业务、新技术的管理等。

在卫生部《三级综合医院评审标准（2011 年版）》"护理管理组织体系"中明确规定：①院领导履行对护理工作的领导责任，对护理工作实施目标管理，协调与落实各部门对护理工作的支持，具体措施落实到位。②执行三级（医院-科室-病床）护理管理组织体系，逐步建立护理垂直管理体系，按照《护士条例》的规定，实施护理管理工作。③根据分级护理的原则和要求，落实责任制，明确临床护理内涵及工作规范，对患者提供全面、全程的责任制护理措施。④实行护理目标管理责任制，岗位职责明确，落实护理常规、操作规程等，有相应的监督与协调机制。

2. 护理组织管理层级 目前我国医院根据其功能和任务不同，可划分为不同的等级，不同等级的医院其护理管理层级存在差异。三级医院实行院长（或分管副院长）领导下的护理部主任、科护士长、护士长三级负责制；二级医院实行三级负责制或护理部主任（或总护士长）、护士长二级负责制。护理部主任或总护士长直接由院长聘任，全面负责医院护理工作，各科主任与护士长是专业合作关系。副主任则经主任提名，由院长聘任，病房护士长由护理部主任或总护士长聘任，在科护士长的领导下与病房主任配合做好病房管理。一般 30～50 张病床的病区或拥有 5 名以上护理人员的独立护理单元，设护士长 1 名。护理任务重、人员多的护理单元，可设副护士长 1 名。

第二节 医疗卫生保障制度

人民群众的健康问题始终是党和政府关注的重点。医药卫生体制的建立、改革和完善是党和政府最大限度地改善公民健康状况、提高健康水平的重要举措，关系亿万百姓的健康和千家万户的幸福，关系经济发展和社会和谐，关系国家前途和民族未来，是重大的民生问题。

一、医药卫生体制改革进展

2016 年 12 月国务院印发了《"十三五"深化医药卫生体制改革规划》[国发（2016）78 号，以下简称《规划》]，总结了"十二五"以来，特别是党的十八大以来，在党中央、国务院的领导下，各地区、各有关部门在扎实推进医改各项工作后取得重大进展和明显成效。国家卫计委对相关内容进行解读，具体如下：

（一）我国医药卫生体制改革取得的效果

深化医改是全面深化改革的重要内容，是维护人民群众健康福祉的重大民生工程、民心工程，党中央、国务院高度重视。2009 年启动深化医改后，特别是党的十八大以来，坚持把基本医疗卫生制度作为公共产品向全民提供的核心理念，坚持保基本、强基层、建机制的基本原则，坚持统筹安排、突出重点、循序推进的基本路径，攻坚克难，扎实推进改革各项工作，深化医改取得重大进展和明显成效。

1. 基本建立全民医保制度 以基本医疗保障为主体的多层次医疗保障体系逐步健全，保障能力和管理水平逐步提高。职工医保、城镇居民医保和新农合参保人数超过 13 亿，参保覆盖率稳固在 95% 以上。城乡居民基本医保财政补助标准由改革前 2008 年的人均 80 元提高到 2016 年的 420元。全面实施城乡居民大病保险，推动建立疾病应急救助制度，不断完善医疗救助制度。大力推进支付制度改革，加快推进基本医保全国联网和异地就医结算工作，支持商业健康保险加快发展。我国在较短的时间内织起了全世界最大的全民基本医保网，为实现人人病有所医提供了制度保障。

2. 全面深化公立医院改革 县级公立医院改革已全面推开。国家联系试点城市扩大到 200个，省级综合改革试点扩大到 11 个。改革地区紧紧围绕破除以药补医、创新体制机制、调动医务人员积极性三个关键环节，落实政府的领导责任、保障责任、管理责任、监督责任，探索建立现代医院管理制度，推动医院管理模式和运行方式转变，着力建立维护公益性、调动积极性、保障可持续的公立医院运行新机制。同时积极促进健康服务业和社会办医发展。

3. 有序推进分级诊疗制度建设 加快建立"基层首诊、双向转诊、急慢分治、上下联动"的分级诊疗制度，提升基层医疗卫生服务能力，支持县级医院和基层医疗卫生机构标准化建设，加强以全科医生为重点的基层卫生人才队伍培养。完善医疗卫生机构间分工协作机制。推动大医院和基层形成利益共同体、责任共同体、发展共同体。开展多种形式的家庭医生签约服务试点。以高血压、糖尿病为重点开展分级诊疗试点工作，探索结核病分级诊疗综合防治服务模式。

4. 逐步健全药品供应保障体系 不断完善基本药物遴选、生产、流通、使用、定价、报销、监测评价等环节的管理制度，加强国家基本药物制度与公共卫生、医疗服务、医疗保障体系的衔接。改革完善公立医院药品和高值医用耗材集中采购办法。对部分专利药品、独家生产药品，完善药品价格谈判策略，构建药品生产流通新秩序。大力推进药品价格改革，绝大多数药品实际交易价格主要由市场竞争形成。

5. 大力实施公共卫生服务项目 基本公共卫生服务项目政府补助标准不断提高。人均基本公共卫生服务经费补助从 2009 年的 15 元提高到 2016 年的 45 元，项目类别达到了 12 大类，基本覆盖居民生命全过程。重大公共卫生服务项目覆盖范围不断扩大。

6. 不断完善综合监管制度　在深化医改中着力用法治思维建立政府为主体、社会多方参与的医药卫生监管体制。加强医疗卫生服务属地化和全行业监管，重点强化医疗卫生服务行为和质量监管，不断完善医疗卫生服务标准和质量控制评价、评估体系。强化事中事后监管。

通过不懈努力，群众负担实现"一优两降"，即医院收入结构持续优化，全国公立医院药占比已从 2010 年的 46.3%降至 40.0%左右，政府办医疗机构收入增幅由 2010 年的 18.9%降至 10.0%左右，个人卫生支出占卫生总费用比重降到 30.0%以下，为近 20 年来最低水平。与此同时，人民健康水平实现"一升两降"，即人均期望寿命从 2010 年的 74.83 岁提高到 2015 年的 76.34 岁，提高了 1.51 岁，孕产妇死亡率从 31.9/10 万降为 20.1/10 万，婴儿死亡率从 13.8% 降为 8.1%，人民健康水平总体上优于中高收入国家平均水平，用较少的投入取得了较高的健康绩效。实践证明，我们坚持用中国式办法解决医改这个世界性难题，方向正确、路径清晰、措施得力、成效显著，改革成果广泛惠及人民群众，对解决看病就医问题，提高人民群众健康素质，维护社会公平正义，促进经济社会发展发挥了重要作用。

（二）我国医药卫生体制改革的重点任务

"十三五"期间，要在分级诊疗、现代医院管理、全民医保、药品供应保障、综合监管等五项制度建设上取得新突破，同时统筹推进相关领域改革。

1. 建立科学合理的分级诊疗制度　坚持居民自愿、基层首诊、政策引导、创新机制，以家庭医生签约服务为重要手段，鼓励各地结合实际推行多种形式的分级诊疗模式，推动形成基层首诊、双向转诊、急慢分治、上下联动的就医新秩序。到 2017 年，分级诊疗政策体系逐步完善，85%以上的地市开展试点。到 2020 年，分级诊疗模式逐步形成，基本建立符合国情的分级诊疗制度。

2. 建立科学有效的现代医院管理制度　深化县级公立医院综合改革，加快推进城市公立医院综合改革。到 2017 年，各级各类公立医院全面推进综合改革，初步建立决策、执行、监督、相互协调、相互制衡、相互促进的管理体制和治理机制。到 2020 年，基本建立具有中国特色的权责清晰、管理科学、治理完善、运行高效、监督有力的现代医院管理制度，建立维护公益性、调动积极性、保障可持续的运行新机制和科学合理的补偿机制。

3. 建立高效运行的全民医疗保障制度　按照保基本、兜底线、可持续的原则，围绕资金来源多元化、保障制度规范化、管理服务社会化三个关键环节，加大改革力度，建立高效运行的全民医疗保障体系。坚持精算平衡，完善筹资机制，以医保支付方式改革为抓手推动全民基本医保制度提质增效。建立起较为完善的基本医保、大病保险、医疗救助、疾病应急救助、商业健康保险和慈善救助衔接互动、相互联通机制。

4. 建立规范有序的药品供应保障制度　实施药品生产、流通、使用全流程改革，调整利益驱动机制，破除以药补医，推动各级各类医疗机构全面配备、优先使用基本药物，建设符合国情的国家药物政策体系，理顺药品价格，促进医药产业结构调整和转型升级，保障药品安全有效、价格合理、供应充分。

5. 建立严格规范的综合监管制度　健全医药卫生法律体系，加快转变政府职能，完善与医药卫生事业发展相适应的监管模式，提高综合监管效率和水平，推进监管法制化和规范化，建立健全职责明确、分工协作、运行规范、科学有效的综合监管长效机制。

二、世界各国主要的医疗保障模式

医疗保障体系（medical security system）是国家和社会团体对劳动者或公民因疾病或其他自然事件以及突发事件造成身体与健康的损害时，对其提供医疗服务，或对其发生的医疗费用损失给予补偿的各种制度的总称。医疗保障体系是社会保障体系的重要组成部分，对维护人民健康、促进社会经济发展起着重要的作用。

世界各国由于其生产力水平、经济文化的差异以及卫生服务形式的不同，医疗保障模式多种多样。以下为几种具有代表性的模式：

（一）国家医疗保险模式

国家医疗保险模式是指国家通过财政拨款作为医疗保险基金的来源，政府纳税后拨款给公立医院，由医院直接向居民提供免费（或低价收费）医疗预防保健服务，从而保障本国居民获得医疗保健服务的一种形式。英国是最早实行国家医疗保险制度的最有代表性的国家。国家医疗保险是一种特殊的社会医疗保险，其特殊性体现在：

1. 医疗保险基金绝大部分来源于国家的财政拨款。

2. 医疗保健覆盖本国的全体公民，社会公平性好。

3. 卫生部门直接参与医疗保健服务的计划管理、分配和提供，卫生服务具有高度的计划性。

（二）社会医疗保险模式

社会医疗保险模式（social health insurance）是国家通过立法的形式强制实施的一种社会保障制度，由单位（雇主）与个人（雇员）缴纳保费并结合政府补助建立医疗保险基金，为参保人员及其家属提供医疗服务的医疗保险制度。德国是最早实行社会医疗保险的国家，日本和韩国也是具有代表性的国家。我国 20 世纪 50 年代初建立的公费医疗和劳保医疗也属于社会医疗保险的范畴，它是国家社会保障制度的重要组成部分，也是社会保险的重要项目之一。该模式的优点：①明确了医疗保险中的个人责任，强化了自我保健意识；②强调社会互助共济，保护弱势群体的健康权益；③在法定的人群范围中建立了疾病风险分担机制，为参保群体提供了有利的经济保障；④政府在医疗保险中担任中介及仲裁的角色，能很好地协调各方的利益，管理成本较低。

（三）商业医疗保险

商业医疗保险（commercial health insurance）是指按商品等价交换的原则进行的保险，它把保险作为一种商品在市场上自由买卖，并按商业惯例自由经营，主要通过市场机制来筹集医疗费用和提供医疗服务，并对医疗保险和医疗服务实行市场调节的医疗保险制度。美国是商业医疗保险最盛行的国家，其险种之多、范围之广是其他国家无法比拟的。该模式的优点：①自由、灵活、多样化，适应社会多层次的需求；②主要由市场调节，减轻政府组织和经营的负担；③医疗消费者的自由选购迫使保险组织在价格上展开竞争，提供价廉质优的医疗服务，也迫使服务提供者（医院、医生）降低医疗服务成本，从而控制医疗保险费用。

（四）储蓄型医疗保险模式

储蓄型医疗保险是社会保险制度的一种类型。是指依据法律规定，强制性地以家庭为单位储蓄医疗基金，把个人消费的一部分以个人公积金的形式转化为保健基金，以个人责任为基础，政府分担部分费用。优点：①强调个人对健康的责任，激励居民审慎地利用医疗服务，尽可能减少浪费；②实行医疗费用个人纵向积累，储蓄保险是在一个家庭，一代人或几代人之间，以足够长的时间延续来分担疾病风险，只有当全家无法负担医疗费用时，政府才从税收中给予补贴；③消除传统的医疗保险第三方付费形式，有效控制医疗费用，管理效率高。

三、我国的基本医疗保障制度

（一）我国的医疗保障制度历史演进及存在问题

我国人口众多，城乡差异显著。新中国成立之后，我国的医疗保障体系主要包括：

1. 公费医疗制度 公费医疗制度的保健对象为国家机关、事业单位人员、伤残军人和在校大学生等。经费由国家支付，享受公费医疗的人员，患病期间到指定的医院就诊，享受免费医疗。

2. 劳保医疗制度 劳保医疗制度是为解决产业工人的医疗保健问题而实施的一种福利制度，职工的医疗费用全部由企业负担。

3. 合作医疗制度 合作医疗的主要对象是农民，基金由集体和个人共同分担，在政府和集体经济大力扶持下，使国家、集体和个人有机结合，对农村人口实行基本保健。我国的医疗保障体系对保障人民的身体健康、促进经济的发展发挥了重要的作用。但随着经济体制改革的发展，农村的合作医疗几乎全部瓦解，城镇居民的医疗保障体系也存在众多的问题。

（二）我国基本医疗保障制度分类

我国自 20 世纪 90 年代起，逐步实施了医疗保障体系的改革，目前的医疗保障体系主要包括：城镇医疗保障制度、新型农村合作医疗制度、商业医疗保险和医疗救助几种形式。我国的医疗保障体系制度模式已建立，如图 6-4。

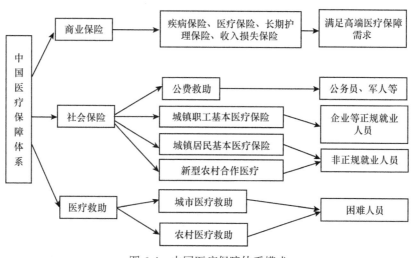

图 6-4 中国医疗保障体系模式

1. 城镇职工基本医疗保险（the basic medical insurance for urban employers） 是国家通过立法，强制性地由国家、单位和个人缴纳医疗保险费，建立医疗保险基金，当个人因疾病需要检查、诊断、治疗时，由社会医疗保险机构按规定提供一定费用补偿的一种社会保险制度。它是城镇医疗保障体制度的主体部分。城镇职工基本医疗保险制度的原则是：①基本医疗保险的水平要与社会主义初级阶段生产力发展水平相适应；②城镇所有用人单位及其职工都要参加基本医疗保险，实行属地管理；③基本医疗保险费由用人单位和职工双方共同负担；④基本医疗保险基金实行社会统筹和个人账户相结合。

2. 城镇居民基本医疗保险（the basic medical insurance for urban resident） 参保范围为不属于城镇职工基本医疗保险制度覆盖范围的中小学阶段的学生（包括职业高中、中专、技校学生）、少年儿童和其他非从业城镇居民都可自愿参加城镇居民基本医疗保险。

建立城镇居民基本医疗保险制度，是完善我国医疗保障体系的又一重大举措。我国于 1998 年开始实施的城镇职工基本医疗保险制度，初步解决了城镇职工的医疗保健问题。但该制度没有覆盖城镇无工作的居民和少年儿童。为实现建立覆盖城乡全体居民的医疗保障体系的目标，从 2007 起开始在试点城市开展了城镇居民基本医疗保险。

筹资根据当地的经济发展水平以及成年人和未成年人等不同人群的基本医疗消费需求，并考虑当地居民家庭和财政的负担能力，来确定恰当筹资水平。目前，对试点城市的参保居民，政府每年按不低于人均 40 元的标准给予补助。在此基础上，对属于低保对象、重度残疾的学生或儿童的家庭缴费部分，政府原则上每年再按不低于人均 10 元给予补助；对其他低保对象、丧失劳动能力的重度残疾人、低收入家庭 60 周岁以上的老年人等困难居民参保所需家庭缴费部分，政府每年再按不低于人均 60 元给予补助。城镇居民基本医疗保险基金重点用于参保居民的住院和门诊大病医疗支出，有条件的地区可以逐步试行门诊医疗费用统筹。

3. 补充医疗保险　上述的城镇职工基本医疗保险和城镇居民基本医疗保险都属于基本医疗保险，只能满足参保人的基本医疗需求，而超过基本医疗保险范围之外的医疗需求就需要其他的保险制度予以补充，这就是补充医疗保险（supplementary medical insurance）。狭义的补充医疗保险是指在国家相关法规、政策的原则和规范指导下，以用人单位为直接责任主体而建立的一种团体福利性的社会保障制度。其实质是一种用人单位的福利，为本单位职工谋取基本医疗保险之外的各种医疗条件和待遇。其资金主要来源是单位的职工福利基金或税后利润。目前我国常见的补充医疗保险有公务员医疗补助医疗保险、企业补充医疗保险、大额医疗费救助和个人账户过渡性补助等。

（1）公务员医疗补助。公务员在参加城镇职工基本医疗保险的基础上实行医疗补助。医疗补助享受对象主要为原享受公费医疗单位的工作人员和退休人员。医疗补助经费由各级财政拨付，资金专款专用、单独建账、单独管理，与基本医疗保险基金分开核算。补助经费主要用于支付封顶线以上的费用、个人自付费用和超过一定数额的门诊费用。对原来享受公费医疗的医疗照顾人员，照顾政策不变，因享受照顾政策发生的费用由公务员补助经费支付。具体使用办法和补助标准化由各地根据实际情况确定。

（2）大额医疗费用补助。为解决最高支付限额以上的医疗费用，各地普遍采取了职工大额医疗费用补助的办法，补助资金由单位和/或职工个人一般按每年 60～100 元的定额缴纳。资金由社会保险经办机构管理。补助资金按一定比例支付职工超出最高支付限额以上部分的医疗费用。

（3）企业补充医疗保险。国家运行效益好的企业为职工建立企业补充医疗保险，企业补充医疗保险在工资总额 4% 以内的部分列入成本，税前列支。

此外，补充医疗保险制度还包括由工会组织经营的职工互助保险，即主要利用原有的工会组织系统开展互助保险业务。对补充医疗保险制度的探索，有利于提高参保人的保障水平，从而抵御更大的医疗费用风险，从而形成我国保障形式多层次、保障资金多渠道、支付方式科学、管理办法有效的城镇医疗保障体系。

4. 新型农村合作医疗（new rural cooperative medical system）　简称"新农合"，是指由政府组织、引导和支持，农民自愿参加，个人、集体和政府多方筹资，以大病统筹为主的农民医疗互助共济制度。采取个人缴费、集体扶持和政府资助的方式筹集资金，以大病统筹为主的农民医疗互助共济制度。2002 年 10 月，《中共中央、国务院关于进一步加强农村卫生工作的决定》明确指出：要"逐步建立以大病统筹为主的新型农村合作医疗制度"。新型农村合作医疗制度从 2003 年起在全国部分市县试点，到 2010 年逐步实现基本覆盖全国农村居民。

（1）新型农村合作医疗应遵循的原则

1）自愿参加，多方筹资农民以家庭为单位自愿参加新型农村合作医疗，遵守有关规章制度，按时足额缴纳合作医疗经费；乡（镇）、村集体要给予资金扶持；中央和地方各级财政每年要安排一定专项资金予以支持。

2）以收定支，保障适度新型农村合作医疗制度要坚持以收定支，收支平衡的原则，既保证这项制度持续有效运行，又使农民能够享有最基本的医疗服务。

（2）新型农村合作医疗组织管理

1）一般采取以县（市）为单位进行统筹，条件不具备的地方，在起步阶段也可采取以乡（镇）为单位进行统筹，逐步向县（市）统筹过渡。

2）要按照精简、效能的原则，建立新型农村合作医疗制度管理体制　省、地级人民政府成立由卫生、财政、农业、民政、审计、扶贫等部门组成的农村合作医疗协调小组。县级人民政府成立由有关部门和参加合作医疗的农民代表组成的农村合作医疗管理委员会，负责有关组织、协调、管理和指导工作。

（3）新型农村合作医疗制度较之前的合作医疗的"新"主要体现在以下方面：

1）在筹措机制上，加大了政府支持力度，明确规定了各级财政支持额度。政府强而有力的、稳定的经济支持是新型农村合作医疗最大的特点。

2）在补偿机制上，突出了大病统筹为主，以往的合作医疗大多数保障重点为门诊和小病。

3）在资金筹集上，提高了统筹层次，过去的合作医疗以乡为单位统筹，参保人数太少，新型农合以县为统筹单位，提高了抗风险能力。

4）在参与原则上，坚持了农民自愿参加。

5）在监管上，强化了政府职能，由各级政府负责组织实施，省、地级人民政府成立新型农村合作医疗协调小组，各地卫生行政部门内部设立专门的农村合作医疗管理机构等。

6）在保障体系上，同时构建医疗救助制度，是对新型农村合作医疗的有力支持。

5. 商业医疗保险　是将医疗保险当作一种特殊商品，主要通过市场机制来筹集医疗费用和提供医疗服务，并对医疗保险和医疗服务实行市场调节的医疗保险制度。随着医疗保障体系的改革，我国在基本医疗保障制度的基础上，开放了商业保险市场，成为基本医疗保障制度的重要补充。目前我国的商业医疗保险险种繁多，但其主要形式包括两种，即报销型医疗保险和赔偿型医疗保险。

（1）报销型医疗保险（普通医疗保险）：是指患者在医院里所花费的医疗费用由保险公司报销。一般分为门诊医疗保险与住院医疗保险。

（2）赔偿型医疗保险（专项医疗保险）：是指患者明确被医院诊断为患了某种在合同上列明的疾病，由保险公司根据合同约定的金额来付给患者治疗及护理所需的费用。一般分单项疾病保险与重大疾病保险。

6. 医疗救助（medical finance assistance system）　是国家和社会向低收入的贫困人口或因患重病而无力支付昂贵的医疗费用而陷入困境的居民提供费用资助的经济行为。坚持住院救助为主，同时兼顾门诊救助。住院救助主要用于帮助解决因病住院的救助对象个人负担的医疗费用；门诊救助主要帮助解决符合条件的救助对象患者常见病、慢性病、需要长期药物维持治疗以及急诊、急救的个人负担的医疗费用。它既是医疗保障体系的一个重要组成部分，又是一种特殊的社会救助行为。救助的基金来源于各级财政通过民政部门主办的救助体系或具有慈善性的筹资机构募集的资金，主要用于城市"三无"人员和农村"五保户"人员患病时给予资助。

（三）"十三五"期间医疗保障工作的任务

2016年12月国务院下发《"十三五"深化医药卫生体制改革规划》，明确提出"十三五"期间建立高效运行的全民医疗保障制度。具体内容如下：

1. 健全基本医保稳定可持续筹资和报销比例调整机制　完善医保缴费参保政策，理清政府、单位、个人缴费责任，逐步建立稳定可持续的多渠道筹资机制，同经济社会发展水平、各方承受能力相适应。在继续加大财政投入、提高政府补助标准的同时，强化个人参保意识，适当提高个人缴费比重。逐步建立城乡居民医保个人缴费标准与居民收入相挂钩的动态筹资机制，使筹资标准、保障水平与经济社会发展水平相适应。到2020年，基本医保参保率稳定在95%以上。

健全与筹资水平相适应的基本医保待遇动态调整机制。明确医保待遇和调整的政策权限、调整依据和决策程序，避免待遇调整的随意性。明确基本医保的保障边界。合理确定基本医保待遇标准。结合医保基金预算管理，全面推进付费总额控制。改进个人账户，开展门诊费用统筹。按照分级管理、责任共担、统筹调剂、预算考核的基本思路，加快提高基金统筹层次。全面巩固市级统筹，推动有条件的省份实行省级统筹。加快建立异地就医直接结算机制，推进基本医保全国联网和异地就医直接结算，加强参保地与就医地协作，方便群众结算，减少群众"跑腿"、"垫资"。建立健全异地转诊的政策措施，推动异地就医直接结算与促进医疗资源下沉、推动医疗联合体建设、建立分级诊疗制度衔接协调。到 2017 年，基本实现符合转诊规定的异地就医住院费用直接结算。到 2020 年，建立医保基金调剂平衡机制，逐步实现医保省级统筹，基本医保政策范围内报销比例稳定在 75% 左右。

2. 深化医保支付方式改革　健全医保支付机制和利益调控机制，实行精细化管理，激发医疗机构规范行为、控制成本、合理收治和转诊患者。全面推行按病种付费为主，按人头、按床日、总额预付等多种付费方式相结合的复合型付费方式，鼓励实行按疾病诊断相关分组付费（DRGs）方式。对住院医疗服务主要按病种付费、按疾病诊断相关分组付费或按床日付费；对基层医疗服务可按人头付费，积极探索将按人头付费与高血压、糖尿病、血液透析等慢病管理相结合；对一些复杂病例和门诊费用可按项目付费、按人头付费。有条件的地区可将点数法与预算管理、按病种付费等相结合，促进医疗机构之间有序竞争和资源合理配置。健全各类医疗保险经办机构与医疗卫生机构之间公开、平等的谈判协商机制和风险分担机制。建立结余留用、合理超支分担的激励约束机制。建立健全支付方式改革相关的管理规范、技术支撑和政策配套，制定符合基本医疗需求的临床路径等行业技术标准，规范病历及病案首页的书写，全面夯实信息化管理基础，实现全国范围内医疗机构医疗服务项目名称和内涵、疾病分类编码、医疗服务操作编码的统一。继续落实对中医药服务的支持政策，逐步扩大纳入医保支付的医疗机构中药制剂和针灸、治疗性推拿等中医非药物诊疗技术范围，探索符合中医药服务特点的支付方式，鼓励提供和使用适宜的中医药服务。到 2017 年，国家选择部分地区开展按疾病诊断相关分组付费试点，鼓励各地积极完善按病种、按人头、按床日等多种付费方式。到 2020 年，医保支付方式改革逐步覆盖所有医疗机构和医疗服务，全国范围内普遍实施适应不同疾病、不同服务特点的多元复合式医保支付方式，按项目付费占比明显下降。

3. 推动基本医疗保险制度整合　在城乡居民基本医保实现覆盖范围、筹资政策、保障待遇、医保目录、定点管理、基金管理"六统一"的基础上，加快整合基本医保管理机构。理顺管理体制，统一基本医保行政管理职能。统一基本医保经办管理，可开展设立医保基金管理中心的试点，承担基金支付和管理，药品采购和费用结算，医保支付标准谈判，定点机构的协议管理和结算等职能。加大改革创新力度，进一步发挥医保对医疗费用不合理增长的控制作用。加快推进医保管办分开，提升医保经办机构法人化和专业化水平。创新经办服务模式，推动形成多元化竞争格局。

4. 健全重特大疾病保障机制　在全面实施城乡居民大病保险基础上，采取降低起付线、提高报销比例、合理确定合规医疗费用范围等措施，提高大病保险对困难群众支付的精准性。完善职工补充医疗保险政策。全面开展重特大疾病医疗救助工作，在做好低保对象、特困人员等医疗救助基础上，将低收入家庭的老年人、未成年人、重度残疾人、重病患者等低收入救助对象，以及因病致贫家庭的重病患者纳入救助范围，发挥托底保障作用。积极引导社会慈善力量等多方参与。逐步形成医疗卫生机构与医保经办机构间数据共享的机制，推动基本医保、大病保险、医疗救助、疾病应急救助、商业健康保险有效衔接，全面提供"一站式"服务。

5. 推动商业健康保险发展　积极发挥商业健康保险机构在精算技术、专业服务和风险管理等方面的优势，鼓励和支持其参与医保经办服务，形成多元经办、多方竞争的新格局。在确保基金安全和有效监管的前提下，以政府购买服务方式委托具有资质的商业保险机构等社会力量参与基本医保的经办服务，承办城乡居民大病保险。按照政府采购的有关规定，选择商业保险机构等社会力量参与医保经办。加快发展医疗责任保险、医疗意外保险，探索发展多种形式的医疗执业保险。丰富健康保险产品，大力发展消费型健康保险，促进发展各类健康保险，强化健康保险的保障属性。鼓励保险公司开发中医药养生保健等各类商业健康保险产品，提供与其相结合的中医药特色健康管理服务。制定和完善财政税收等相关优惠政策，支持商业健康保险加快发展。鼓励企业和居民通过参加商业健康保险，解决基本医保之外的健康需求。

（高　星）

思　考　题

（一）名词解释

医疗卫生保健体系；医疗保障体系；新型农村合作医疗制度；医疗救助制度

（二）填空题

1. 医院的任务是：_____、_____、_____、_____。

2. 农村三级医疗卫生服务网络中，一级机构指_____，二级机构指_____，三级机构指_____。

3. 医院工作的特点是：_____、_____、_____、_____、_____。

4. 医院按卫生部分级管理制度划分，可分为_____、_____、_____；医院按收治范围划分，可分为_____、_____。

5. 我国基本医疗保障制度分类：_____、_____、_____、_____。

（三）简答题

简述城乡三级医疗网。

第七章 需要理论

【学习目标】

识记 1. 能正确阐述需要的概念。2. 能简述马斯洛需要层次理论的内容。

理解 1. 能分析马斯洛的人类基本需要层次理论的主要观点及各层次需要之间的关系。2. 能分析影响人类基本需要满足的因素。

运用 能正确运用马斯洛的基本需要层次理论，分析患者存在的需要并采取有效的护理措施。

案例7-1

　　患者张某，男，52岁，某公司老总。1小时前因情绪激动出现心前区压榨性疼痛，程度剧烈，出冷汗，有濒死感，休息并舌下含化硝酸异山梨酯10mg，疼痛仍不缓解，由120救护车急送医院。查体：身高172cm，体重83kg，体温37℃，呼吸28次/分，血压87/60mmHg，面色苍白，表情痛苦，呻吟不止。心脏听诊：心率115次/分，心律不齐，心尖部心音低钝，未闻及杂音。肺脏与腹部无异常体征。入院后给予吸氧，重症监护，绝对卧床休息，在抢救过程中，患者极度紧张，烦躁不安，在心内监护室观察。

问题：

　　1. 目前患者有哪些基本需要？

　　2. 在护理上应该怎样满足该患者的需要？

　　作为社会生物体，由于每个人所处的时代、背景等不同而产生许多不同的需要。以日常生活来说，空气、水、睡眠、穿衣、吃饭都是为了满足生理需要；患者住院时，为患者提供安全舒适的住院环境，进行入院介绍，提供恰当的疾病及诊疗信息，耐心解答患者的各种问题和疑虑，保证良好的服务态度和过硬的护理操作技术，是满足患者安全的需要；希望受人尊重、有集体责任感是爱与归属的需要；希望实现自己的人生价值是为了满足自我实现的需要。当个体需要得到满足时，身心就处于一种平衡状态。反之，个体就会出现紧张、焦虑等失衡状态，从而导致身心疾病的发生。学习需要层次理论，可以帮助护理人员更好地认识人类基本需要的特征及作用，及时预测护理对象的需要，维护和促进人类的健康。

第一节 概　　述

一、需要及相关概念

　　需要（need）一词，中华辞海定义为"个体对内外环境的客观需求在脑中的反映"。在英语中"需要"一词可以理解为未满足的欲望、要求或由剥夺引起的内部紧张状态，是人对某种目标的渴求或欲望。

　　需要作为一个概念，不同学科有不同的理解。苏联心理学家波果斯洛夫斯基指出："需要——这是被人感受到的一定的生活和发展条件的必要性。需要反映有机体内部环境或外部生活条件稳定的要求，需要是人的思想活动的基本动力。"美国心理学家墨里认为，需要是个体行为所必须的动力性源泉，它表明了人的大脑将知觉、感觉、智力和动作等组织起来的一种力量。护理理论家奥兰多对需要的定义是："人的一种需求，它一旦得到满足，便可消除或减轻其不安和痛苦，维持良好的自我感觉。"

需要是个人活动积极性的源泉。人最基本的饮食、工作、学习、各种创造等都是在需要的推动下进行的。需要使人朝着一定的方向，追求一定的目标，以行动求得满足。需要越强烈、越迫切，越容易引起并推动对应的活动。正因为如此，在西方心理学中，需要往往被称作内驱力。

二、需要的分类与特征

（一）需要的分类

人类的需要是多方面的，在不同的历史时期，不同人的需要是各不相同的。按需要的起源，可将需要分为生理性需要和社会性需要；按需要的对象，可将需要分为物质需要与精神需要。概括地说需要可归纳为五类：

1. 生理性需要 是指维持人体正常生理功能的所有需要，如食物、氧气、排泄、休息、睡眠、活动等。其主要作用是维持机体代谢平衡，如得不到满足，人就无法生存或延续后代。

2. 社会性需要 是指人与人之间相互联系和相互作用的需要，如友谊、娱乐、交往、尊重、爱与被爱等。其主要作用是维持个体心理与精神的平衡，如果得不到满足，就会产生不舒服的感觉与不愉快的情绪体验。

3. 情绪性需要 是指个体对外界刺激所产生的心理感受，人有喜、怒、哀、乐、悲、恐、惊等方面的情绪需求，如遇到高兴的事情就会产生愉悦的情绪，遇到难过的事情就会产生悲伤的情绪。

4. 智能性需要 是指个体在认知和思维方面的需要，如学习、归纳、推理、判断等的需要。

5. 精神性需要 是指个体对精神和信仰方面的需要，如宗教信仰。

上述需要之间相互影响、相互作用。通常一个人处于良好的健康状况时，上述需要会维持在动态的平衡状态，一旦失去平衡，人就会出现各种疾病。其中某一需要未得到满足，就会影响其他需要的满足。

（二）需要的特征

1. 对象性 人的任何需要都是指向一定对象的。这种对象可以是物质性的，如饿了要吃东西，冷了要穿衣服，渴了要喝水；也可以是精神性的，如审美、宗教信仰、实现自我价值等。人的需要还具有一定的选择性，这种选择性具体表现为对满足需要方式的选择。如冷了要穿衣服，但具体穿什么衣服，人们往往都有各自的选择：有的人喜欢穿休闲装，有的人喜欢运动装，而有的人要穿西装。一般来说，个体满足需要的经验、个体的爱好和价值观、个体生活的文化习俗等都会影响个体的选择。

2. 发展性 人的需要不可能一次满足，它是反复出现的，在反复中不断出现新需要，因此需要同时又具有发展性。在纵向方面，它向更高层次、更高要求发展；在横向方面，它向更宽范围延伸和过渡。比如患者在生命垂危时，主要是生理需要要得到满足，随着患者的康复，产生了爱与归属的需要、自我实现的需要，因此，个体在发展的不同阶段，会产生不同的需要。

3. 独特性 人与人之间的需要有相同的方面，也有不同的方面。这种需要的独特性是个体的遗传因素、环境因素所决定的。护理人员应细心观察患者的需要，及时给予合理满足。

4. 社会历史制约性 人有各种各样的需要，但需要的产生与满足受到个体所处的环境条件和社会发展水平的制约。如在经济落后、生活水平较低的时代，人们需要的是满足温饱；在经济发达、生活水平提高的时期，人们需要的不仅是丰富的物质生活，同时也追求高雅的精神生活。因此，个体应根据主、客观条件，有意识地调节自己的需要，合理地提出和满足自己的需要。

5. 无限性 需要并不会因暂时的满足而终止。当一些需要满足后，又会产生新的需要。新的需要又推动人们去从事新的满足需要的活动。正是在不断产生需要和满足需要的活动过程中，个体获得了自身的成长和发展，并推动了社会的发展。需要终止了，个体的生命也就停止了。

第二节 需要理论及应用

许多心理学家、哲学家和护理学家从不同角度对人的需要进行了研究，形成了不同的理论。其中最有影响力、应用最广泛的是马斯洛的人类基本需要层次理论，这一理论流传甚广，目前已经成为世界各国普遍熟悉的理论。

一、马斯洛的需要层次理论

马斯洛（Abraham·H·Maslow，1908～1970）是美国著名哲学家、社会心理学家、比较心理学家和人格理论家，人本主义心理学的主要发起者和理论家。1943 年发表的《人的动机理论》一文和 1954 年发表的《动机和人格》一书，提出人的需要有不同的层次，并论述了不同层次需要之间的联系，从而形成了人类基本需要层次理论（hierarchy of basic human needs theory）。

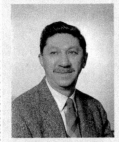

著名心理学家马斯洛简介

亚伯拉罕·哈洛德·马斯洛于 1908 年 4 月 1 日出生于纽约市布鲁克林区一个犹太家庭。1926 年入康奈尔大学，三年后转至威斯康星大学攻读心理学，在著名心理学家哈洛的指导下，1934 年获得博士学位。之后，留校任教。1935 年在哥伦比亚大学任桑代克学习心理研究工作助理。1937 年任纽约布鲁克林学院副教授。1951 年被聘为布兰戴斯大学心理学教授兼系主任。1967 年任美国人格与社会心理学会主席和美国心理学会主席。1969 年离开布兰戴斯大学，成为加利福尼亚劳格林慈善基金会第一任常驻评议员。1970 年 6 月 8 日因心力衰竭逝世。1970 年 8 月国际人本主义心理学会成立，并在荷兰首都阿姆斯特丹举行首届国际人本主义心理学会议。1971 年美国心理学会通过设置人本主义心理学专业委员会。这两件事标志了人本主义心理学思想获得美国及国际心理学界的正式承认。马斯洛发表的著作有《人的动机理论》（1943 年）、《动机和人格》（1954 年）、《存在心理学探索》（1962 年）、《科学心理学》（1967 年）、《人性能达到的境界》（1970 年）。《纽约时报》评论说："马斯洛心理学是人类了解自己过程中的一块里程碑。"

（一）人的基本需要层次

马斯洛认为人的基本需要有层次之分，按其重要性和发生的先后顺序，呈梯形状态由低到高分为五个层次，依次为生理需要、安全需要、爱与归属的需要、尊重的需要、自我实现的需要（图 7-1）。

1. 生理需要（physiological needs） 是人最原始、最基本的需要，它包括衣、食、住、行、休息和活动、适宜温度、避免疼痛等方面的生理要求。生理需要是其他需要产生的基础，这类需要如果不能满足，人类就不能生存。从这个意义上说，它是推动人们行为活动的最强大的动力，故又称最低层次的需要。

2. 安全的需要（safety needs） 是指安全感、避免危险、生活稳定、有保障。安全的需要包括生命安全、财产安全、职业安全等。例如，给住院患者加床挡防止坠床，是满足患者生命安全的

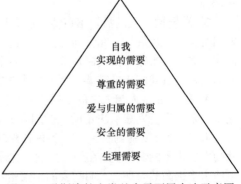

图 7-1 马斯洛的人类基本需要层次论示意图

需要；护理人员在护理传染性疾病患者时，身着防护服，是满足护理人员职业安全的需要；刚出生的婴儿喜欢躺在母亲的怀抱里，也是满足了安全的需要。

3. 爱与归属的需要（love and belongingness needs） 是指被他人或群体接纳、爱护、关心的需要。马斯洛认为，在生理和安全的需要得到基本满足后，就会产生爱、被爱及有所归属的需要。比如，人们一般都有社会交往的欲望，希望得到别人的理解和支持，希望夫妻之间、同伴之间、同事之间关系融洽，保持友谊与忠诚，希望得到信任和爱情等。人们在归属感的支配下，希望自己隶属于某个集团或群体，希望自己成为其中的一员并得到关心和照顾，从而使自己不至于感到孤独。

4. 尊重的需要（esteem needs） 即自尊和受人尊重的需要。例如，人们总是对个人的名誉、地位、人格、成就和利益抱有一定的欲望，并希望得到社会的承认和尊重。这类需要主要可以分为两个方面：

（1）内部需要：就是个体在各种不同的情境下，总是希望自己有实力、能独立自主，对自己的知识、能力和成就充满自豪和自信。

（2）外部需要：就是一个人希望自己有权力、地位和威望，得到他人和社会的认可，能够受到他人的尊重、信赖和高度评价。马斯洛认为，尊重的需要得到满足，能使人对自己充满信心，对社会满腔热情，体会到自己生活在世界上的用处和价值。一旦受挫，可能使人产生自卑、软弱、无能的感觉，从而失去信心、感到无法胜任、产生依赖心理。

5. 自我实现的需要（needs of self-actualization） 亦称自我成就需要，是指一个人希望充分发挥个人的潜力，实现个人的理想和抱负。自我实现是最高层次的需要。包括两个方面，一方面为胜任感。表现为人总是希望做称职的工作，喜欢带有挑战性的工作，把工作当成一种创造性活动，为出色地完成任务而废寝忘食地工作。另一方面是成就感。表现为希望进行创造性的活动并取得成功。例如，画家努力完成好自己的绘画，音乐家努力演奏好乐曲，工程师力求生产出新产品等，这些都是在成就感的推动下而产生的。

卡利什人类基本需要层次

美国护理学家卡利什（Richard Kalish）对马斯洛的人类基本需要层次加以进行了修改和补充，认为知识的获取是人类好奇心和探索所致，因此，在生理的需要和安全的需要之间增加了一个层次，即刺激的需要，包括活动、探索、好奇、操纵以及性的需要（图7-2）。

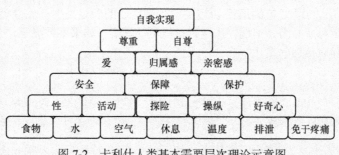

图 7-2 卡利什人类基本需要层次理论示意图

案例 7-1 分析

1. 目前患者的需要有：

（1）生理需要：患者出现心前区压榨性疼痛，程度剧烈，出冷汗，有濒死感，心率 115 次/分，呼吸 28 次/分，血压 87/60mmHg，患者病情危重，随时都有生命危险。所以此时患者最主要的需要是生理需要，是维持生存的基本需要。

（2）安全的需要：患者极度紧张，烦躁不安。患者由于缺乏对疾病、对医院、医疗的信任感，安全感会下降，因此会产生安全的需要。

2. 为满足该患者的需要可进行如下护理：

（1）针对患者的生理需要，护士应该给予吸氧，建立静脉通道，重症监护，嘱患者绝对卧床休息，并积极配合医生进行抢救。

（2）针对患者出现的安全感下降，护士应该安慰患者，介绍疾病的相关情况等，缓解产生的紧张和不安，满足其安全的需要。

（二）各层次需要之间的关系

马斯洛认为人类的基本需要具有层次性，且相互影响、相互作用、相互关联。

1. 人的需要从低到高有一定的层次性　较低层次需要的满足是较高层次需要产生的基础，一般情况下较低层次的需要得到基本满足后，更高层的需要才会出现，并逐渐增强。古人"仓廪实而知礼节，衣食足而知荣辱"正反映了此道理。当较低级的需要满足后，高层次的需要才出现。这些需要不可能完全满足，层次越高，满足的百分比越少。

2. 各种需要满足的时间不同　有些需要须立即持续得到满足，如对氧气的需要；有些需要可暂缓或延后满足，如休息、性、尊重的需要。但这些需要始终存在，不可忽视。

3. 人的行为是由优势需要决定的　同一时期内，个体可存在多种需要，但只有一种需要占支配地位，优势需要不是一成不变的，是不断发展变化的。

4. 各层次需要可重叠出现　较高层次的需要并不都是在较低层次的需要得到满足后才出现，而是随着低层次需要的不断满足或基本满足后，高一层次的需要才会逐渐出现，往往表现为高低层次需要之间略有重叠，新需要出现的过程一般从无到有、由弱到强逐步产生。

5. 各层次需要之间的顺序并不是固定不变的　如古人"饿死不受嗟来之食"，体现的是为了维护其自尊的需要而放弃生理需要的满足，再如刘胡兰、董存瑞等共产党人为了革命牺牲自己的生命，体现了英雄们为实现自我的价值而放弃生理需要。因此，护理人员应根据每个患者的情况来满足其需要。

6. 需要的层次越高，满足的方式和程度差异越大　人们对于空气、水、睡眠等生理需要的满足方式基本相同，但对尊重、自我实现等较高层次需要的满足因个人的性格、教育水平和社会文化背景等差异较大。

7. 基本需要满足的程度与健康密切相关　生理需要的满足是生存和健康的必要条件，有些高层次的需要并非生存所必需，但能促进生理机能更加旺盛，如果不被满足，会引起焦虑、恐惧、抑郁等负性情绪，导致疾病的发生。

案例 7-2

随着张某病情的好转，他不愿留住监护室观察，想转普通病房，因为在重症监护室没有亲人、朋友的陪伴他感到很孤独。他经常询问医生护士，什么时候可以出院，因为公司很多事务都等着他去处理。

问题：

1. 患者目前新出现哪些需要？

2. 护理人员应如何满足患者的需要？

案例 7-2 分析：

1. 患者目前新出现的需要有：

（1）爱与归属的需要。随着患者病情好转，氧气、疼痛、休息和活动等生理需要都得到满足，由于护士对患者的安慰、悉心的照料、疾病健康宣教等，患者对医院、医生都产生了安全感。随着这些生理需要的满足，患者产生更高层次的需要，希望得到亲人、朋友的陪伴和爱护，这就是爱与归属的需要。

（2）自我实现的需要。"患者经常询问医生护士，什么时候可以出院，因为公司很多事务等他去处理。"这是患者自我实现的需要，希望能在工作中实现自己的价值。

2. 针对患者的需要，护理人员应与患者及时沟通，根据患者病情进行健康宣教，如果病情允许鼓励患者的亲人、朋友前来探视，促进疾病的康复。护士与患者共同制定护理方案，不断提高他的生活自理能力，帮助他实现个人价值。

（三）影响需要满足的因素

1. 生理病理因素 如各种疾病、疲劳、疼痛与活动受限等。只有在机体生理功能正常的情况下，才有足够的精力和能力去追求高层次的需要。残疾人由于身体上的缺陷可能会在一定程度上影响他的社会性、知识性及自我实现的需要；消化道疾病的患者会影响营养的摄入；疼痛影响患者的日常活动等。

2. 情绪与性格因素 我国古代就有"喜伤心"、"怒伤肝"、"思伤脾"之说，事实上，许多情绪因素如焦虑、兴奋、恐惧等均可影响人体需要的满足。如人在焦虑情绪支配下，会不思饮食、难以入睡等。具有乐观的情绪，"乐天派"的人与周围的人相处融洽；过分的焦虑、恐惧则不易成功。此外，一个人的性格与他的需要产生与满足也有密切关系，如一个生性怯懦、依赖性强的个体，安全感的需要往往较强烈并常常得不到满足。

3. 知识与能力因素 缺乏相关知识、资料或信息会影响需要的满足。如缺乏有关营养方面的知识，有时就不能满足机体对营养的需求；智力低下者影响其知识和信息的获取，自然会影响其对自身需要的满足。一个具备多方面能力的人，如动手能力、交往能力、创造能力等，有利于需要的满足。当个体某方面能力较差，就会导致相应的需要难以满足。

4. 社会和环境因素 社会的安定与否，社会舆论等会影响个体需要的产生与满足。紧张的人际关系或群体压力过大、陌生环境容易影响人社会学和精神性的满足。如光线不好、空气污染、通风不良、温度不适宜、噪声等都会影响个体某些需要的满足。此外，需要的满足还需要一定的物质条件，如生理需要的满足需要食物、水，当这些物质条件不具备时，需要就无法满足。

5. 共同特性 个人的信仰、价值观、生活习惯和生活经验等也会影响需要的满足。如以事业为重的人为了完成工作连续熬夜而忽视睡眠、营养等生理需要。

6. 文化因素 文化背景的不同对需要的认识也有差异。教育的差别、地域习俗的影响、观念、信仰的不同都会影响某些需要的满足。受过高等教育的人一般更追求自我完善和精神追求。

二、需要与护理

（一）基本需要理论对护理的意义

马斯洛的需要层次理论对护理工作有重要的指导意义，通过学习相关的理论，才能更好地服务于临床实践，能及时识别患者未满足的需要，预测患者可能出现的需要，采取有效的护理措施满足患者的需要，促进患者的健康。

1. 识别患者未满足的需要 护士按照基本需要的不同层次，从整体的角度，系统地收集资料，评估并识别患者在各个层次上尚未满足的需要，发现护理问题。

2. 领悟和理解患者的行为和情感 需要理论有助于护士领悟和理解患者的行为和感情。例如，手术前患者表现为焦虑不安，是对安全的需要；系统性红斑狼疮的患者因面部蝶形红斑羞于见人，是自尊的需要；患者住院后希望亲友常来探视和陪伴，是爱与归属感的需要。

3. 预测患者即将出现或未表达的需要 根据需要理论，结合患者特点，预测患者可能出现的问题，积极采取预防措施。如新患者入院时，护理人员及时介绍病房环境、规章制度、主管医生、护士及病友，以避免患者由于对环境不熟悉而产生不安全感；儿科病房环境布置得像幼儿园一样，是满足孩子的安全感。

4. 识别患者需要的轻重缓急 按照基本需要的层次及各层次需要之间的相互影响，识别护理问题的轻、重、缓、急，按优先次序制定和实施护理计划，采取最有效的护理措施，满足患者的各种需要。如休克患者首先满足生理需要，然后才满足其他的需要。

5. 系统地收集和评估患者的资料 人类基本需要层次理论可作为评估患者资料的理论框架，使护理人员能够系统地、有条理地收集和整理资料，从而避免资料的遗漏。

（二）应用需要理论满足服务对象的基本需要

一个人在健康状态下，能识别和满足自己的基本需要，在患病时，个体的某些需要增加，而个体识别需要及满足需要的能力下降，因此需由他人来协助。作为护理人员，要全面评估患者各种需要的满足情况，明确患者有哪些尚未满足的需要（即护理问题），并根据其优先次序制定和实施相应的护理措施，以帮助患者满足需要，恢复机体的平衡与稳定。住院时可能出现未满足需要及满足途径如下：

1. 生理需要 疾病常导致患者各种生理需要无法得到满足。

（1）氧气：是需首要满足的生理需要，尤其对于危重患者，必须立即给予，否则危及生命。常见原因有呼吸道阻塞、气胸、呼吸衰竭、一氧化碳中毒等所导致的氧气缺乏，护士应及时识别，并对患者氧气供应满足情况做出迅速完整的评估，针对患者的缺氧原因，立即采取措施，满足患者对氧气的需要。

（2）水：常见问题有脱水、水肿、电解质紊乱、酸碱平衡失调等。患者常因腹泻呕吐等造成机体水分及电解质的丢失，小儿最为突出。轻度的水分不足常因症状不明显而被患者和护士忽视。护士应在全面评估患者的基础上，及时采取措施，满足患者对水分及各种电解质的需要，维持水电酸碱平衡。

（3）营养：常见问题有营养过剩、营养不良、不同疾病的特殊饮食需要。如消化系统疾病患者会产生食欲减退、吸收不良、呕吐、腹泻等，使患者对营养的需要得不到满足；如患者饮食过多导致肥胖，造成营养过剩；一些特殊饮食的患者，如糖尿病患者对饮食要严格控制食物的种类和量，肾脏疾病患者要求低盐、优质低蛋白饮食等。因此，作为护理人员要全面评估患者的营养状况，根据不同情况对患者进行健康宣教，帮助患者制定运动计划和饮食计划，满足患者对营养的需要。

（4）排泄：常见问题有便秘、腹泻、大小便失禁、尿潴留、多尿、少尿或无尿等。引起排泄异常的因素很复杂，消化系统疾病、泌尿系统疾病、长期卧床、手术、饮食结构不合理、心理因素等都可导致排泄异常。排泄的异常可影响患者需要的满足。如大小便失禁导致患者缺乏信心，没有自尊；多尿、夜尿增多等影响患者休息和睡眠；腹泻会引起患者腹痛、肛周疼痛等，增加患者的不舒适感；肠造口患者由于不能控制大便，导致患者产生自卑，自尊心受损，进而影响其自尊和自我价值实现的需要。护理人员应评估排泄方面的需求，根据患者实际情况帮助解决，促进需要的满足。如教会肠造口患者更换造口袋、如何控制排便，举行"造口之家"，促进肠造口患者之间的沟通与交流，促进患者身体及心理的健康。

（5）温度：包括人体体温与环境温度。体温过高或过低、环境温度急骤改变或长期处于过冷、过热环境中，都会给患者造成一系列身体上的不适反应，如刚出生的婴儿对温度要求很高，如果周围环境温度过低，就会导致新生儿硬肿症的发生；患者高热时，会出现寒战、头痛等症状，如果高热持续不退，患者会出现心理上的紧张、焦虑等情绪，影响疾病的康复。因此，护士应评估患者体温的变化，及时为患者采取各种措施，如为高热患者进行温水擦浴，鼓励患者多喝水，保持适宜环境温度，做好健康宣教，减轻患者的担心、焦虑等。

（6）休息与睡眠：常见问题有疲劳、各种睡眠型态紊乱等。造成患者睡眠需要不能满足的原因很多,如癌症晚期的患者因癌痛,深夜难以入睡,作为护理人员应多巡房,与医生、患者共同制定缓解疼痛方案,给患者关怀;患者住院后,由于生活环境的改变及医院的治疗、护理、亲友的探视等,导致休息和睡眠不足,影响康复。护士应综合考虑相关因素,采取相应的护理措施。

(7)避免疼痛:各种急、慢性疼痛会给患者带来身心痛苦。"疼痛"已成为第五大生命体征。现在国内很多医院已认识到疼痛给患者带来的不良影响,开展"无痛病房",对肿瘤科室、外科病房的患者进行疼痛评估,并根据疼痛结果制定方案,满足患者避免疼痛的需要。

2. 刺激需要 患者在疾病急性期对刺激的需要并不明显,当急性期过后就会逐渐明显起来,由于长期缺乏感官刺激和娱乐活动,患者可能会出现情绪低落、反应迟缓等。因此,护士应根据患者的具体情况以及医院的具体条件设计满足刺激需要的活动。如卧床的患者需要协助翻身、皮肤按摩及适当的肢体活动,避免皮肤受损、肌肉萎缩等;对于术后的患者,应协助其进行早期康复训练,促进机体功能的康复。护士应注意满足患者刺激的需要,如对病房环境的颜色搭配、适当的娱乐活动、进行健康宣教,鼓励患者与周围的人建立良好的人际关系等。

3. 安全需要 安全需要包括身、心两方面的保障和安全。人在患病住院时安全感降低。影响安全需要的因素包括对医院环境和医护人员的陌生;不了解疾病的诊断、治疗和预后;对检查、治疗感到茫然、焦虑、恐惧,担心住院带来的经济问题等。因此,护士在保障患者住院期间人身安全和财产安全的同时,也要保障心理安全,消除紧张恐惧。帮助患者提高安全感的措施包括:

(1)避免身体伤害,入院时为患者介绍住院环境,告知患者呼叫器的使用,定期对病室空气进行消毒,预防交叉感染;在地板上设置防滑标识,防止跌倒;对于昏迷患者、危重症患者及时使用床挡保护,防止摔伤。

(2)严格执行医院及护理部制定的各项制度及护理操作技术规程,防止差错事故的发生,避免给患者带来二次伤害。

(3)做好健康宣教,提供及时恰当的疾病及诊疗信息,耐心解答患者的问题和疑虑,提供心理支持,满足患者安全的需要。

4. 爱与归属感需要 患者住院时,由于疾病本身带来的痛苦,再加上与家人分开,生活方式改变,产生孤单和无助感,对爱与归属感的需要更为强烈,患者希望得到亲朋好友及周围人的关爱、理解和支持,得到医护人员的耐心、细心的照顾,希望早日康复,回归家庭和社会。因此,护士在治疗之余,要经常深入病房,与患者多沟通、多交流,耐心倾听患者的心声,耐心解释患者的疾病情况、治疗情况和注意事项,增加患者战胜疾病的信心,使患者感到被重视、被关爱。此外,护士应规定病房的探视时间,鼓励患者的家属、亲人、朋友在规定的时间探视,在满足患者爱的需要的同时又保证了患者的休息。科室定期举行病友会,鼓励病友之间相互交流,让患者产生归属感,积极接受治疗和护理,早日回归社会。

5. 尊重的需要 人在患病时,因疾病的原因,导致患者生活不能自理或部分自理,需要依赖他人照顾,如瘫痪患者生活不能自理,大小便等局限于床上,必须依赖家人或医护人员帮助,患者会感到没有隐私,缺乏自尊;癌症化疗的患者会导致脱发,乳腺癌术后的患者均会导致其形象改变,使患者自尊的需要得不到满足,因此,护理人员在工作中应满足患者自尊的需要,如使用礼貌和尊重的称呼,"张大爷、李大伯等",让患者感受到医护人员的尊重;在进行护理操作如导尿、灌肠等,注意遮挡患者身体的隐私部位,维护患者自尊的需要;化疗脱发的患者指导其戴帽子或假发等,以适应疾病带来的形象改变。此外,护士应积极听取患者的意见,尊重其个人习惯和宗教信仰,协助患者尽可能达到自理。

6. 自我实现的需要 自我实现的需要是人类最高层次的需要,是将个人的天资、能力和潜力发挥到极限的需要。而疾病可能会影响各种能力的发挥,尤其是有重要能力丧失,如偏瘫、截肢、失语、失明的患者。护理工作的重点是确定患者较低层次的需要得到满足的基础上,尽可能让患者表达自己的想法,鼓励患者根据自身情况,重新规划自己的人生,并通过康复训练和不断学习,实现人生价值。

（三）指导护士采取不同的方式满足护理对象的需要

1. 直接满足患者的需要 对于完全无法自行满足基本需要的患者，护士应采取相应的护理措施，满足其需要。如昏迷、瘫痪患者和新生儿等，护士应提供全面的帮助。

2. 协助患者满足需要 对于只能部分自行满足基本需要的患者，护士应鼓励患者完成力所能及的自理活动，帮助患者发挥最大的潜能，促进早日康复。如协助患者功能锻炼等。

3. 进行健康教育 对于基本能够满足需要，但缺乏健康常识的患者，护士可通过卫生宣教、科普讲座、健康咨询等多种形式，为护理对象提供卫生保健知识，消除影响需要满足的因素，避免健康问题的发生和发展。如对孕、产妇进行保健和育儿指导；协助糖尿病患者制定饮食计划等。

（高　星）

思 考 题

（一）选择题（请选择一个最佳答案）

1. 为危重患者进行口腔护理是满足其（　　　）
A. 生理的需要　　　　　　　　B. 心理的需要　　　　　　　　C. 安全的需要
D. 自尊的需要　　　　　　　　E. 自我实现的需要

2. 马斯洛的"人类基本需要理论"的第二个层次是（　　　）
A. 爱的需要　　　　　　　　　B. 自我实现的需要　　　　　　C. 安全的需要
D. 自尊的需要　　　　　　　　E. 社交的需要

3. 宗教信仰属于（　　　）
A. 生理性需要　　　　　　　　B. 社会性需要　　　　　　　　C. 情绪性需要
D. 智能型需要　　　　　　　　E. 精神性需要

4. "饿死不受嗟来之食"体现了人的哪种需要（　　　）
A. 生理的需要　　　　　　　　B. 爱与归属的需要　　　　　　C. 安全的需要
D. 自尊的需要　　　　　　　　E. 自我实现的需要

5. 林某，25岁，因患"严重精神分裂症"而入院治疗，护士应给予的护理方式是（　　　）
A. 生活指导　　　B. 健康教育　　　C. 支持鼓励　　　D. 完全补偿　　　E. 部分补偿

6. 需要层次理论对护理实践的意义中，哪项不妥（　　　）
A. 帮助护士识别患者未被满足的需要　　　　B. 帮助护士诊断患者的生理性疾病
C. 帮助护士确定护理计划的优先顺序　　　　D. 指导护士满足患者需要的方式
E. 帮助护士有目的对患者进行宣教

7. 需要的特征不包括（　　　）
A. 对象性　　　B. 发展性　　　C. 无限性　　　D. 独特性　　　E. 统一性

8. 耐心解答患者关于疾病情况的疑虑，是为了满足患者（　　　）
A. 生理的需要　　　　　　　　B. 爱与归属的需要　　　　　　C. 安全的需要
D. 自尊的需要　　　　　　　　E. 自我实现的需要

9. 患者杨某，61岁，因慢性肾炎住院，入院后要求护士将同病室的患者介绍与他认识，这是属于满足其（　　　）
A. 生理的需要　　　　　　　　B. 安全的需要　　　　　　　　C. 尊重的需要
D. 爱与归属需要　　　　　　　E. 自我实现需要

10. 满足患者自尊的需要，下列方法中最恰当的是（　　　）
A. 入院介绍及健康教育　　　　　　　　　　B. 提供良好的住院环境

C. 关心、重视患者的特征及个人习惯　　　　　D. 过硬的护理技术

E. 举行病友会，促进患者间的沟通交流

11～12 题共用题干：

患儿章某，男，5 岁，因"支气管肺炎并发哮喘"入院。体查：神志清醒、口唇轻度发绀，体温 39℃，心率 112 次/分，呼吸 26 次/分，听诊双肺闻及湿性啰音和哮鸣音。

11. 下列哪种因素影响了患者基本需要的满足（　　　）

A. 病理因素　　　　B. 心理因素　　　　C. 社会因素　　　　D. 环境因素　　　　E. 文化因素

12. 当病情稳定后，章某闷闷不乐，并不停地说"我要妈妈"，此时患者哪种需要尚未满足(　　　)

A. 生理需要　　　　　　　　B. 安全需要　　　　　　　　C. 自尊需要

D. 自我实现需要　　　　　　E. 爱与归属的需要

（二）案例分析题

患者张某，女，35 岁，结婚 3 年后一直未孕。因停经 7 周，突然出现右下腹胀痛伴肛门坠胀，且症状逐渐加重，来院就诊。入院查体：体温 37.6℃，脉搏 114 次/分，血压 90/60mmHg。妇科检查：阴道少量暗红血，宫颈举痛，摇摆痛。行阴道后穹窿穿刺，抽出不凝血。尿 HCG（＋）。拟诊异位妊娠输卵管破裂，行急诊手术，术中确诊右侧输卵管妊娠破裂，行右侧输卵管切除术。

术后患者生命体征逐渐平稳，病情好转。患者主诉手术切口疼痛明显，加之环境嘈杂，心情烦躁，无法入睡。由于对手术后注意事项不了解，不敢随意进食和下床活动。此外，患者非常担心手术后能否顺利恢复，是否影响日后生育，有些焦虑，对未来感到悲观失望，郁郁寡欢。由于丈夫及亲人都在外地，无法回来陪伴患者，患者感到很孤独。请问：

1. 请应用马斯洛的人类基本需要层次理论，分析在患者张某在住院治疗的不同阶段都有哪些需要？

2. 护士应如何满足哪些层次的需要？

第八章 成长与发展理论

【学习目标】

识记 1. 能清晰阐述成长、发展、成熟的概念。2. 能正确解释成长与发展的规律。3. 能明确阐述弗洛伊德、艾瑞克森、皮亚杰理论的发展阶段。

理解 1. 能举例解析影响成长与发展的因素。2. 能阐述弗洛伊德、艾瑞克森、皮亚杰的理论的各个发展阶段的特点。

运用 根据各发展阶段的特点，能够应用弗洛伊德、艾瑞克森、皮亚杰的理论，为不同阶段的服务对象提供适当的护理。

案例 8-1

"狼孩"的故事：当狼孩被发现时，生活习惯与狼一样，用四肢行走，白天睡觉，夜间活动，怕火、光和水，不会讲话，每到午夜后像狼似的引颈长嚎。

问题：

1. 人的成长与发展包括哪些内容？

2. 一个人的成长受到哪些因素的影响？

生命的过程主要体现在成长和发展两方面。人在每一个成长发展阶段都有不同的特点以及需要解决的特殊问题。护理的服务对象涉及各年龄阶段的人，因此，护理人员通过了解生命过程中各个阶段的特点和特征，可以了解不同年龄阶段护理服务对象的基本需要，提供适合于护理服务对象的整体性护理。

第一节 概 述

成长与发展是人在整个生命周期中必然经历的一个动态变化过程。为使护理人员正确评估护理服务对象的成长发展水平，促进护理服务对象正常的成长发展，了解成长与发展的基本概念、一般规律及其影响因素是十分有必要的。

一、成长与发展的相关概念

1. 成长（growth） 是指由于细胞增殖而产生的生理方面的改变。表现为各器官、系统的体积和形态改变，是量的变化，可用量化的指标来测量，如身高、体重、骨密度、牙齿结构的变化等。一般生长的形态改变包括四个基本类型：①增量性生长：指除去排泄或消耗的部分后生理上的增长。②增生：即细胞数量的增多。③肥大：即细胞体积的增大。④更新：是机体维持正常的生理功能而进行的新陈代谢。

2. 发展（development） 是指生命中有顺序的、可预期的功能改变，是个体随着年龄的增长以及与环境间的互动而产生的身心变化过程。表现为细胞、组织、器官功能的成熟和机体能力的演进，如行为改变、技能增强等。发展在一生中是持续进行的，它不仅包括生理方面的变化，还包括认知、心理及社会适应方面的改变。发展是学习的结果和成熟的象征，往往不宜用量化指标来测量。

3. 发展任务（developmental task） 是个体在生命的各特定时期出现的、并依据社会规范需要完成的任务或实现的发展目标,包括生理、心理、社会等方面。成功地完成某一阶段的发展任务,可使个体获得满足感和幸福感,顺利地步入下一个发展阶段;反之,则会出现发展障碍,并影响以后的发展。

4. 成熟(maturation) 有广义及狭义之分。狭义的成熟指生理上的生长发育。广义的成熟包括心理社会的发展。成熟是指由遗传基因所决定的,通过个体内部因素与外部环境相互作用,从而获得生理与心理、功能与能力比较完备的状态。成熟是一种相对的概念。通过成长与发展,个体逐渐自主独立、开始客观而深入的认识事物、注重原则、知识能力日趋丰富完善、能够接受自我、承担更多责任、逐渐具有创造性等。个体心理社会成熟的重要标志之一是不断调整自己,使自己适应不断变化的客观环境,并从中汲取所需要的知识和能力,从而达到完善的状态。

5. 年龄(age) 是衡量成长与发展的阶段性指标之一,人的年龄包括时序年龄及发展年龄。时序年龄(chronological age)指个体自出生之日起计算的年龄;发展年龄(developmental age)代表身心发展程度的年龄,包括生理年龄、心理年龄、社会年龄、精神年龄、道德年龄等。根据时序年龄可以将人的生命过程分为八个阶段:婴儿期、幼儿期、学龄前期、学龄期、青春期、青年期、中年期及老年期。

成长、发展及成熟三者之间相互影响、相互依存、相互关联,不能截然分开。成长是发展的基础,成熟是成长与发展的综合结果,而在某种程度上发展的成熟状况又反映在成长的量的变化上。

二、成长与发展规律

人的成长发展过程非常复杂,受许多因素的影响,虽然存在一定的个体差异,但总体上也遵循一定的规律。

1. 预测性 成长发展具有一定的规律,以一定的程序、可预测的方式进行。每个人几乎都要经过相同的发展过程及生命阶段,每个阶段都有一定的成长及发展特点。如幼儿在学会行走之前,基本都先学会翻身、爬行和站立。

2. 顺序性 人体的生长发育都遵循特定顺序,一般为由上到下、由近至远、由粗到细、由低级到高级、由简单到复杂的顺序或规律(表8-1)。

表 8-1 人体生长发育的顺序特征

发育顺序	主要特征
由上到下	指身体和动作技能的发展沿着从上至下(或从头至脚)的方向进行。如胎儿的头部发育较早且较大、较复杂,而肢体发育较晚、较小、较简单。
由近到远	指身体和动作技能的发展沿着从身体近心端向远心端的方向进行。如控制肩和臂的动作先成熟,控制肘、腕、手和手指的动作较晚。
由粗到细	指动作技能的发展先会用全手掌握持物品,再发展到能以手指捏取物品。
由简单到复杂	指幼儿最初的动作肠胃全身性、简单、不精确的,逐渐发展为局部、复杂、精确的动作。
由低级到高级	指儿童先学会观看、感觉和认识事物,再发展到记忆、思维、分析和判断;儿童的情绪变化较简单、短暂、外显,而成人的情感变化较复杂、稳定和不易外露。

3. 连续性和阶段性 成长和发展在人的整个生命阶段不断进行,是一个连续过程,但发育是分阶段的。每个人都要经过相同的发展阶段,每个发展阶段都各具一定的特点,与一定的年龄相对应,占优势的特征是该阶段的本质特征,但也包含着前一阶段的特征。前一阶段是后一阶段发展的基础和必然前提,后一阶段又是前一阶段的延伸,发展的阶段不能跨越也不能逆转。

4. 不平衡性 在人的体格生长方面,各器官系统的发育快慢不同、各有先后,具有非直线、非等速的特征,如神经系统发育最早;生殖系统发育先慢后快,至青春期才迅速发育;淋巴系统的发育在儿童期迅速成长,于青春期前达到顶峰。心理社会发展同样存在不平衡性,如语言的发展以

3~5 岁最快。

5. 个体差异性 由于每个人的发展受遗传、环境、成熟以及学习的相互影响，因而个体的成长发展虽然遵循上述一般规律，但仍然有很大的个体差异性。如在正常标准范围内，体格生长的个体差异随年龄增长而增大，青春期差异更明显。心理社会方面的发展也因社会文化背景、家庭教养等不同而存在较大差异，并随年龄增长个体差异越大。

6. 关键期 关键期是指个体在成长发展的过程中，一些行为的获得发展最快的某个特定时期，在这个时期受到不良因素影响则很容易造成缺陷。如果错过了关键期，将会对以后的成长发展带来难以补偿的影响。如婴幼儿期是形成人的基本人格因素，如情感、素质、生活态度、健康行为、价值观和信仰等关键期，如果错过了此阶段，则会影响这些方面以后的能力发展。

三、成长与发展的影响因素

遗传和环境因素是影响成长发展的两个最基本因素。遗传决定生长发育的潜力，这种潜力又受到环境因素的作用和调节，两方面相互作用，决定了成长发展的水平。

1. 遗传因素 基因是影响人类成长与发展的重要因素之一。基因决定了整个发展过程中身体的变化，控制着身体的生物功能。个体的成长与发展受父母双方遗传因素的影响，表现在身高、体形、肤色及面部特征等生理方面，同时也表现在性格、气质和智力等心理社会方面。

2. 环境因素 环境是影响人类成长与发展的另一重要因素，主要包括：

（1）孕母状况：胎儿在子宫内的发育受孕母年龄、营养、健康状况、情绪和生活环境等各种因素的影响。如妊娠早期感染风疹、带状疱疹和巨细胞病毒，可导致胎儿先天畸形。

（2）营养：充足和合理的营养是生长发育的物质基础，是保证健康成长发展的重要因素。长期营养不良会导致婴幼儿体格发育迟滞，如身高增长缓慢、体重下降及各器官功能低下等，并影响智力、心理和社会能力的发展。而营养过剩所致的肥胖也会对人的成长发展造成一定的不利影响。

（3）家庭：家庭环境对成长发展起着显著作用。家庭提供的居住环境、卫生条件、教养方式、家庭气氛、父母的角色示范、接受教育的机会、有效的健康保健措施以及家庭成员的生活方式等，都会对儿童的体格及心理社会发展产生深远影响。

（4）学校：学校是有计划、有组织地进行系统教育的组织机构。学校通过系统地传授知识，提供给个体将来立足社会所必要的知识、技能与社会规范。此外个体进入学龄期后，学校成为其社会化最重要的场所。学校教育促使学生掌握知识，激发其取得成就动机，并为学生提供广泛的社会互动机会。

（5）社会文化：不同的社会文化环境对人在各个发展阶段所需完成的任务有不同的要求，因此，不同文化背景下的教养方式、生活习俗、宗教信仰及社会事件等，都对人的成长发展有不同的影响。

3. 个人因素 个人因素在成长发展过程中具有主观能动性的作用，但是受到遗传和环境因素的制约。具体包括：

（1）个人健康状况：一个人的健康状况不仅会影响他的体格发育，而且会不同程度影响到心理及智力的发育，尤其是在发展的关键期。疾病、创伤、药物等因素均会影响儿童的生长发展。如内分泌疾病常会引起儿童骨骼生长和神经系统发育迟缓，长期应用肾上腺皮质激素也可导致身高增长速度变慢。

（2）自我因素：人的自我意识的形成一般是在 2 岁左右，而其独立的行为也在这时开始出现。加上以后日渐强烈的喜、恶习惯，使个人有能力去选择自己的生活方式，从而不同程度地影响个人的身心发育。

（3）其他个人因素：内环境、个人动机及学习过程等也会影响人的成长与发展。

了解成长与发展的影响因素，可使护理人员根据不同阶段的不同特点，创造有利条件，预防不利因素，为促进个体成长和发展奠定良好的基础。

第二节　成长与发展理论及应用

案例 8-2

患儿，7 个月，足月顺产。因腹泻住院治疗。其母亲诉说该患儿是人工喂养，胃口不好，经常哭闹。根据艾瑞克森的理论请思考：

问题：

1. 该患儿的成长属于什么期？
2. 此期患儿发展的关键是什么？

几个世纪以来，生物学家、社会学家、心理学家从不同的角度对人的成长发展进行了深入研究，并提出了许多理论。这些理论各有其侧重点，学习不同的发展理论可以协助护理人员更清楚的认识人在各个成长发展阶段的心理、行为特点及其需求，从而为不同阶段的服务对象提供适合的整体护理，以促进服务对象身心健康的发展。

一、弗洛伊德的发展理论

弗洛伊德简介

西格蒙德·弗洛伊德（Sigmund Freud，1856.5.6～1939.9.23）是奥地利精神病医师、心理学家、精神分析学派创始人，被誉为"现代心理学之父"。1873 年入维也纳大学医学院学习，1881年获医学博士学位。1882～1885 年在维也纳综合医院担任医师，从事脑解剖和病理学研究。然后私人开业治疗精神病。1895 年正式提出精神分析的概念。1899 年出版《梦的解析》，被认为是精神分析心理学的正式形成。1919 年成立国际精神分析学会，标志着精神分析学派最终形成。1930 年被授予歌德奖。1936 年成为英国皇家学会会员。1938 年奥地利被德国侵占，赴英国避难，次年于伦敦逝世。他开创了潜意识研究的新领域，促进了动力心理学、人格心理学和变态心理学的发展，奠定了现代医学模式的新基础，为 20 世纪西方人文学科提供了重要理论支柱。

弗洛伊德用精神分析的方法观察人的行为，他根据多年对精神患者的观察及治疗过程，创立了性心理发展理论（theory of psychosexual development）。

弗洛伊德认为人的本能是追求生存、自卫及享乐，而刺激人活动的原动力是原欲（libido）或称为性本能。原欲是人的精神力量，也是性心理发展的基础。人的一切活动皆为满足性本能，但条件及环境不允许人的所有欲望都能得到满足，因此，人的本能压抑后会以潜意识的方式来表现，从而形成了本能压抑后的精神疾患或变态心理。成年期甚至老年期后出现许多严重的心理问题都可能源于儿童期的人格发展障碍。其理论包括意识的层次、人格结构和性心理发展阶段三个要点。

1. 心理结构　弗洛伊德把人的心理活动分为意识、潜意识和前意识三个层次，并将其形象地比喻为漂浮在大海上的一座冰山。①意识（consciousness）指个体能够直接感知的或与语言有关的、人们当前能够注意到的那一部分心理活动，是心理活动中与现实联系的部分，如感知觉、情绪、意志和思维等，被形容为海平面以上的冰山之巅部分。②潜意识（unconsciousness）指个体无法直接感知到的心理活动部分，这部分的内容通常主要是不被外部现实和道德理智所接受的各种本能冲动、需求、欲望或明显导致精神痛苦的过去事件。潜意识虽然不被意识所知觉，但它是整个心理活动中的原动力，被形容为海平面以下的冰山部分。潜意识是精神分析理论的主要概念之一。③前意识（preconsciousness）又称为无意识，是指个体无法感知到的那一部分心理活动，介于意识和潜意识之间，主要包括目前未被注意到或不在意识之中，但通过自己集中注意或经过他人的提醒又能被带到意识区域的心理活动，被形容为介于海平面上下部分，随着波浪的起伏时隐时现。

意识、潜意识和前意识是人的基本心理结构，在个体适应环境的过程中，各有其功能。精神分析理论认为，潜意识的欲望只有经过潜意识的审查、认可，才能进入意识，人的大部分行为由潜意识所左右着。被压抑到潜意识中的各种欲望和观念，如果不能被允许进入到意识中，就会以各种变相的方式出现。潜意识中潜伏的心理矛盾和心理冲突等常常是导致个体产生焦虑，乃至心理障碍的症结。心理、行为或躯体的各种病态都被认为与此有关。

2. 人格结构 弗洛伊德在对人的心理活动分析的基础上，认为人格由三部分组成，即本我、自我和超我。①本我（id）是人格中最原始的部分，由先天的本能与原始的欲望组成，其中性本能对人格发展尤为重要。本我完全是无意识的，遵循着快乐原则，寻找满足基本的生物要求，是人类非理性心理活动的部分。②自我（ego）是人格中理智而符合现实的部分，介于本我与超我之间，大部分存在于意识中，小部分存在于潜意识中。自我不仅包含对自己的确认，而且包含对自己躯体与外界接触后所形成的各种感觉的确认。自我遵循现实原则，调节外界与本我的关系，用社会所允许的行动满足本我的需求，从而使人的行为适应社会和环境。自我的发展及其功能决定着个体心理健康的水平，是个体为了合乎实际以适应社会所形成的人格部分。③超我（superego）是人格系统中构成良知与道德价值观的部分，大部分存在于意识中。超我来自自我，是道德化了的自我。其主要职能在于指导自我，去限制本我的冲动。超我是在长期社会生活过程中，由社会规范、道德观念等内化而成，遵循完美原则。超我由两方面组成，即"自我理想"和"良心"。

通常本我是与生俱来的，自我由本我发展而来，超我又来自自我。弗洛伊德认为本我、自我、超我互相联系、互相制约，通过三者的互动，个体形成了独特的人格特质。当三者处于平衡状态时，个体能较好地适应社会。

3. 人格发展理论 弗洛伊德认为人格发展的内在动力是"性本能"，即某些特定器官会出现性感官的能量，又称"原欲"。由于弗洛伊德的人格发展理论主要强调性的概念，人们认为他是泛性论者，因此，人格发展理论又被称为性心理发展理论。人格的发展经历五个可重叠的阶段（表8-2），每个阶段的"原欲"会出现在身体的不同部位，如果需求不能得到满足，则会出现固结，即人格发展出现停滞，可能产生人格障碍或心理问题，并影响下一阶段的发展。其中前三个阶段是人格发展的关键期。

表 8-2 人格发展的主要阶段及特点

分期	年龄	主要表现
口腔期	0~1岁	此期原欲集中在口部。婴儿专注于与口有关的活动，通过吸吮、吞咽、咀嚼等与口有关的活动获得快乐和安全感。如果口部的欲望得到满足，则有利于情绪及人格的正常发展；如果不能得到满足或过于满足，则会产生固结现象，形成以自我为中心、过度依赖、悲观、退缩、猜疑等人格特征，并可能出现以后的吮手指、咬指甲、饮食过度、吸烟、酗酒和吸毒等不良行为。此期经由口部所得到的经验，是人格发展的基础。
肛门期	1~3岁	此期原欲集中在肛门区。这时儿童肛门括约肌的神经系统已经成熟到一定程度，通过排泄所带来的快感和对排泄的控制获得满足感。此期是训练幼儿大小便习惯的时期，如果父母对幼儿的大小便训练得当，则会使幼儿养成清洁、有序的习惯，学会控制自己，并为以后的人际关系奠定基础；如果训练过早、过严，则会形成洁癖、吝啬、固执、冷酷等人格特征；如果训练过松，则会形成自以为是、暴躁等人格特征。
性蕾期	3~6岁	此期原欲集中在尚未发育的生殖器，儿童通过玩弄生殖器获得快感，并察觉到性别差异，恋慕与自己性别相异的父母，出现恋母（父）情结。儿童在此期为博得异性父母的欢心，转而努力认同与自己同性别的父母，进而发展出性别认同。此期固结会造成性别认同困难或由此产生其他的道德问题，恋母（父）情结固结在潜意识中，成为以后心理问题的根源。

续表

分期	年龄	主要表现
潜伏期	6～12岁	此期儿童早期的性欲冲动被压抑到潜意识中，儿童的兴趣从自己的身体和对父母的感情转移到外界环境，把精力投入到学习、游戏及各种智力和体育活动上。如果此期顺利发展，可获得丰富的人际交往经验，促进自我发展；否则，此期固结形成强迫性人格。
生殖期	12岁以后	此期伴随着荷尔蒙的改变，原欲重新回到生殖器，注意力开始转向年龄接近的异性，逐渐培养独立性和自我决策的能力。

二、艾瑞克森的发展理论

艾瑞克森简介

爱利克·艾瑞克森（Erik H Erikson，1902.06.15～1994.05.12）美国精神病学家，著名的发展心理学家和精神分析学家，美国哈佛大学的精神分析医生。他师从于弗洛伊德的女儿安娜·弗洛伊德，提出人格的社会心理发展理论，把心理的发展划分为八个阶段，指出每一阶段的特殊社会心理任务。并认为每一阶段都有一个特殊矛盾，矛盾的顺利解决是人格健康发展的前提。

与弗洛伊德不同，艾瑞克森的理论既考虑到生物学的影响，也考虑到文化和社会的因素。他认为影响个人发展的主要因素是来自文化及社会环境而不是性心理。因此，个体为了适应社会的要求，会产生一系列的冲突，而这些冲突统称为"心理社会危机"。危机是个体逐渐成熟的自我与社会之间的一种普遍冲突。艾瑞克森的理论贯穿了整个生命过程，此过程由八个发展阶段组成（表8-3），即婴儿期、幼儿期、学龄前期、学龄期、青春期、青年期、成年期和老年期。每个阶段都有一个发展的危机或中心任务必须解决。成功地解决每一阶段的危机，人格会顺利发展；如果危机不能解决，将会影响下一阶段的人格发展，危机将持续存在，相继累加，则可能会出现人格缺陷或行为异常。

表8-3　艾瑞克森发展理论的主要内容

分期	年龄	危机形式	主要表现
婴儿期	0～18个月	信任和不信任	信任感是发展健全人格最初且最重要的因素，婴儿期的发展任务是与照顾者（父母）建立信任感。当婴儿的各种需要能得到持续有规律的满足，并得到爱抚和良好的照顾，则会产生基本的信任感，并发展出对外在环境的信任；反之，如果婴儿的需要得不到满足，缺乏爱抚和有规律的照顾，则会产生不信任感，表现为与人交往时焦虑不安、畏缩及疏远，对周围环境中的一切具有极强的不安全感，并将影响以后的发展。对婴儿期的信任感发展有重要影响的人是母亲或者母亲的代理人。母婴之间具有一种身体移情作用，即婴儿能敏感地感受到母亲的情绪状态，如果母亲焦虑不安，则婴儿会产生相应的情绪体验。这种母婴之间的早期互动也会影响婴儿基本信任感的产生，并影响婴儿基本人格的形成及完善。同时，艾瑞克森认为信任和不信任是相对的，应该让婴儿体验这两种经历，因为婴儿有不信任体验时，才能识别信任的体验。重要的是信任的体验应当多于不信任的体验，这一点同样适用于其他阶段。婴儿期顺利发展的结果是建立信任感，表现为信赖他人、乐观、有安全感，愿意与他人交往以及对环境和将来有信心，形成有希望的品质；如果发展障碍，将出现对他人的不信任感，焦虑不安和退缩等人格特征。

分期	年龄	危机形式	主要表现
幼儿期	18个月~3岁	自主对疑虑	幼儿期的发展任务是适时地学到最低限度的自我照顾及自我控制的能力，获得自主性。此期儿童开始学习独立吃饭、穿衣及大小便等基本的自理活动，通过爬、走、跳等动作来探索外部世界，并开始察觉到自己的行动会影响到周围环境及他人，从而形成独立自主感。同时，由于缺乏社会规范，儿童喜欢以"我"或者"我的"表示自我中心的感觉，常用"不"表示自主性。此期如果儿童的自主行为受到过分的限定或否定，则会产生羞怯和疑虑，怀疑自己的能力，并停止各种尝试和努力。对幼儿期的自主性发展有重要影响的人是父母。如果父母能在保证安全的情况下，让儿童主动完成自己的事情，如吃饭、穿衣服，并给予适时的支持和鼓励，可以促使儿童自主性的建立。此外父母应注意用温和、适当的方式训练儿童，促使其按社会规范约束自己的行动；反之，如果父母过分溺爱和过度保护孩子，或要求过分严厉和不切实际，对其自主行为进行否定、嘲笑、斥责和限制等，则会使儿童感到羞愧和疑虑。幼儿期顺利发展的结果是产生自信和自主性，形成有意志的品质；如果发展障碍，会出现缺乏自信、怀疑自己的能力，过度自我限制或顺从、任性以及反抗等人格特征。
学龄前期	3~6岁	主动性对内疚	学龄前期的发展任务是获得主动性，体验目标的实现。此期儿童的活动和语言能力增强，对周围世界充满好奇和探索的欲望，喜欢各种智力和体力活动，喜欢问问题，爱表现自己。此期游戏成为儿童生活的中心，通过游戏，儿童积极地探索世界，学习一定的社会规范，发明或尝试一些新活动和新语言，为自己设定目标和制定计划，并努力去实现目标。当儿童发现自己的某些愿望难以实现或违背了社会禁忌时，会由此产生内疚感或罪恶感。对学龄前期的主动性发展有重要影响的人是家庭成员。如果父母对儿童的好奇和探索性活动给予理解、鼓励和正确引导，儿童的主动感就会得到增强。反之，如果父母任意指责儿童的独创性行为，嘲笑儿童的离奇想法或游戏，或刻意设计教育活动，要求儿童完成其力所不及的任务，会将儿童置于失败的应激之下，产生内疚感。艾瑞克森还认为，此期的家庭或幼儿园教育应以游戏为主，在游戏中发展儿童的感官，激发智力，培养社会适应能力。学龄前期顺利发展的结果是能主动进取，有创造力，形成有目标的品质。艾瑞克森认为，个人在社会中所能取得的成就，都与儿童在本阶段主动性发展的程度有关。如果发展障碍，会表现为缺乏自信、悲观、退缩、害怕做错以及无自我价值感等人格特征。
学龄期	6~12岁	勤奋对自卑	学龄期的发展任务是获得勤奋感。此期儿童开始接受正规的学校教育，主要精力集中于学习文化知识和各种技能，学习与同伴合作、竞争和遵守规则。活动场所包括家庭、学校和社区等。学龄期是养成有规律的社会行为的最佳时期。此期儿童在学业上的成功体验会促进勤奋感的建立；反之，如果失败的体验多于成功，则会产生自卑感。对学龄期的发展有重要影响的人是父母、老师、同学等。如果儿童在学业上的成功得到家长、老师、同学的鼓励和赞赏，会强化其勤奋感，形成勤奋进取的性格，敢于面对困难及挑战，并为以后继续追求成功打下基础；但如果儿童的努力和成绩得不到赞赏，或无法胜任父母或老师所指定的任务，遭受挫折和指责，会导致自卑感的产生。学龄期顺利发展的结果是学会与他人竞争、合作、守规则，形成有能力的品质。艾瑞克森认为，人对学习、工作的态度和习惯都可追溯到本阶段勤奋感的发展；如果发展障碍，儿童会出现自卑、缺乏自信等人格特征。

续表

分期	年龄	危机形式	主要表现
青春期	12~18岁	自我认同对角色混乱	青春期的主要发展任务是建立自我认同感。自我认同是人格上自我一致的感觉，青少年需要从周围世界中明确自己的社会角色，选择人生的目标。青少年经常在思考"我是谁"，"我将来向哪个方向发展"的问题。他们极为关注别人对自己的看法，并与自我概念相比较，一方面要适应自己必须承担的社会角色，如实现父母的期望，考上理想的大学，同时又想扮演自己喜欢的新潮形象。因此，青少年为追求个人价值观与社会观念的统一而困惑并奋斗，从而获得自我认同感。对青春期的发展有重要影响的人是同龄的伙伴及崇拜的偶像。此期顺利发展的结果是能够接受自我，有明确的生活目标，并为设定的目标而努力，形成忠诚的品质；如果发展障碍，会产生认同危机，即个人在自我认同过程中，心理上产生危机感，导致角色混乱，迷失生活目标，甚至出现堕落或反社会的行为。在此期艾瑞克森提出了"延续期"的概念，他认为这时的青年承续儿童期后，自觉没有能力持久的承担义务，感到要做出决断未免太多太快。因此，在做出最后决断以前要进入一种"暂停"的时期，千方百计地用以延缓义务的承担。虽然对认同寻求的拖延可能是痛苦的，但它能导致个人整合的一种更高级的形势和真正的社会创新。
青年期	18~35岁	亲密对孤独	青年期已经建立了自我认同感，形成了独立的自我意识、价值观念及人生目标，此期的主要发展任务是发展与他人的亲密关系，承担对他人的责任和义务，建立友谊、爱情和婚姻关系，从而建立亲密感。艾瑞克森认为真正的亲密感是指两个人都愿意共同分享和相互调节他们生活中的各方面。只有在确立自己的认同感之后，才能在与别人的共享中忘却自我，否则很难达到真正的感情共鸣，会产生与同龄人、社会以及周围环境格格不入的孤独感。对青年期的发展产生影响是朋友和同龄的异性。此期需要选择固定的职业目标，选择伴侣和朋友，建立相互信任、相互理解以及分享内心感受的友谊或爱情关系。青年期顺利发展的结果是有美满的感情生活、有亲密的人际关系、具有良好的协作精神，形成爱的品质，并为一生的事业奠定稳固的基础。
中年期	35~65岁	创造对停滞	中年期的主要发展任务是养育下一代，获得成就感。在前几期顺利发展的基础上，成年人建立了与他人的亲密关系，关注的重点扩展到整个家庭、工作、社会以及养育下一代，为社会创造物质和精神财富。同时，中年人知识和社会经验的积累日益增多，对问题的认识有一定的深度和广度，不再为表面现象所迷惑，遇事沉着冷静、脚踏实地、满怀信心地创造未来。对中年期的发展有重要影响的人是配偶和同事。此期顺利发展的结果是用心培养下一代，热爱家庭，有创造性地努力工作并形成关心他人的品质；如果此期发展障碍，或前几期的发展不顺利，则可能出现停滞不前的感觉，表现为过多关心自己、自我放纵和缺乏责任感。
老年期	65岁以上	完善对绝望	老年期的主要发展任务是建立完善感。此期机体各个器官逐渐老化，功能下降，部分老年人体力和健康状况不佳，如果再丧失了配偶和朋友，容易出现抑郁、悲观以及失落等情绪。因此，老年人除了要面对生理和周围环境的变化外，还要与内心的不良情绪做斗争，积极面对现实，调整自己的生活和心态。此期，老年人开始回顾一生，评价自己的人生是否有价值，会对自己没能力实现的理想感到缺憾，对自己所犯的错误感到失望。与此同时，尽管存在不可避免的错误或遗憾，老年人也在努力去寻找一种完善感和满足感，进一步发挥潜能，以弥补自己的缺憾，使生命更有意义，使晚年生活更丰富多彩。老年期发展顺利的结果是对自己的人生产生完美无憾的感觉，表现为乐观、满足和心平气和地安享晚年，形成有智慧的品质；如果发展障碍，则会感到痛苦与绝望。

三、皮亚杰的认知发展理论

皮亚杰简介

让·皮亚杰（Jean Piaget，1896.8.9～1980.9.16），瑞士人，是近代最有名的儿童心理学家，是当代著名的发展心理学家、认知学派创始人。他的认知发展理论成了这个学科的典范。皮亚杰早年接受生物学的训练，但他在大学读书时就已经开始对心理学有兴趣，曾涉猎心理学早期发展的各个学派，如病理心理学、弗洛伊德和荣格的精神分析学说。皮亚杰通过长期对儿童思维发展的观察和研究，提出了认知发展理论。

认知发展就广义而言，包括个体的智力、感知觉、记忆、思维、推理和语言使用等能力的发展；狭义上指个体在成长过程中的智力发展。皮亚杰认为认知、智力、思维是同义词。认知发展的内在动力是失衡，个体因为失衡产生寻求再平衡的心理状态，因而产生了适应。适应时需要发挥个体的适应能力，因此促进了其智力的继续发展。

他提出儿童的认知发展是其主动与环境相互作用，主动发现，并经同化及顺应两个基本认知过程而形成的。每个个体都有一个原有的认知结构或组织框架，称为基模或图式。图式是认知结构的最基本单元。当个体面临一个刺激情境或困难情境时，企图把它们纳入头脑原有的图式内使其成为自身的一部分，这种认知过程称为同化。如果个体不能用原有图式来同化新的刺激，就出现心理上的失衡。为了重新达到平衡，个体必须修改或重建原有的图式以适应新的情境，这种认知过程称为顺应。图式的修改与重建，是个体智能发展的过程。

皮亚杰将儿童心理或思维发展分为四个主要阶段，每个阶段都是对前一个阶段的完善，并为后一个阶段打下基础。发展阶段不是阶梯式，而是有一定程度的交叉和重叠。各个阶段的发展与年龄有一定关系，可提前或推迟，但先后顺序不变，并且每个人通过各个阶段的速度有所不同。

1. 感觉运动期 0～2 岁，感觉运动期（sensor motor stage）的婴幼儿凭借身体的动作及感觉去认识其周围的世界，这是认知发展的第一阶段。其思考方式为手触为真，只有他能直接用手接触到及感受到的物体，才是存在的。婴幼儿无法用符号或影像来取代不在视线范围内的物体。因此，认知发展只能局限在其所接触感知到的经验范围之内。

此期分为 6 个亚阶段（表 8-4），主要特征是能区分自我及周围的环境，将事物具体化，对空间有一定概念，具有简单的思维能力，知道动作与结果之间的联系，并开始协调感觉、知觉及动作间的活动，形成客体永恒的概念。

表 8-4　感觉运动期亚阶段的主要特征

亚阶段	年龄段	主要特征
反射练习阶段	0～1 个月	新生儿以先天的条件反射活动来适应环境，反复练习使之更为巩固并且扩展。例如吸吮奶头是一种先天的条件反射，新生儿不断地重复吸吮，此动作越来越熟练并扩展到吸吮手指。对于该阶段的新生儿，物体从眼前消失也就意味着在思维中不存在了。
初级循环反应阶段	1～4 个月	婴儿不断练习吸吮、抓握等原始动作，开始协调来自不同感官的动作图式，并整合个别动作形成新的动作。例如将物体抓握后开始吸吮。
二级循环反应阶段	4～8 个月	为有目的的动作逐步形成时期。在此阶段，婴儿的手眼不断协调，对动作的结果发生兴趣，于是为了得到结果或达到目的而不断重复动作，形成循环反应，即"手段"与"目的"开始分化。但婴儿看见物体消失后，不会去寻找。
二级图式协调阶段	8～12 个月	可以通过协调两个或更多的动作以达到目的，动作具有明显的目的性，并形成了物体永恒的概念，会采取行动寻找在自己视野范围消失了的物品。此阶段是感知运动期智力发展的一个质的飞跃阶段。
三级循环反应阶段	12～18 个月	幼儿会根据情景有意调节和改变自己的行为，并观察这些改变带来的结果，通过主动尝试和探索，了解事物和解决问题。

续表

亚阶段	年龄段	主要特征
表象思维开始阶段	18～24个月	具有心理表征的能力，幼儿能将外在的事物内化，形成了内化的思维过程，在解决问题时，一般先经过思考和计划再开始行动。逐步理解并形成了时间、空间和因果关系等概念。此阶段是感觉运动性思维向表征性思维过渡的时期。

2. 前运思期 2～7岁，前运思期（preoperational stage）的儿童思维有两个特点，一是思维的象征性，儿童凭借这些活动进行延迟的模仿、象征性的活动或游戏。所谓延迟性模仿指儿童在观看了他人行为后，可以将此行为模仿再现的能力。正是这种能力，使儿童能将其所接收的各种表象信息以心理符号的形式储存，并迅速积累大量的象征性素材，从而促进儿童象征性思维的发展。另一个特点是思维的直觉性，4～7岁的儿童开始从表象思维向运演思维过渡，而直觉会导致初步的逻辑性的出现。思维常具有一些概念性的特征并伴有类推的方式，具有一定的原始推理能力，但思维具有片面性。同时，此期儿童思维以自我为中心，即不能将自我与外界很好的区别，总是站在自己的角度去认识及适应外部世界。这种以自我为中心的思维方式体现在该阶段儿童的认知、言语、情感及社会发展等诸多方面。此期能用语言及符号表达时间、地点及人物。但感知局限，思考方式固定，注意力集中于所见的单一事物上。

此阶段的儿童认为动植物及其他物体都与自己一样，具有人的属性及生命，即所谓的泛灵论或物体人格化；他们对成人硬性制定的规则，采取服从的态度，认为梦是从外部来的，其他人也能看见；能将事物依次连续起来，但缺乏正确的逻辑判断及推理能力。此阶段又可以分为以下两个时期：

（1）概念形成前期：2～4岁，由于语言和象征性思维的发展，幼儿越来越多的利用象征的图示在头脑里进行思维，例如进行各种象征性的游戏，把玩偶当作小朋友，把木棍当作木枪等，但无法表达物体或人物间的逻辑关系。

（2）直觉思维期：4～7岁，个体逐渐形成时间、地点、人物的概念，开始进行简单的数学运算；能了解事物的因果关系，具有一定的原始推理能力，但对因果关系的推理往往不现实或错误。

3. 具体运思期 7～11岁，具体运思期（formal operational stage）的儿童能进行心理运算，开始具有获取逻辑思维的能力，但逻辑思维建立在所接触到的具体事物上，仍不具备抽象思维能力。其脱离了自我为中心的思维方式，开始考虑问题的多个方面，在与人相处时，能考虑到他人需要；具备更复杂的时间和空间概念，能理解现在、过去和将来；发展了守恒的概念，即物体的形状虽然改变了，但体积、数量等物理性质并没有发生变化；并能按物体的特性进行分类。

4. 形式运思期 11岁起，个体的思维能力已发展到了成熟阶段，以后再增加的只是来自生活经验中增加的知识，而不会再提升其思维方式。考试思考真理、公正、道德等抽象问题；在解决问题时预先制定计划，运用科学的论据思考不同的解决方法，并推断预期结果。皮亚杰认为此期最早可在11～12岁达到，但有些人可能要到青少年才可达到，甚至某些人一生也无法达到。

皮亚杰认为感知运动期开始了思维的萌芽，前运思期形成了象征及表象思维，具体运思期能够进行初步的逻辑思维，形式运思期发展出抽象的逻辑思维，经过上述四个阶段的发展过程后，个体的智力水平基本趋于成熟。

四、成长与发展理论在护理实践中的应用

（一）弗洛伊德的性心理发展理论在护理中的应用

弗洛伊德的理论重视潜意识及其在人类行为中所起到的作用，强调了儿童早期经验对人格发展的决定性影响。该理论有助于护士认识到潜意识对情绪和行为的支配作用，正确理解和评估不同发

展阶段个体的发展特点和潜在的心理需求（表 8-5），通过提供健康教育和相应的护理措施，促进服务对象健康人格的发展。同时，护士还应通过对家长的健康教育，帮助父母了解儿童不同年龄阶段人格发展的特点，正确理解儿童外在的焦虑，愤怒等不良情绪和反常行为所反映出的潜在需求，科学地培养和训练儿童。

表 8-5　弗洛伊德性心理发展理论各阶段的主要需求

阶段	主要需求
口腔期	注意满足婴幼儿口部的欲望，提供恰当的喂养和爱抚，以带给婴幼儿快乐、舒适和安全感，有利于患儿的正常情绪和人格发展。
肛门期	对幼儿进行恰当的大小便训练，培养其自我控制的能力，并注意适当的鼓励和表扬，以带给幼儿愉快的体验，避免训练过早或过严。
性蕾期	鼓励儿童对同性父母的认同，帮助其解决恋母（父）情节的矛盾冲突，促进孩子性别角色的发展。
潜伏期	为住院儿童提供各种活动的机会，包括游戏体力等活动，鼓励儿童追求知识，培养学习兴趣，积极参加体育锻炼。
生殖期	提供青少年为自己做决定的机会，鼓励其发展独立性和自我决策能力，正确引导青少年与异性的交往，建立良好的两性关系和正确的道德观。

（二）艾瑞克森的心理社会发展理论在护理中的应用

心理社会发展理论重视环境、社会因素对个体的心理发展的影响，它有助于护理人员了解生命全过程的心理社会发展规律，识别不同阶段所面临的发展危机及其发展的结果，更好地理解不同年龄阶段的人格和行为特点，从而采取不同的护理方式，帮助患者顺利解决各发展阶段的危机（表 8-6）。

表 8-6　艾瑞克森的心理社会发展理论各阶段的主要需求

分期	主要需求
婴儿期	及时满足婴儿的各种需求，以促进信任感形成。除满足其食物和卫生等生理需要外，还应提供安全感和爱抚，如经常抱起和抚摸婴儿，与之轻柔地交谈。患儿住院时应有父母或熟悉的人在场陪伴，住院环境应尽可能富有儿童情趣，减少婴儿的陌生感。同时应减轻父母的焦虑，鼓励和指导父母参与护理婴儿的活动，促进母婴的情感联结。
幼儿期	鼓励儿童进行力所能及的自立活动，如吃饭、穿衣及大小便等，为其提供自己做决定的机会，并对其能力表示赞赏。如果治疗或护理过程需要约束患儿，应向其做出适当的解释，并给予抚慰，尽量缩短约束的时间。
学龄前期	鼓励和表扬儿童有益的主动行为，重视游戏的重要性。为住院患儿提供游戏的机会，包括允许儿童使用无伤害性的玩具或医疗用具做游戏。如用听诊器、叩诊锤等给布娃娃检查身体，通过画图以表达心情，接受儿童的合理要求，倾听其感受并耐心回答他们提出的问题。
学龄期	帮助患儿在住院期间继续完成学习任务，将业余爱好带到医院，并尽快适应医院的限制性环境。在治疗或护理过程前后可允许儿童帮助准备或整理用物，如静脉输液后，可教会患儿正确按压注射部位，使其体验到成就感。
青春期	多创造机会让其参与讨论所关心的问题，谈论自己的感受，并在其做某些决定时给予支持和赞赏。帮助青少年保持良好的自身形象，并尊重其隐私，尽可能安排青少年与同年龄组的病友一起娱乐和交流。
青年期	帮助患者保持与亲友的联系，为处于恋爱时期的人提供尽可能多的相处机会，以避免因疾病和住院造成的孤独感。护士还应作为咨询者，帮助患者设定较为现实的生活目标。
中年期	成年人生活负担重，在家庭和工作中承担着多种角色，是家庭重要的物质和精神支柱，其健康状况的好坏对家庭的影响较大，因此在护理中要充分调动社会环境因素，如患者的亲属朋友、同事和病友等，共同关心支持患者，帮其尽快调整和适应患病后的角色，并对其个人成就给予适当赞扬。
老年期	耐心倾听老人对往事的叙说，对其既往的成就给予肯定，帮助老年患者发掘能力，鼓励其参加所喜爱的活动，与他人多交往。同时，及时发现患者的抑郁、悲观情绪，采取相应的预防措施，避免发生意外。

（三）皮亚杰的认知发展理论在护理中的应用

皮亚杰的认知发展理论有助于护理人员了解不同阶段的儿童思维和行为特点，采取他们能够接受的语言和沟通方式，使他们能够自觉配合以及参与各项护理活动；并能够制定有针对性的、适合其认知水平的健康教育；提供其相应发展阶段的有益刺激，促进智力的发展；预防由于各种不良环境而错过教育时机，导致智力发展障碍。

1. 感知运动期 护士应提供各种感觉和运动性刺激促进婴儿智力发展，如通过柔软的抚摸增加触觉刺激，在新生儿床头悬挂彩色气球或变换房间的色调增加视觉刺激，用轻柔悦耳的语言增加听觉刺激，并提供各种易于操作的玩偶和简单的游戏等。应注意不要让婴儿触及危险的物品，如药品、过小的玩具等，以防误入口中。进行静脉输液时注意固定好，以免婴儿抓握动作造成伤害。

2. 前运思期 护士应意识到此期幼儿以自我为中心的思维特点，尽量从幼儿的角度和需求出发进行护理活动。通过游戏、玩具等方式与幼儿沟通，如通过画画让其表达自己的感受等。同时可以通过制定适当的规则，要求幼儿服从病房的规定及配合治疗与护理。

3. 具体运思期 护士与儿童沟通时，可采用模型、图片及简短的文字说明等方式，避免运用抽象的词语解释有关的治疗及护理过程，并提供适当的机会让儿童进行选择，如输液时可以让其选择输哪一侧肢体。

4. 形式运思期 护理青少年时，可对治疗及护理过程做更详尽的解释，列出接纳和不接纳的后果，鼓励青少年自己做出合理的选择。并尊重其隐私，对其一些天真的想法不要嘲笑或否定。

（王艳茹）

思 考 题

（一）名词解释

成长；发展；成熟

（二）选择题（请选择一个最佳答案）

1. 下列关于艾瑞克森理论的发展阶段的叙述，正确的是（　　　）
A. 婴儿期：0～18 个月，发展危机是自主对羞愧
B. 学龄前期：3～6 岁，发展危机是主动对内疚
C. 青春期：12～18 岁，发展危机是勤奋对自卑
D. 中年期：35～65 岁，发展危机是亲密对孤独
E. 老年期：65 岁以上，发展危机是创造对停滞

2. 根据皮亚杰的认知发展理论，出现初步逻辑思维的阶段是（　　　）
A. 感觉运动期　　　　　　B. 前运思期　　　　　　C. 具体运思期
D. 形式运思期　　　　　　E. 后形式运思期

（三）案例分析题

某患儿，5 岁，因心肌炎入院，根据艾瑞克森的心理社会发展理论，该患儿处于哪个发展阶段？其心理危机是什么？有何特点？护理时注意什么？

第九章　应激与适应理论

【学习目标】

识记　1. 能清晰解释应激、适应、应对的概念。2. 说出压力理论的主要代表人物。3. 正确阐述护士工作的压力源。4. 结束应激的动态过程。

理解　1. 准确描述与应激有关的常用学说。2. 举例说明压力与健康、疾病的关系。3. 阐述护士工作疲溃感的主要表现。

运用　1. 结合具体病例，对患者的应激进行全面评估，分析患者的应激源并提出预防及应对压力的策略。2. 结合工作压力及工作疲溃感的概念，分析护士的工作应激源并提出护士工作压力的应对策略。

现代社会纷繁复杂、竞争激烈，应激反应的形式各种各样，这是每个人都必须经历的，个人的适应方式也都大不相同。为了提高适应现代社会的发展速度，更好地加强服务对象的身心健康，护理人员都应该认真学习并掌握应激的理论及知识，正确认识生活、学习、工作中所存在的压力，学会用恰当的方式减轻压力，以促进身心健康，提高身心适应能力。

第一节　概　　述

> **案例 9-1**
>
> 护士小李，女，23 岁，本科毕业分配到某省级医院普外科工作。该病区工作很忙，为了保证并提高护理质量，病区护理管理严格，时刻警示护士们不要出现护理差错。由于刚刚参加工作，小李担心工作出错，每天上班时反复检查自己的工作有无错漏，下班时疲惫不堪，晚上难以入睡，甚至梦见出差错而惊醒。
>
> **问题：**
>
> 1. 小李护士面临的工作应激源有哪些？
> 2. 该护士自身应如何应对护士工作应激？
> 3. 护理管理者应如何帮助该护士应对工作应激？

应激，源于拉丁文"stringere"，其意思是紧紧捆扎或用力提取。物理学最早应用的应激概念，其意为"张力"，后来医学及心理学借用"应激"一词。"stress"一词在现代汉语中的翻译有"应激"、"压力"、"紧张"意思，本书选用"应激"一词。

它是一种跨越时间、空间与文化的经验，适用于全人类。应激、应激源的概念给人的理解就是，更好地帮助人们正确理解应激，明确其意义。

一、应激及相关概念

一百多年以来，人类从专业的角度出发研究应激。克劳德·伯纳德在 1867 年提出，正常机能在内、外在环境的改变，适应是生物体的必需生存要求。沃尔特·坎农在 1925 年首先使用了"应激"一词。他发现，有机体会出现"战"或"逃"的应激反应是因为暴露于寒冷、缺氧及缺血环境中，是有机体处于应激情况的正常反应。"内稳态"的概念被他提出，意思是在明显的、复杂的机体内存在缓冲系统及反馈机制中，打破机体内部环境的稳定状态后，其缓冲系统及反馈机制被机体通过，产生一种自发的持续性因素以便促进个体恢复稳定状态。汉斯·席尔在 1936 年将应激概念应用于生物医学领域。

不同的科学对于应激概念的解释也不相同，如生理学家描述应激是血压上升等生理现象；焦虑等情绪反应则被心理学家用来描述应激。每门学科研究应激的侧重点也都不相同，对应激的解释也不相同。目前为止普遍认为，应激是个体面对内外环境刺激做出认知评价后，引起的一系列非特异性的生理及心理紧张性反应状态的过程。应激在此定义中被看成一个动态的过程，它的三个环节是刺激、认知评价及反应，三者是一个整体。

（一）刺激

应激作为一个自变量，能够引起应激反应的刺激物被作为重点研究特点，这不仅仅只是关注刺激物的各样种类（生理、心理、社会、精神以及文化等），更应该被关注刺激物的性质（如给机体造成的伤害）、频率、强度还有所持续的时间；如研究各种日常生活事件，发现不良情绪及心理紧张所引起的因素，从而为个体控制和减少这些因素所造成的影响，并且减轻应激反应。

（二）认知评价

应激被作为中介的变量，介于刺激与反应之间的状态是其研究的重点，探讨应激反应与调节刺激物之间的心理中介因素有何作用，重点强调认知评价是应激反应主导作用的来源，与个体的先天素质、经历、知识、能力、应对方式及社会支持与认知评价皆有关。刺激的直接结果并不是应激，其直接结果是通过人的认知评价，当刺激能够被评价为紧张性刺激时，就能够引起应激反应。由此可见，应激产物是人对刺激事件认知评价之后所产生的。

（三）反应

应激如果作为因变量，作用于个体以后的应激是紧张性刺激物所产生的一种反应状态。重点研究个体在生理、心理、行为等方面处于应激状态下的反应。

二、应激、适应与应对

人体在应激源作用下会出现一定的身心反应，同时为了维持机体内稳态，个体必须使用一定的技巧来应对应激以适应环境。如果适应成功，就会保持或恢复内稳态。如果适应不成功，则会产生各种身心反应甚至疾病。

（一）应激的反应

应激反应（stress response）是个体对应激源所产生的一系列身心反应。应激反应有不同的分类方法，一般分为生理反应和心理反应两大类，两者经常同时出现。生理、心理指标可检测个体是否承受着过多过大的应激。

1. 生理反应　大量试验证实，机体处于应激作用下，可通过一系列神经系统、神经内分泌系统、中枢神经介质系统及免疫系统等变化影响机体内环境的平衡，出现器官功能障碍。常见的生理反应有心跳加快、血压升高、呼吸加快、括约肌失去控制、免疫力降低等。

2. 心理反应　心理反应包括认知反应、情绪反应和行为反应。

（1）认知反应（cognitive reaction）：在应激作用下，个体心理上的内稳态遭到破坏，导致认知能力发生改变。认知的应激反应分为积极和消极两种。积极的反应可以使人保持适度的警觉水平，注意力集中，对事物的敏感性增加，提高个体的判断能力及解决问题的能力。这种积极的反应有利于机体对传入信息进行正确的认知评价，选择积极的应对策略，充分发挥人的应对能力。消极的认知反应指情绪过度激动或抑郁，使认知能力降低，机体不能正确评价现实情景，因此不能选择有效的应对策略。

（2）情绪反应（emotional reaction）：情绪是人的一种内心体验，具有被动性，且差别多样。主要情绪反应包括：①焦虑（anxiety）：是人们对即将来临的、可能会出现的危险或在做出某些重大决定时所体验的一种紧张不愉快的情绪反应。适度的焦虑可提高人的警觉水平，促使人投入行动，并以适当的方法应对应激；过度焦虑也会引发不必要的惊恐和毫无根据的担忧，妨碍人准确认知、分析所面临的困境，从而难以做出准确的判断和理性的决定。焦虑分为原发性和继发性两类：原发性为毫无原因的焦虑；继发性为有明显原因的焦虑，如对自身或家人健康状况的过分关注而感到焦虑不安。焦虑的典型表现为紧张不安、面容紧绷、无法安静、常做一些无意义的小动作等。②恐惧（fear）：是一种本能的防御反应，是个体面对威胁时产生的一种带有回避倾向的害怕感。当自己的身体或生命受到危险或威胁时，交感神经兴奋并动员全身随时逃离有应激的环境，伴随心跳加快、呼吸急促、血压升高等表现。③抑郁（depression）：是一种常见的负性情绪，表现为情绪低落、心情压抑、悲观绝望、无愉快感、兴趣丧失、有自责倾向、自我评价降低，多伴有食欲障碍、睡眠障碍及多种的躯体不适感，甚至产生自杀的念头。常常由于亲人的突然离世、重大疾病、遭受重大挫折如失业等所致。④愤怒（anger）：是个体生活受到挫折、自尊心受到威胁或伤害时所产生的过激反应。愤怒可以用公开的形式表达，如冲动性、攻击性行为，也可能会被掩盖而用其他的方式表达出来。⑤敌意（hostility）：当遭受失败、上当受骗后所产生的一种不友好的憎恨和敌对情绪，表达方式有公开性及隐蔽性两种。公开性表达方式为辱骂或讽刺，而隐晦性的表达不易察觉，如一个表面安静、不与别人交往的人，内心可能会有强烈的敌意。⑥自怜（self-pity）：是一种对自己感到怜悯及惋惜的情绪，包含对自身焦虑及愤怒两种成分，表现为悲哀、缺乏安全感及自尊心、叹息、抱怨不断等。

（3）行为反应（behavioral reaction）：在应激作用下，由于认知能力的降低及强烈的情绪反应，个体对行为的控制力降低或丧失，出现无目的性的动作，行为混乱、无次序，行为方式与当时的时间、地点及人物不符。常见的行为反应有渴望隐退及回避、饮食习惯改变、采取拖延政策、增加饮用刺激饮品如咖啡及茶、频频吸烟、滥用药物，甚至做出自杀行为。

（二）应激的适应

适应（adaptation）一词来源于拉丁文"adaptare"，意为使配合或适合。道氏医学词典（Dorland's illustrated medical dictionary）对适应的解释为"生物体以各种方式调整自己以适应环境的一种生存能力及过程"，即个体为了维持恒定的状态所使用的一切技巧。适应是一个动态的过程，是区别有生命机体和无生命物质的一个特征，是机体维持内稳态、保证自己能应对应激源以及健康生存的基础。

1. 适应的层次　人类作为一种社会生物体，对应激的适应过程比其他生物更为复杂，所涉及的范围更广，包括生理、心理、社会文化及技术四个层面的适应。

（1）生理适应：是指当外界的刺激发生改变，影响人的内稳态时，个体以代偿性的升级变化来应对刺激的过程。如个体的体温、血压、血糖等许多生理活动均成昼夜节律性改变。再如，从中国乘飞机到美国，数小时内跨越几个时区，旅客体内的生物钟与所处当地时钟节律出现差异，会引起头昏、头胀、入睡困难、易醒、困倦、食欲差等时差反应，旅客需要时间和技巧来适应时差。应激的生理反应涉及机体的各个组织器官对于慢性的应激，机体的生理反应及适应则是一种累积的效应。

（2）心理适应：是指当人们经受心理应激时，如何调整自己的态度去认识和缓解应激。一般来说，心理适应主要指心理防御机制。心理防御机制（psychological defense mechanisms）又称心理防卫机制或自我防御机制（ego defense mechanisms），由弗洛伊德首先提出，属于精神分析学概念范畴。它是指人们在面对应激源时，采取的自我保护的心理策略，以减轻焦虑、紧张和痛苦。弗洛伊德认为，这种心理策略是无意识的、被动的，其理论解释以本能学说为基础。

（3）社会文化适应：社会文化层次包括社会适应和文化适应。社会适应指通过调节自己的个人行为，以适应社会的法规、习俗及道德观念的要求。如在医院工作的护士，除掌握护理知识与技能外，还必须熟悉并适应医院的各项规章制度，才能更好地做好护理工作。文化适应指通过调节自己的行为，使之符合某一特殊文化环境的要求。

社会文化适应有积极和消极之分。积极的适应包括保持与社会环境的接触及对社会环境的兴趣，维持良好的人际关系，积极寻求各种社会支持，适当地改变自己原有的价值观念等，以利于提高自己的社会文化适应能力。消极的社会文化适应表现为脱离与社会的接触，丧失对人和事物的兴趣，人际关系紧张或冷淡，放弃自己所承担的社会责任，不能正常的工作及生活，对各种社会支持抱否定态度，不能随环境的改变而适当地改变自己，降低了个人的社会文化适应能力。

（4）技术适应：人类在使用文化遗产的基础上不断进行技术革新和创造，新技术改变了人们周围的环境，并控制了自然环境中的许多应激源，但不幸的是，现代化的先进技术帮助了人类的同时，也造成了新的应激源，如水污染、空气污染、噪声污染等。如遇到干旱天气，人类可应用人工降雨技术实施人工降雨，虽然人工降雨对农业作物的生长有好处，却会给交通运输造成不便，这种连带影响根据目前的科学水平尚无法避免，需要人类适应。因此，技术适应是指人类对现代化的先进科学技术所造成的新的应激源适应。

2. 适应的特点　所有的适应层次，无论是生理的、心理的、社会文化的、技术的，都有如下共同的特点：

（1）所有的适应反应，都力图最大限度地维持机体的内稳态：当个体遇到应激源的刺激时，会动员身心的所有力量以适应应激源对个体造成的不平衡。

（2）适应是一种主动的反应过程，而不是被动地服从或接受应激源：当人面对应激源时，会主动地应战或逃避，如人感到饥饿时，会主动地寻找食物。

（3）个体在适应过程中会保持自己的特征：每个人在一生中可能会遇到各种各样的应激源，但不会由于适应应激而丧失自己的个性及行为特征。

（4）适应能力因人而异：每个人由于遗传、性格及个人经历等因素不同，对应激的适应程度及方式也不同。适应能力强的人，面对应激时，会及时调整自己，以积极的方式适应应激。

（5）适应是有限度的：虽然应激源的作用会使人改变以更好地适应环境，但适应不能超过一个人的生理、心理、社会及精神的稳定范围。

（三）应激的应对

应对（coping）是指个体面对应激时所采用的认知或行为方式，是应激过程的另一中介变量，对身心健康起着重要作用。个体的应对影响着应激反应的性质和强度，因此受到心理学家的广泛关注。

1. 应对的分类　应对的分类方法有很多，从对活动的态度看，分为积极应对（如改变价值观、主动解决问题）和消极应对（如回避、幻想）；从对活动的指向性看，分为情绪定向应对和问题定向应对；从应对的主体角度看，分为心理应对（如再评价）和行为应对（如回避、放松），其中，心理应对是指人们面对应激源时，采取有意识的、主动的自我保护措施的应对策略，即通过自觉地、积极地调整自身价值体系，改变自己对应激的认识，以减少烦恼、焦虑等情绪反应，保持身心健康。

2. 应激的应对原则及方法　应激存在于人类社会生活的各个时期及各个领域，正确应对应激，可以减少及避免应激对个体产生的不良影响，保护个体的健康及维持整个社会的安宁。

应激应对的重点在于预防应激的产生及减轻应激对健康的影响。国外有许多专家提出了不同的应激应对方法，如迈克林（McLean AA）提出了三步骤的应激应对方法：①降低应激源的强度。②维护健康的功能。③缓解应激对健康的危害。佛兰罗瑞（Flannery R）提出了四种应激应对策略：①有控制应激源的自信心。②掌握所从事的工作或任务，为了长远的利益敢于牺牲眼前利益。③注意饮食营养，定期进行体育锻炼及放松。④利用社会支持。

根据应激过程的特点，参考多位学者的观点，结合我国社会文化传统及社会现实，应激应对的方法主要有五大原则：

（1）减少应激的刺激：应激虽然广泛存在，但如果能够正确处理好生活、学习、工作中的各种事宜，仍可以减少甚至避免应激的产生或应激的刺激。①改善人际关系：包括灵活处世，宽以待人；保持幽默感，以缓解紧张气氛或尴尬情绪；审慎择友，以防引起更大的人际应激；适当社交，增强社会交往及处世能力等。②学会管理时间：许多人常常抱怨没有足够的时间做想做的事情，有效管理时间可以减少由于时间紧张而产生的应激。时间管理的方法很多，最重要的是做时间的主人，具体方法包括：设定明确的目标时间管理，目的是最大限度地实现目标，应找出自己的核心目标，目标制定得越具体、越可衡量、越可行，则越有助于制定详细有效的计划，以确保目标实现；抓住工作重点：即一次只做一件事情，一个时期只设定一个重点；处事当机立断，切勿优柔寡断，凡是自己认定的事情应立即行动，不要等待明天；严格规定期限，更迅速有效地完成任务；学会恰当而有艺术性地拒绝以摆脱变化或纠缠；遇到临时解决不了的问题，尽量不要"钻牛角尖"，应暂时搁置。

（2）正确评价应激：认知评价是应激过程的重要中介变量，不同的价值观有不同的评价，并会引起不同的反应。拉扎勒斯指出："有效化解应激的关键在于对应激的积极评价。"法国作家雨果曾说过："思想可以使天堂变成地狱，也可以使地狱变成天堂。"因此，应正确评价应激，具体方法包括：①认识到应激的必然性：人生不如意十有八九，追求没有应激的社会是不切合实际的。②认识到应激的必要性：应激常常会成为释放潜能的催化剂。③采用积极的认知方式：即在看到事物不利方面的同时也要看到其有利的方面以增强自信。别以为自己是世界上应激最大的人，当发现身边有人比你应激更大、烦恼更多时，你心里会感到轻松很多。④积极迎接变化：寻求稳定是人的本性，但世界是永恒变化发展的，既然变化无可避免，与其消极抵抗，不如积极迎接变化。⑤正确评价自己：正确认识自己，接受自己，欣赏自己。⑥正确认识和对待周围事物：培养积极的生活、学习和工作态度，笑看得失，拥有一颗平常心，均可有效提高对心理应激的应对能力。

（3）减轻应激反应：大多数应激是无法避免的，只有找到应激的根源，提高身心应激的承受力，才能减轻应激反应，从而保持身心健康。常用的方法有：①提高自己的能力。俗话说艺高人胆大，能力越强，应激感越小，反之亦然。应激往往来自对事物的不熟悉、不确定感，一旦了解了解决该问题的方法，对达成相应目标就不会有力不从心，应激感就自然减轻很多。②有效调节心理平衡。不过分苛求自己及别人：金无足赤，人无完人，不要追求完美，要知足常乐；学会放弃：俗话说，有所得必有所失，因此要做到"有所为有所不为"；学会适应：改变能改变的，接受不能改变的，学会入乡随俗，才能适者生存；避免盲目攀比：这山望着那山高，人比人气死人。要正确认识自己、认识别人，不要盲目向上比较，应努力修正落差，如果无法缩小这些落差，应承认"五指伸平有长短"，尽量做自我比较，必要时选择向下比较，以减轻心理负担；学会坦然面对挫折：遇到挫折，应找出应激产生的真正原因，积极面对而非逃避，变应激为动力，前进道路充满荆棘，必要时，退一步海阔天空。③进行有规律的运动：经常进行有规律的运动可以控制体重、放松肌肉、减轻应激，其中有氧运动能较好地锻炼心肺功能，提高人的体力和耐力，促进新陈代谢。进行有氧运动的指标有：一般健康者每次有氧运动时间不应少于 20 分钟；每周进行 3～5 次；靶心率为（170－年龄）的数值，而对体弱且年龄较大的人，可以选择（170－年龄）×0.9；自我感觉轻度呼吸急促、感到有点心跳、周身发热、面色微红、出微汗；注意遵循循序渐进的锻炼原则。④注意饮食营养和适当的休息：注意饮食营养，不但可以维持生命，还可以在遇到应激时，使各个组织器官更有潜力应对各种改变和不平衡现象的发生。休息是很多人面对应激时常用的技巧，它能使身体各器官系统安定下来，如肌肉松弛、心跳变慢，心理方面也可以得到放松。对于患病的人而言，休息更有助于恢复健康。⑤应用各种放松技巧：常用的放松技巧有深呼吸训练、固定食物深呼吸训练、听音乐或其他美妙的自然声音、渐进性肌肉放松训练、引导想象放松训练和语言想象暗示放松训练。其共同作用都是降低个体交感神经系统的亢奋，即减慢心跳、降低血压、减少耗氧、降低肌肉的紧张度。但要学会这些放松技巧，并非一蹴即成，它需经过不断地练习以及用心体会放松后的内在感觉。

（4）寻求专业帮助：当个人遇到强度过大的应激，通过以上方法不能减轻应激造成的影响时，容易罹患身心疾病。因此必须及时寻求专业人士的帮助。这些帮助既可以来自心理医生、专业咨询师，也可以来自其他医护人员。由他们提供必要的健康咨询和健康教育或针对性的治疗以提高个体应对应激的能力，促进个体身心健康水平。若个体不能及时获得恰当的专业帮助，会使病情加重或演变成慢性疾病，这些疾病本身又可称为新的应激源，加重患者负担。

第二节 应激与适应理论及应用

> **案例 9-2**
>
> 　　百事可乐的发展迅速而且使人自豪，百事总裁 Andrall E.Pearson 依然忧虑公司各级员工之间的钩心斗角。调查表明，员工因工作不合而烦恼的不少于 80%，且得不到关怀，对公司正在发生的事情不清楚，他们更不被告知自己的工作绩效。
>
> 　　百事可乐的工作职责划分并不明朗，内部激烈的竞争从而导致员工往往被要求完成过多的任务。完不成离职，完成晋升。在一个职位上每人平均工作 18 个月。离职率高的同时，短期效果还被过分强调，不少有抱负的年轻人被快速晋升的允诺吸引，但百事可乐的大多数人并不能待很长久，职工常说，百事可乐鲜有事业，尽管职位众多。
>
> 　　Pearson 要求下属拥有更多的绩效反馈，真正关心下属的利益与成长，有关晋升的具体标准与途径将被告之每个人。晋升、给管理人员涨工资也将部分取决于他们对下属的培训情况。除此之外，主管人员必须认真评估员工的绩效，及时给员工反馈，并把奖金分配的依据解释详尽。
>
> **问题：**
>
> 　　1. 百事可乐公司员工工作应激的来源有哪些？
>
> 　　2. Pearson 总裁将员工工作应激的措施减轻是否可行？为什么？

一、应激的相关学说

人们从人类文明开始就对应激有一定的认识，从 19 世纪中期以后有关应激的生理学及社会心理学研究才开始。特别是 1950 年席尔提出应激学说之后，人类全面认识健康与疾病关系的一个重要概念是应激。医学社会学、心理学、护理学等学科将应激作为一个研究重点，许多与应激有关的理论及学说出现，并对指导护理实践起到重要作用。

（一）塞里的应激学说

在应对环境压力时人体会产生非特异性反应。它是身体对于作用于其他压力源所进行的调整。每一个人体都有一种倾向，那就是体内的平衡状态需要努力保持。一旦遭到破坏，为了避免平衡状态的破坏，人总是会想方设法调整机体去适应后来的改变。

1. 警觉期　机体的一系列以交感神经兴奋为主的改变出现时，例如：为了动用机体足够的能量以克服压力，人体可能会出现血糖升高，血压升高，肌肉紧张度上升等现象。

2. 抵抗期　警告期的反应特征已消失，机体与压力源形成对峙，抵抗力远远高于正常时期水平。这样的结果会出现两种，一是内环境重建稳定，成功抵御压力；二是进入衰竭期。

3. 耗竭期　个体抵抗力下降、衰竭、死亡，机体的适应性资源消耗殆尽。

塞里为应激奠定了强大的理论基础，重点阐述了应激的生理反应。但其理论也有不足：第一，没有包含心理因素；第二，当需求变成挑战时，没有提出心理过程的影响作用；第三，没有完全考虑应激的应对策略及其有效性。

（二）霍姆斯和拉赫的生活事件与疾病关系学说

美国精神病学家拉赫和托马斯·霍姆斯于 1967 年对应激开始进行定量研究，他们提出了生活事件与疾病关系的学说，将生活中对人的情绪产生不同影响的事件称为生活事件。他们在研究的过程中发现，生活事件是需要心理和生理两方面都进行适应的应激。个体需要消耗较多的能量以维持机体内部的恒定状态，在适应生活事件时，如果引起机体的剧烈变化，个体在短期内经历较多的生活事件，机体本身则会因为过度的消耗而容易导致疾病。

霍姆斯和拉赫用生活变化单位（life change unit，LCU）来表示每一生活事件对人影响的严重程度，将人类的主要生活事件归纳为 43 种，编制了社会再适应评分量表（social readjustment rating scale，SRRS）（表 9-1）。

表 9-1 社会再适应评分量表（SRRS）

生活事件	生活变化（LCU）	生活事件	生活变化（LCU）
1. 丧偶	100	23. 子女离家	29
2. 离婚	73	24. 姻亲间不快乐	29
3. 夫妻分居	65	25. 个人的突出成就	28
4. 入狱	63	26. 配偶开始上班或失业	26
5. 家庭成员死亡	63	27. 开始上学或终止学业	26
6. 受伤或患病	53	28. 生活条件的变化	25
7. 结婚	50	29. 个人习惯的改变	24
8. 被解雇	47	30. 与上司发生矛盾	23
9. 复婚	45	31. 工作时间以及条件的改变	20
10. 退休	45	32. 搬家	20
11. 家庭成员患病	44	33. 转学	20
12. 怀孕	40	34. 娱乐方式的改变	19
13. 性生活问题	39	35. 宗教活动的改变	19
14. 家庭添员	39	36. 社交活动的改变	18
15. 调换工作岗位	39	37. 借贷一万元以下	17
16. 经济情况改变	39	38. 睡眠习惯的改变	16
17. 好友死亡	37	39. 家人团聚次数的改变	15
18. 工作性质改变	36	40. 饮食习惯的改变	15
19. 夫妻不和睦	35	41. 休假	13
20. 借贷一万以上	31	42. 圣诞节	12
21. 丧失抵押品的赎取权	30	43. 轻度违法事件	11
22. 职别变动	29		

SRRS 于 1976 年发表后，主要收集个体在近一年内经历的生活事件数目，推断个体罹病的概率，运用量化方式评估其生活变化的程度。霍姆斯和拉赫通过对美国 5000 多人的调查发现，若人们一年内的 LCU 不足 150 分，提示下一年基本健康，可见 LCU 与疾病发生密切相关；若提示次年患病的可能性为 70%，则 LCU 为 150～300 分。心肌梗死、猝死、脑卒中、运动损伤、结核病、工伤事故、白血病、糖尿病等都是与生活事件明显相关的疾病。

霍姆斯强调，SRRS 中包含有良性的、期望的事件，如结婚、休假等，如果使用此表时要注意事件发生与起病相距的时间以及事件对人影响的性质。但死亡、监禁等也是不期望的事件。霍姆斯认为，评定的重点在于事件本身对当事人情绪变化的影响，不管是期望还是不期望的事件都与疾病的发生有着密不可分的关系。

但生活事件只是环境中的诱发因素，霍姆斯和拉赫的研究忽视了个体差异的影响，是否真正出现心理问题，还取决于个体对同一生活事件的不同认知评价。

（三）拉扎勒斯的应激与应对模式

美国杰出的心理学家拉扎勒斯，是应激理论的现代代表人物之一。他于 1989 年获美国心理学会颁发的杰出科学贡献奖，并从 20 世纪 60 年代开始对应激进行了心理认知方面的研究，最终提出了应激与应对模式。

拉扎勒斯认为如果个体认为内外环境刺激超过自身的应对能力及应对资源时，就会产生应激，应激是个体与环境相互作用的产物。因此，个体的内稳态由于应激内外需求与机体应对资源的不匹配遭到破坏所致。

作用于个体后的应激源，能否产生应激，主要取决于认知评价及应对过程这两个重要的心理学过程。

1. 认知评价 拉扎勒斯认为，认知评价是指个体察觉到情境对自身是否有影响的认知过程，包括对自身应对能力的评价及对应激源的确定与思考。心理活动主要包括感知、思考、推理及决策等。认知评价包含初级评价、次级评价及重新评价三种方式。

（1）初级评价：是指个体确认刺激事件是否与自己有利害关系及这种关系的程度。初级评价的结果有三种：与个体无关的、有益的、有应激的。初级评价所面对的问题是"我是否遇到了麻烦？"生活中所遇到的一些事件对个体的生活及健康不会构成任何威胁，可能与个人无关，如你听到一个人在马路上大叫另外一个人，与己无关。一般不要求很高的应对技巧时，说明一些良性或正性的事件可能对个人有益，起码这些事件至少是中性的。当人出现了应激反应，一定是感到环境中的事件对身体或心理会有伤害。一件事件有三种情况时会被评价为有应激：分别是伤害或损失性、威胁性、挑战性。需要注意的是，同一事件对不同的人可以引起相反的评价，可以被一些人视为威胁性或挑战性，又可以被另一些人视为伤害性的。一般真实或预期的损伤或丧失与伤害或损失性评价的性质有关，他人对自己的诽谤、身患疾病通常被评价为"伤害"，而与配偶或孩子分离、亲人死亡、失业、破产等通常被评价为"丧失"，这种损伤或丧失一般对个人的身心健康或资源有较大的损害。威胁性评价指某一情景所要求的能力超过个人的应对能力时，他与伤害或损失性评价有所不同，预感伤害或损失性事件将要发生，而事实上没有发生，这种评价的感情基调是消极的。挑战性评价是包含某种风险的事物，评价为冒险性的，同时又将符合个人需要，其中也包含焦虑与不安的成分，但感情基调是兴奋、期待和努力应对。

（2）次级评价：是对个人应对能力、应对方式及应对资源的评价，判定个人的应对与事件之间的匹配程度。"在这种情况下我应该做什么？"是他所要回答的问题。初级评价的结果可以被次级评价改变，只有相信自己能成功适应应激，才会减轻应激。伤害或损失性评价会出现愤怒、悲伤、害怕、恐惧、惭愧、嫉妒等负性情绪，会在次级评价后会产生相应的情绪反应；挑战性评价会出现希望、信心十足等正性情绪；威胁性评价会产生焦虑性反应。

（3）重新评价：实际上是一种反馈性行为，指个体对自己的情绪和行为反应的有效性和适宜性的评价。如果重新评价结果表明行为无效或不适宜，人们就会相应地调整自己的情绪和行为反应，调整自己对刺激事件的次级评价甚至初级评价；出现高兴、骄傲、满足和幸福等正性情绪说明评价结果有理。重新评价有时也会加重应激，而不一定会减轻应激。拉扎勒斯因此指出："对应激的积极评价是能够有效化解应激的关键。"

2. 应对 应对是应用认知或行为的方法努力处理环境与人内部之间关系的需求，拉扎勒斯认为解决两者之间的冲突，包括控制或改变应激的环境、评价应激的意义、缓解由于应激而出现的情绪反应、解决或消除问题。应对资源包括健康及良好的功能状态、个人的生活态度、解决问题的能力及判断能力、信仰及价值观、社会支持系统以及物质财富等。应对的功能有两种：解决问题或缓解情绪。应对的方式包括采取积极行动、回避、任其自然、寻求信息及帮助、应用心理防御机制等。应对的结果会影响个人的人生态度及价值观、各种社会能力及身心健康等。

二、应激与适应理论在护理实践中的应用

临床护理工作中的应激与适应是本节讨论的重点，包括护理、护士的工作应激与应对与住院患者的应激，以帮助患者及护士维护身心健康，提高自身适应能力。

（一）应激与健康、疾病的关系

应激既可以有损健康，又可以有利健康，它对健康是双向性的。其关键在于个体的先天因素、经历、知识、能力及社会环境，应激源的种类、性质、强度、频率、持续的时间等。

长期的研究表明，在其遇到任何应激源时，为了适应它，个体都会采用各种方式去应对，如果适应不成功，则会产生各种身心反应，甚至疾病，而疾病又将成为新的应激源，影响患者的身心健康；如果能适应成功，就会保持恢复其内环境的稳定。

高强度应激是疾病的诱因或原因之一，已经被现代应激学证明。与应激密切相关，不管是心理及精神疾患，还是身患疾病。主要表现为以下几个方面：

1. 躯体疾病 过大的应激会使人体的免疫能力降低，容易产生疾病。高度工业化的社会中50%～80%的疾病与应激有关。典型的身心疾病有胃及十二指肠溃疡、冠心病、支气管哮喘、糖尿病及原发性高血压。

2. 心理障碍 高强度的心理应激可能会使青少年的人格发展异常，心理发展障碍，甚至导致不良行为及精神障碍，出现发展危机。高强度的应激可以打破成人的心理平衡，出现神经症、滥用药物或吸毒等心理功能失调症状，严重可出现精神障碍如精神分裂症、发生精神崩溃、反应性精神病等。过度的应激会增强老年人的孤独感，导致阿尔茨海默症等疾病的发生。

3. 社会文化障碍 过度的应激会改变一个人的个人期望水平、社会功能以及正常社会文化角色，甚至可以使人成为一个与现实社会格格不入的人，改变个体对社会或人类的看法。

（二）患者的应激与护理

疾病对部分患者而言是一种应激。疾病造成各种身心健康状况的改变，使患者无法满足基本的身心需求，通过应用各种护理措施帮助患者减轻应激，可以使患者尽快达到全面的身心康复，同时各种诊断、检查、治疗、护理以及住院环境等会成为新的应激源，继而影响患者的生理、心理、社会及精神状况，这是心理护理的重要组成部分。

1. 患者的应激源 沃夷瑟（Vollicer）等于1977年评价了住院环境对患者所产生的应激过程，指出医院紧张性应激源量表。其中包括了九个医院环境中容易使患者产生应激的来源，这九个方面的应激源分别是：经济问题、不熟悉医院环境、与配偶分离、住院失去部分自由、缺乏相关的信息、与家人分离、社交受限、疾病的严重程度及其对个人的影响、诊断及治疗所造成的问题。

2. 患者应激的评估

（1）评估内容：①评估患者的健康状况及应激水平：包括患者的焦虑水平及其他情绪反应、患者的自我意识及功能、患者的应激反应及应激对患者的身心及日常生活的影响程度等。主要内容包括：A. 患病前一年内的应激水平：一般用生活事件量表来测量患者患病前的应激水平。通过评估患者患病前一年内的应激水平，有助于护士采取有效的心理护理措施，可以确定患者患该疾病的社会心理原因，帮助患者预防、减轻或消除这些方面的心理影响。B. 自主神经功能状态：护士需要了解患者的心理问题对自主神经功能所产生的影响。面对应激源，患者睡眠、食欲、性功能及胃肠功能等都会发生一定的改变，个体会产生一系列的应激反应。C. 精神心理状态：评估患者的精神心理状态是否在正常的范围内，包括情绪状态、语言及非语言的交流情况、感知情况、思维及记忆、

仪表及举止行为、判断能力、定向力、意识状态、注意力等；同时要评估患者的精神信仰，包括是否宗教信仰、所信仰的是哪一类、是否常参加有关宗教活动、患病后宗教信仰是否有改变。D. 自我认知及人格类型：评估疾病对患者的人格、自尊、自我概念、自我形象、自我控制感等方面造成的影响；评估患者的人格类型，患者是否有人格障碍。E. 心理社会问题：评估患者患病后有无焦虑、恐惧、否认、绝望、失控、无助、自责、内疚、沮丧、愤怒、悲哀等情绪问题，是否有应对无效方面的问题。②评估患者的应对水平及资源：帮助患者采用熟悉且有效的方式来应对疾病所带来的生活改变等应激，了解患者在面对困难时采用何种应对方式。应对资源的评估包括支持系统、各种人力及物力资源等。③评估主要的应激源：包括应激源的性质、持续时间、影响范围，是突出的还是迟发的，患者对应激源的感知等内容。

（2）评估方法：①量表法：用标准的心理量表测量患者应对水平及其应对资源。量表的选择必须考虑量表的信度及效度，且必须根据患者的具体情况及心理问题来确定。常用的评估量表包括：应对水平（应对方式问卷）、应激状况（生活事件量表）、应对资源（社会支持量表）及防御方式问卷）。除此之外，常用心理卫生评定量表与应激有关的有症状自评量表、焦虑自评量表、抑郁自评量表等。②交谈法：与医生、其他护士、患者、家属等人的交谈全部包括。③观察及体检法：包括检查患者的各种生理指征，同时观察患者的行为及表情等。

3. 患者应激的预防及应对

（1）帮助患者预防应激的方法：①为患者创造舒适、优美、洁净的环境：健康的环境使人心情愉悦，促使疾病康复。物理环境及人文环境都是病房环境的一部分。人文环境包括患者的人数、病情的严重程度、患者相互间的关系、医患关系及护患关系等；物理环境包括病房的布局、颜色、温度及湿度、空气的流动情况等。为了减少患者因环境的改变产生的心理应激，护士应尽量为患者创造舒适、优美的物理环境和愉快轻松的人文环境。②解决患者的实际问题，满足患者的各种需求：作为社会生物体，每一个人都有其基本的需要。患者患病时，各种需要不能完全被满足，患者由此出现消极情绪，紧张、抑郁、焦虑、恐惧。如果护士能在各种护理活动中满足患者的需要，了解患者各方面的需求，消除不良情绪，能减轻患者的心理应激，使其更好地接受治疗及护理。如果每个人都有自己独特的习惯行为。习惯行为对个体的身心具有稳定的效应，护士应允许患者带抱枕睡觉，尊重患者习惯，满足患者的需求，从而使患者的生活方式尽可能少受影响，进而减轻应激。③提供有关疾病的信息：如果护士及时向患者提供包括诊断、治疗、护理、预后等方面与疾病有关的知识，就会增加患者的自我控制感及心理安全感，减少患者由于缺乏疾病知识而产生的想象性恐惧或焦虑，使患者更好地配合治疗及护理，同时发挥自己的主观能动性。④加强患者的意志训练：患病后人的意志力会减退，常表现为依赖或软弱，特别是意志力薄弱的患者，更容易出现焦虑、悲观、痛苦、恐惧等消极心理，并以消极的方式应对应激。而意志坚强的人会努力克服疾病所造成的困境，对恢复健康充满信心。因此，护士需要在工作中向患者提供有关康复患者的事例，或向患者讲述身残志坚人物的故事，增强患者的意志力，提高患者战胜疾病的信心。⑤锻炼患者的自理能力：心理健康的重要标志是自理，这也是心理应激减少的一个重要内容。护士应使患者尽可能参与自己的治疗及护理，让患者了解自理的重要意义，尽量达到最大限度的自由，以恢复患者的自我控制感、价值感、自尊心、自信心。

（2）帮助患者应对应激的方法：①心理疏导及自我心理保健训练：鼓励患者通过各种方式宣泄自己内心的感受、想法及痛苦。可以鼓励患者讨论有关感受，以释放其心理应激，同时要允许患者宣泄情绪，理解患者的情绪变化与心理应激的关系；鼓励患者用语言、书信、日记、活动的形式宣泄心理应激；对患者进行自我心理保健训练，如让患者在有心理应激的时候使用活动转移法、倾诉法、自我言语暗示法、建设性的发泄法等来减少其自身存在的消极情绪。②调动患者的各种社会支持系统：提供心理支持、关怀及鼓励，使患者感受到温暖，以保持患者的自尊心及价值感；提供信息及指导，帮助患者解决问题；提供反馈，使患者更加明确所面临的困境。研究显示，社会支持系统可以降低个人的应激反应，促进身心健康。社会支持系统是患者在应激下可利用的良好的社会资源，其中护士本身就是患者良好的信息及情感支持系统。护士应帮助患者应用这些支持系统，并鼓励患者参加各种社会活动，以减少患者对应激的感知，提高患者的应对能力。提供物质支持及帮助，以有形的方式帮助患者。

（3）指导患者进行放松训练：放松训练主要是减少交感神经的活动，使肌肉松弛，达到心理放松。通常应用于心理紧张、焦虑恐惧的患者，通过将其注意力集中在呼吸、声音、想象等方面来降低患者对周围环境的感应能力，来帮助患者尽可能的缓解心理应激。放松训练需要患者在进行自己所喜欢的想象及活动时集中精力，主要包括以下方法：

1）固定事物深呼吸训练：让患者将注意力完全集中在室内的某个物品上，防止其他刺激进一步伤害患者，常用于重度焦虑或惊慌的患者，使其获得暂时的心理控制感，然后护士教患者有节律的深呼吸，用低沉、缓慢、舒缓的语气。

2）简易深呼吸训练：方式比较简单。感到应激的人们，往往呼吸会变的短促，这时候深呼吸可将患者注意力转移到呼吸动作，降低焦虑情绪，使交感神经的兴奋性降低，心率减慢。先让患者正常呼吸，然后再深呼吸，训练时最好用腹式深呼吸，护士指导患者不断的训练，并在患者每一次深呼吸之后说"放松"；在练习过程中，可以用肺部的图片或照片解释说明，使患者对自己训练过程中的胸部的变化具体化、视觉化；教会患者深深的、缓慢的吸入，缓慢地、完全地呼出，要节律要均匀，有一定的深度。

3）渐进性肌肉放松训练：一般需要患者衣物舒适，在环境安静，不受干扰的地方，最好在进餐 1h 后进行，每次 20min 左右，每日一次，持续一个月后一般会有良好的松弛效果。松弛步骤为：①闭上眼睛，深呼吸，并想象自己在一个非常安静的海滩上。②身体从上到下的肌肉开始紧张，然后再松弛，紧张与松弛的时间比例为 1：2。③在松弛的同时暗示自己："我的呼吸很平稳，我的心跳很稳定。"④每次全身紧张-松弛的时间为 2~3min，如此反复进行 20min 左右后完成。完成后不要立即睁开眼睛，等 1~2min 再睁开眼睛。

4）听音乐或其他美妙的自然声音：音乐的类型和声音的节奏都可以提供刺激也可以使人放松。一个轻松的环境需要一段美妙的音乐，带人回忆往事的美好。通过音乐转移人焦虑不安的情绪，使交感神经的兴奋性降低。一般建议用韵律在 60 次以下的低调管弦乐，这样效果最好。

5）引导放松训练：需要坚持不懈的锻炼，一段时间的培训及应用才能掌握，一般需要在较安静的房间，15~20min，护士配合指导患者进行锻炼，锻炼前向患者解释需要进行的训练步骤，然后让患者闭上眼睛，开始训练。训练时患者需要衣物舒适，躺在床上，身体放松，颈下、臀下各垫一小枕头。

6）言语想象暗示放松训练：一般需要与日常的护理活动相结合，放松的目的用语言的暗示来达到。在应用时需遵循以下原则：①观察患者的日常语言及心理表现，将某一疾病的症状治疗护理与言语结合起来，如对疼痛患者应用止痛药时，可以配合言语想象暗示，对患者说"药物正在到达你的疼痛部位，正在消除及缓解你的疼痛"。②不用命令式的语气，而是用指导性的语气。③自己能够熟练、应用自如的松弛方法，才是护士必须使用的。④应用松软、光滑、柔和、安静、轻松、松弛、温暖等词语能起到松弛、舒适、促进康复的作用，以加强言语暗示松弛的效果。

4. 帮助服务对象应对危机　负性生活事件一般才是服务对象所面对的生活危机，特别当患者面临伤残或死亡的威胁时，会产生严重的心理危机。护士应根据所学的有关危机知识引导患者平静地面对危机事件或帮助患者尽快地康复。

（1）预防危机的发生：护理的目的是预防危机的发生，在危机发生前帮助服务对象运用各种资源，锻炼及提高其解决问题的能力，以维持其内稳态。

（2）帮助患者应对危机：在危机发生时，首先帮助患者减少或消除诱发危机的因素，评估危机事件对患者的影响程度及患者的应对系统，并注意调动其各种支持系统或资源，如可以帮助患者了解危机的本质与造成危机事件的原因之间的关系；帮助患者找到各种适当的应对危机的方法，与患者讨论危机产生后个人的心理感受及情绪反应。

（3）帮助个体功能的恢复：护理在危机发生后的主要目标是帮助患者尽快恢复其内稳态。

（三）护士的工作应激与应对

现代社会里，人们需要工作以达到生存。工作不仅使个人获得经济收入以维持个人或家庭的物质生活，还可充实生活、服务社会以满足自我实现的需要。人们在努力拼搏，期待工作有所成就，难免会耗尽精力体力，身心健康受到影响。医学的发展、时代的进步给护士带来了新的挑战和更大的应激，如困境面前如何应对以及如何避免身心崩溃，如何使自己的工作更有价值，这都是当今护士热议的话题。

1. 工作应激的概念 工作应激还被称之为职业应激。所谓工作应激就是当个人的能力与需求不能与工作环境相匹配时所引起的从业人员的身心应激状态。护理是卫生保健行业中应激最大的职业之一。虽然人人都有产生工作应激的可能性，但从事卫生服务行业的人应激更为明显。护理工作的性质决定了护士必须经常面对患者、家属、医生及其他的医务工作者等。护理工作是一种需要体力及脑力相结合的双重劳动。

2. 护士工作的应激源 由护理工作的性质及特点决定护士工作的应激源多种多样。报道最多的主要有患者护理方面的问题、护理专业及工作方面的问题、环境及资源方面的问题、工作量及时间分配问题、管理及人际关系方面的问题等。概括起来主要包含以下几个方面：

（1）不良的工作环境：医院既是一个技术学、生物学、社会学和心理学的复杂体系，也是一个充满焦虑、变化和容易产生沟通障碍的场所。这种环境影响患者又影响医疗工作者，带来许多不良刺激，如核放射的威胁、细菌和病毒等致病因子、令人不愉快的气味以及拥挤的工作空间，都是护士不得不面对的环境因素。

（2）紧急的工作性质：急症抢救、生离死别以及各种疾病的威胁使护士工作经常面临许多临床上的两难境地。临床上患者病情不确定因素较多，变化多端，护士必须迅速做出反应，及时观察患者的病情，同时还要及时满足患者的各种需要，这些都会使护士产生工作应激。

（3）沉重的工作负荷：护士数量普遍不足，由于人们对医疗卫生服务的需求日益增长，护士频繁倒班，工作负荷（包括脑力及体力两个方面）显著增加，尤其是夜班打乱了护士的正常生理节律，对其家庭生活、社交活动、生理及心理功能都产生了不良的影响。

（4）高风险的工作性质：护士的主要工作应激源之一是担心出差错事故，因为护士的职责和任务是帮助患者恢复健康。如果护士在工作中出现差错事故，如在注射或发药中出错，会威胁到患者的身心健康，这种风险性可能会给护士带来很大的心理应激，护士必须为此承担相应的责任。

（5）复杂的人际关系：护士与患者及其他医疗工作人员之间的关系会使护士产生工作应激。护理中最主要的两种人际关系是医护关系及护患关系。护士由于职业的需要，只有全身心地投入，才能维护良好的护患关系，这无疑会增加护士的工作应激。处在医院这个复杂多变的环境，护士可能面对饱受疾病折磨、心理状态层次不同的患者，同时，护士还必须应对患者的愤怒、恐惧和悲伤等情绪变化。另一个主要的应激源是医护关系，医生普遍受到社会的尊重和承认，但整个社会仍认为护士不是具有丰富专业知识的医务人员，而是医生的助手，使医护协调上出现矛盾及冲突，护士怀疑自己的价值及能力，使护士产生工作应激。

3. 护士的工作疲溃感

（1）工作疲溃感的概念：如果高强度的护理工作应激持续存在过长，就会导致一种强烈而持久的工作应激，疲溃感给护士造成一种无助、无望的心理体验，它是一种与职业有关的症候群。根据曼斯拉客及杰克逊的研究，工作疲溃感是工作的冷漠感、情绪的疲倦感和工作无成就感的综合表现。由于情感的疲惫，个人无法展现自己本身的精神面貌，情绪的疲倦感与个人感受有关；工作无成就感是一种消极评价自己工作的倾向，尤其是面对患者的护理工作；工作的冷漠感是指对待工作和患者漠不关心。

（2）护士工作疲溃感的表现及过程：①护士工作疲溃感的表现：学者称职业疲溃症候群，个体一旦发生疲溃，就可能呈现在身体、情绪、态度及行为方面，包括：疲倦、缺乏食欲、头痛、感冒，更严重者可导致偏头痛、失眠、胃肠道不适及性功能失调等身体症状。对工作没兴趣，无聊、生气、易怒、冷漠、消极、抑郁等情绪及态度的改变。行为改变方面，疲溃者最常出现的反应就是离职或者调换工作单位，甚至离开自己的专业领域。也可能出现抽烟、喝酒或攻击性行为等。疲溃是逐渐形成的，不是偶发的，没有一种特定的症状是由许多症状综合而成的。疲溃的护士开始是情绪的耗竭，接着出现身体耗竭，此时可能不喜欢接触患者，对患者漠不关心，对护理工作采取冷漠、消极的态度，最后很容易导致不能完成护理工作，出现病假次数增加、护理质量降低甚至完全疲溃。②工作疲溃感的过程：埃德威克与布罗斯基将疲溃的过程分为热忱期、停滞期、挫折期和疲溃期四期。热忱期：有强烈的工作目标，怀着理想进入工作岗位，充满希望。停滞期：此期出现了工作热情下降，理想与现实存在冲突。挫折期：开始出现身体、情绪及行为方面的问题，感受到角色与自我期望的冲突。疲溃期：没有工作责任感，失去工作热情，视工作为一种谋生的手段，严重者会辞职或调换工作岗位。

（3）护士工作疲溃感的结果：工作疲溃感可能引发四个方面的影响：对护士个人的影响，它将导致身心不健康，破坏护士个人的内稳态，产生生理、心理反应。对医疗团体的影响，个别性的工作应激，也会影响整个团体。如果护士因身心的不健康导致工作效率低、请假、辞职等，大量的护士流失将影响整个医院的医疗系统的运作，必将影响所在病区的护理工作。对护理质量的影响，护士工作应激过大，会造成护理质量低下，导致患者满意度下降的恶性循环。对家庭生活的影响：由于应激过大会影响护士的家庭生活，影响其生活质量等诸多方面。

4. 护士工作应激的应对 从个人应对策略和组织部门的支持双方面考虑有效应对护士工作应激。只有这样才能缓解护士的工作疲溃感，更好地减轻护士的工作应激。

（1）卫生部门的主管领导：通过各种形式的社会舆论，推动全社会尊重护士的良好风尚，大力宣传和树立护理队伍中的先进典型，提高护士的社会地位，对做出贡献的护士实施奖励；采取措施减轻护士工作应激，如鼓励护士参政议政，参与制定与护理有关的政策和目标，护士的工作应激对护理工作产生的不利影响必须充分认识；护士的职称晋升条件应该适当放宽；发放护理岗位津贴、夜班补助等，改善护士的工资及福利待遇；根据医院及科室的性质科学合理地配置护士人力资源，避免护士人力紧缺导致护士产生工作疲溃感。

（2）医院的主管领导：医院主管领导的支持对减轻护士工作应激具有十分重要的作用，如加强医院管理工作、加大对护理科研的投入力度、加强护士新知识新技术培训、改善护理工作的仪器设备、提供更多继续深造的机会、促进护理学科的快速发展。同时避免护士人力资源浪费，尽可能不安排护士从事非护理工作，注重护士与医生、领导及其他医疗工作者的沟通了解，减少因人际关系紧张造成的人力耗损。

（3）护理管理者：护理管理者的科学管理对有效减轻护士工作应激的作用尤其关键，如在现有的人力资源条件下，对现有的人力资源进行科学重组，合理分配护士；减少人力的浪费，合理排班以提高工作效率；提高年轻护士的竞争意识和责任感，实施按职上岗，减少资深护士倒班的应激；加强新护士岗前培训及业务学习，以更好地胜任护理工作；开展减压训练，必要时设立护士心理咨询，介绍应激应对策略，使护士身心健康的管理系统化、职业化，为护士营造轻松的工作环境及良好的人际气氛。

（4）护士自身：有效预防疲溃的发生、应对工作应激是每一位护士都必须具备的基本素质。有关应激的应对方法可以采取以下措施：①定期进行自我应激评估：评估是否产生全身适应综合征，必要时采用生活事件量表及工作应激源量表进行自我评估，以及时提醒自身分析应激源的性质及应激强度等。②提前做好缓解应激的计划：许多引起应激的事件虽然能对事先估计到的情况尽早采取缓解措施，但是它是难以预料的。尽量一个时期只设定一个重点，处理好自己的工作与家庭生活、学习深造的关系。当提升自己的工作能力、高度胜任自己的工作时，就不会有太大的工作应激，面对应激淡定从容。这个时代，"知识爆炸"，要经常参加集体教育给自己充电，提高自身的竞争能力，充实专业的知识与技能。③正确认识应激并创造一种平衡：充分了解自我，对工作应激进行积极的评估，树立客观的职业观，树立"适度的应激是有好处的"观点，设立现实的期望和目标。④不断提高自身的应对能力：总结有效的应激应对技巧，进行反思性学习，定期寻求支持系统及采用适宜的自我调节方法来减少健康受到的应激损害，如参加有趣的活动、学会幽默、沉思、冥想、听音乐、微笑等。同时，护士应该经常给自己提出并回答这样的问题："我怎样才能关照好自己，以便能更好地照顾好患者。"保持下去，为患者提供的护理服务质量才能更高。⑤挖掘护理工作的积极面：如果体验不到工作的任何乐趣和成就感，而仅把工作作为谋生的手段，则极易产生工作疲溃感。美国石油大王洛克菲勒在信中告诫他的儿子："如果你视工作为一种乐趣，人生就是天堂；如果你视工作为一种义务，人生就是地狱。"因此，应通过科研创新提高护理工作效率，创造性地工作并从工作结果中品味人生的价值；通过精心护理获得患者的好评；通过及时发现病情变化挽救患者的生命；通过细致的健康教育取得患者的信任等，使自己体验到护理工作的社会价值及意义，由此产生一种自尊感、崇高感和使命感。只有对护理工作产生动力，才能达到自我实现，才会乐意为这个平凡而伟大的事业无怨无悔的付出。

综上所述，应激不仅是心理学研究的一个重要概念，还是人一生中无法避免的现象，而且是影响人们身心健康的重要因素之一。应激对个体具有双重作用，积极的和消极的，只有积极采用有效的应对策略，正确认识应激，才能促进身心健康，维持机体的恒定状态以适应应激。在护理工作中，存在着大量的应激源，它会影响护士的身心健康及护理工作质量，同时也影响患者的康复及身心健康。因此，护士在护理工作中，应灵活运用应激理论知识，在做好患者应激管理的同时，也要做好自身的应激管理，以不断提高护理服务质量来缓解或消除患者的应激及自己的工作应激，避免发生工作疲溃感。

（王艳茹）

思 考 题

（一）名词解释

应激；适应；应对工作疲溃感

（二）选择题（请选择一个最佳答案）

1. 在实施护理操作前，因未清晰向患者解释而导致患者紧张的压力源属于（　　）

A. 疾病严重程度　　　　　　B. 住院环境陌生　　　　　　C. 缺乏相关信息

D. 失去部分自由　　　　　　E. 与家人分离

2. 以下哪项关于适应特点的描述不正确（　　）

A. 适应是一种主动的反应过程　　　　B. 个体在适应中会改变自己的特征

C. 适应能力强的人会及时调整自己　　D. 每个人的适应能力是有限度的

E. 适应能力的大小是因人而异的

（三）案例分析题

患者，男，41岁，农民，因上腹部疼痛18个月，伴食欲减退、消瘦1个月而入院。一年前，无明显诱因出现上腹部不规则性疼痛，未予重视。近一个月来，上述症状明显加重，伴食欲减退、消瘦。来院检查，诊断为"胃癌"。准备手术治疗。入院后护士发现，该患者食欲差，沉默寡言，腹痛时不肯用止痛药，希望医生给用最便宜的药，还曾与邻床患者因洗手间问题产生争执。当收到手术通知后坐立不安，无法入睡。请根据病例回答：

1. 分析该患者的应激源有哪些？

2. 简述护士如何帮助患者应对应激？

第十章 系统理论

【学习目标】

识记 1. 能清晰概述系统的基本概念。2. 能正确阐述系统的分类。3. 能正确简述系统的基本属性。

理解 能举例说明系统的分类。

运用 根据本章学习，借助资料，能叙述系统理论在护理实践中的应用范围。

案例 10-1

李某，女，68 岁，小学文化，平时乐观开朗，居住在东北某城市，该地区空气干燥，空气质量较差。该患者有 40 余年的吸烟史，最近几年每到冬天，都会出现咳嗽、咳痰和喘息，医生诊断为"慢性支气管炎"。发病时，患者不仅全身疲乏无力，而且还伴有恶心、食欲不振、胸闷、心慌等症状，严重时无法下床活动，昼夜端坐，喘息不停，甚至出现呼吸困难。发病时患者情绪差，易激动生气，自觉家人对其关照不够，以至家里每个人的心情也随患者病情变化而变化，家属总是小心翼翼，生怕惹患者不高兴。

问题：

1. 如何运用系统论的观点分析该患者的健康状况及与周围环境的关系？

2. 如何运用系统论的观点确定护士的护理活动内容？

系统作为一种思想，在古代已有萌芽。我国中医学许多理论中包含了系统的观点，如经络通过运行气血、经脉联络的功能，使机体内外、上下、脏腑各部分相互联系、协调沟通，成为一个完整的有机体，其中蕴涵了淳朴的系统观点。但系统作为研究和实践的对象，却源于美籍奥地利理论生物学家路贝塔朗菲（Ludwig Von Bertalanffy）。贝塔朗菲针对当时流行的将生命现象等自然现象分解成组成部分和过程，并进行分割研究的机械论观点，提出分解的越小反而使人们失去了整体认识，结果对生命的理解片面而渺茫。于是，贝塔朗菲提出应将生物作为一个整体或系统来考虑的观点，并于 1937 年第一次提出"一般系统论"的概念。1968 年他发表专著《一般系统论——基础、发展与应用》，全面地总结了他对一般系统论的研究成果。在贝塔朗菲的倡导下，20 世纪 60 年代后，系统论得到广泛发展，其理论与方法渗透到自然、社会、医学、生物、心理等许多学科领域。系统论促使整体护理思想的形成，是护理理论、护理程序的重要理论基础。

第一节 概 述

一、系统的概念

系统（system）是由若干相互联系、相互作用的要素所组成的具有一定结构和功能的整体。这一定义具有双重含义：①系统是由若干个要素（子系统）所组成，这些要素间相互联系、相互作用。②系统中的每个要素都有独立的结构和功能，而它们组合后构成一个整体即系统，这个系统具备了各要素所不具备的整体功能，即具有了新的结构和功能。

二、系统的分类

在自然界和人类社会中，存在着各种不同的系统，人们可以从不同角度对它们进行分类。常用的分类方法有：

1. 按系统的要素性质分类 系统可分为自然系统和人造系统。自然系统是自然形成、客观存在的系统，如宇宙系统、太阳系统、人体系统等。人造系统是指为达到某种目的而人为建立的系统，如护理教学质量管理系统等。在现实生活中，大多数系统为自然系统和人造系统的综合称为复合系统，如工业系统、农业系统、医疗系统、教育系统等。

2. 按系统与环境的关系来分类 系统分为封闭系统和开放系统。封闭系统是指与外界环境不发生相互作用的系统，即不与周围环境进行物质、信息和能量交换的系统。封闭系统是相对的、暂时的，绝对的封闭系统是不存在的。开放系统是指不断与环境进行物质、信息和能量交换的系统，如生命系统、医疗系统和教育系统等。开放系统具有自我调控能力，包括输入、转换、输出、评价和反馈等过程（图10-1）。

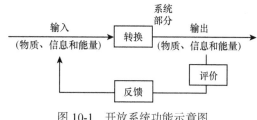

图10-1 开放系统功能示意图

（1）输入：物质、信息和能量进入系统的过程。

（2）转换：系统对获得的物质、信息和能量进行识别、加工、处理和转化的过程。

（3）输出：转换后的物质、信息和能量由系统进入环境的过程，产生系统各阶段或全过程结束的产物。

（4）评价：将输出的结果与各阶段或最终预期目标进行比较。

（5）反馈：将评价的信息再返回系统进行调解。

3. 按系统运动的属性来分类 系统可分为动态系统和静态系统。动态系统即系统的状态随时间的变化而变化，如生态系统、人体系统。静态系统即不随时间的变化而变化，具有相对稳定性的系统。然而静态系统是动态系统的一种暂时静止的状态或具有相对的稳定状态（如一组建筑群），绝对静止不动的系统是不存在的。

4. 按组成系统的内容来分类 系统可分为物质系统和概念系统。物质系统是指以物质实体构成的系统，如机械、仪器。概念系统则是由非物质实体构成的系统，如理论系统、计算机程序。但是通常物质系统和概念系统是以整合的形式出现的。物质系统是概念系统的基础，概念系统为物质系统提供指导思想。

三、系统的基本属性

系统种类繁多、形式多样，但都具有五种基本属性，即整体性、相关性、动态性、目的性和层次性。

（一）整体性

系统的整体性主要表现为系统的整体功能大于组成各要素功能的简单相加。这是由于构成系统的各要素是在局部服从整体、部分服从全局及优化原则的支配下，相互作用、有机融合才构成系统整体，从而使系统具备独立要素所不具有的新功能。如组成人体的各组织器官按一定的方式组织起来形成一个完整、独特的整体人。整体人具有单独的各个组织器官所不具备的功能。整体性是系统最鲜明、最基本的属性之一，一个系统之所以能成为系统，首先必须具备整体性。

"整体大于部分之和"的含义即为组合性特征不能完全用孤立部分的特征来解释。因此，系统（复合体）的特征与其要素相比似乎是"新加的"或"突现的"。然而，如果我们知道了一个系统所包含的所有组成部分以及它们之间的各种关系,那么就可能从组成部分的行为推导出这个系统的行为。所谓"三个臭皮匠,赛过诸葛亮",就是一个因为系统各要素间的协同而出现了新功能,不是各自功能的独立简单相加。

(二)层次性

对于某系统来说,它既是由一些要素组成,又是一个更大系统的次系统。系统的层次性是指系统在地位与作用、结构与功能上表现出来的等级秩序性,如人是由各种器官组成的,器官又是由多种组织组成的,而人本身又是构成家庭的一个要素,家庭又是构成社区的一个组成部分。系统的层次间存在着支配与服从的关系,低层次系统往往是系统的基础结构,高层次系统(超系统)支配着低层次系统(次系统)。

(三)相关性

系统的各要素间既相互独立、又相互关联,其中任何要素的性质或功能发生变化都会影响其他各要素的性质或功能,甚至引起整体的性质或功能的改变。任何一个系统的变化都会影响其他次系统和超系统,超系统也对其内部各次系统产生影响。因此,必须整体地看待各系统间的关系。

(四)动态性

系统随时间的变化而变化,系统的运动、发展与变化过程是动态性的具体体现。系统通过内部各要素的相互作用,不断地调整内部结构,以达到最佳功能状态,同时又与环境进行物质、信息和能量的交换,维持自身的生存与发展。

(五)目的性

系统不是盲目建立的,每个系统的建立均有明确的目的和功能需要,系统的目的是维持系统内部的平衡和稳定。系统通过与环境相互作用及各要素间的相互作用与协调,不断调整自己的内部结构以适应环境的需要。系统的最终目的在于维持系统内部的平衡和稳定,求得生存和发展。

第二节 系统理论在护理实践中的应用

一、运用系统理论全面认识人

护理工作的对象是人,人是一个系统,由生理、心理、社会、精神、文化组成的统一整体。

1. 人是一个自然系统 人的生命活动与健康的基本条件是人体内外环境的协调与平衡。

2. 人是一个开放的、动态的系统 人具有生物的基本特性,为维持健康与生存,机体每时每刻都与外界环境进行物质、能量、信息的交换。

3. 人是具有主观能动性的系统 一方面机体存在自然的免疫监控机制;另一方面思想意识上的主动性,使人对自身健康活动具有选择、调节、维护的能力。

二、运用系统理论全面认识护理系统

护理系统是由若干个相关的要素构成,具有一定组织形式,为实现护理功能的整体。

1. 护理系统是一个开放的系统 护理系统包括医院临床护理、社区护理、护理教育、护理管理、护理学术组织等子系统,它们相互联系、相互影响。要使护理系统协调发展,高效运行,必须运用系统理论及方法,不断调整各部分的关系,优化系统的结构。同时,医院护理管理系统是医院整体系统的一个次系统,与其他次系统(如医疗、后勤、行政等)和医院整体系统相互联系、相互作用和相互制约。因此,护理管理者在实施管理过程中应运用系统方法,调整各部门关系,不断优化系统结构,得到医院行政领导、医疗和后勤等部门的支持和配合,使之协调发展,高效运行。

2. 护理系统是社会的组成部分　护理系统是国家医疗卫生系统的重要组成部分。护理系统从外部输入新的人员、设备、信息、技术，并与社会政治、经济、科技等系统相互影响、相互制约。在实施护理活动时，要考虑与社会大系统的相互关系，通过不断调整与控制，保持协调、稳定与发展。

3. 护理系统是一个动态的系统　随着社会的发展，人们对护理的需求也在不断变化，必然会对护理的组织形式、工作方法、思维模式等提出变革的要求。护理系统是具有决策与反馈功能的，要适应发展的要求，就必须深入研究系统内部发展机制和运行规律，积极探索，以求得稳定和发展。

三、系统理论促使整体护理理念的形成

护理的服务对象是人，根据系统理论，人作为自然系统中的一个次系统，由生理、心理、社会、精神、文化组成的统一体。通过与周围环境进行物质、信息和能量交换，保持各系统间及其与环境间的平衡。人不断地从外界环境摄入食物，并向外界环境排泄各种代谢终产物。人不断地从外界环境获取信息，形成自己的思想并向外界表达自己的观点、立场和态度。

人不仅是生物的人，还具有社会属性，具有情感、情绪、抽象思维能力、沟通能力和学习能力，以及独特的家庭和社会文化背景、生活习惯、信仰和价值观等。这些生理、心理、社会诸要素的相互联系、相互作用形成了人的整体。任何一个要素发生不适或失调都会影响到其他要素或整体的功能。人的基本目标是维持机体内在的稳定以及与周围环境的协调平衡，从而达到健康状态。当机体的某一器官或组织发生病变，出现疾病症状时，护理人员按照系统理论的指导思想，应从以下几个方面考虑：①从某个次系统的问题，考虑其他次系统及其超系统的问题；②在调节机体内各系统平衡的同时，考虑外界环境对机体的影响；③从生理疾患考虑可能引起的精神心理问题；④从患者的不良情绪或心理障碍考虑可能导致的躯体症状；⑤考虑家庭、社区、群体以及社会等超系统的影响。因此，护理人员不仅仅提供疾病护理，还应重视疾病引起心理、社会等方面的改变，提供整体护理。由此可见，系统理论促进了整体护理思想的形成。

四、系统理论作为护理理论和模式发展的框架

许多护理理论学家应用系统理论的观点，发展护理理论或模式，如罗伊的适应模式，纽曼的健康系统模式都是以系统理论为基本理论框架。这些理论或模式不仅为护理实践提供了科学的理论指导，也为护理科研提供了理论依据。

五、系统理论构成护理程序的理论框架

护理程序是临床护理中一个完整的工作过程，包括评估、诊断、计划、实施和评价五个步骤。系统理论是护理程序产生的一个重要理论基础。护理程序是一个开放系统，通过评估，输入患者的健康状况、护士的知识水平与技能、医疗设施条件等，系统进行整理、分析和转换，之后做出护理诊断，制定护理计划并实施，输出经护理干预后的患者健康状况，将其与预期目标进行比较，评价护理效果，并反馈信息，若未达到预定健康目标，继续护理程序，重新收集资料、评估、输入，修改计划并干预，直到达到护理目标，护理程序即可停止（图10-2）。

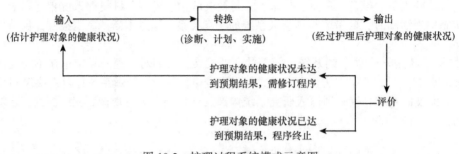

图 10-2 护理过程系统模式示意图

（刘雅玲）

思 考 题

（一）名词解释

系统；封闭系统；开放系统

（二）选择题（请选择一个最佳答案）

1. 关于系统的描述，下列哪项是错误的（　　）

A. 指若干相互联系、相互作用的要素组成的一个整体

B. 各部分共同发挥着整体功能

C. 各部分有相同的结构和功能

D. 几个系统可以组成更大的系统

E. 系统按层次组合

2. 开放系统与闭合系统的基本区别在于（　　）

A. 系统内部各要素有无相互联系　　　　　　B. 系统有无边界

C. 系统内部各要素的组成层次　　　　　　　D. 系统有无功能

E. 系统是否与环境相联系

3. 系统理论的最基本思想是重视系统的（　　）

A. 相关性　　　　　　B. 整体性　　　　　　　　C. 层次性

D. 动态性　　　　　　E. 目的性

4. 有关系统理论正确的是（　　）

A. 开放系统没有边界　　　　　　　　　　B. 人是自然系统的次系统

C. 系统的整体功能是各组成部分功能的总和　　　D. 系统的开放和闭合是绝对的

E. 开放系统与环境的作用是通过输入和输出完成的

5. 护理程序的基础框架是（　　）

A. 系统理论　　　　　　B. 人的基本需要层次理论　　　　　　C. 整体护理

D. 适应理论　　　　　　E. 沟通理论

第十一章 沟 通 理 论

【学习目标】

识记 1. 能清晰阐述沟通和治疗性沟通的定义。2. 能正确阐述影响沟通的因素。3. 能正确简述治疗性沟通的过程。

理解 1. 能列举沟通的方式。2. 能列举临床常用的沟通技巧。

运用 根据本章学习，借助沟通技巧，能对特殊情况的患者进行有效沟通。

案例 11-1

29 岁的王某刚刚被某跨国公司录用，意气风发，阳光上进。在入职体检时，王某被检查出患恶性肿瘤晚期，很快住院治疗。治疗期间，王某情绪低落，整天唉声叹气。一天，护士长查房发现他偷偷把医生开的安眠药积攒起来，有自杀的念头，决定要针对王某的情况进行沟通。

问题：

1. 护士长可以运用哪些语言和非语言沟通方式？

2. 护士长和王某的沟通效果受到哪些因素的影响？

3. 护士长可以运用哪些有效的沟通技巧？

护理学科的定位要求护士具备一定的人际交往与沟通能力，同时能帮助患者改善和发展人际关系。因此，护理工作面临着一个新的挑战——护患沟通。在护理过程中，患者由于种族、宗教信仰、思维与行为方式、人文背景等不同，形成了不同的心理、生理特点，影响着每个患者的行为、价值观、习惯、健康理念和求医的态度，从而影响护患沟通的效果。所以，护士应了解沟通的相关理论，并掌握一定的沟通技巧，从而达到有效沟通。

第一节 沟 通

一、沟通的概念

沟通（communication）指信息的传递、交流等。护患沟通是指护士与患者之间的信息交流及相互作用的过程，所交流的内容是与患者的护理及康复直接或间接相关的信息，同时也包括双方的思想、感情、愿望及要求等方面的沟通。

沟通是一个遵循一系列共同的规则互通信息的过程，包括五个要素。

1. 沟通背景 沟通背景（reference）是指引发沟通的因素。沟通的产生受发出信息者的社会文化背景、知识水平、情绪、沟通技巧、对目前环境的感受和预期结果等因素的影响，这些统称为背景因素。沟通是信息的传递，护理人员应注意到护患沟通时的背景因素，它包括沟通的时间、地点、场合、不同沟通对象的个人特征，以及其所牵涉到的社会规范和传统习俗文化等问题。

2. 信息发出者与信息接收者 沟通是一个双向、互动的信息传递和回应过程。信息发出者（sender）指沟通的主动方，也称信息的来源。而信息传递的对象，即沟通的被动方，称为信息接收者（receiver）。信息发送过程必须进行整理，使之由模糊的、抽象的概念变为具体的、易理解的信息，这就需要借助语言、文字、表情、动作等将信息进行编码后发送出去，而信息接收者在接到这些信息后，必须将其进行翻译和理解，才能完成接收信息的工作。因此，信息发出者亦即编码者，信息接收者亦即解码者。

3. 信息 信息（message）是沟通活动得以进行的最基本的要素，指信息发出者希望传达并能被接受者充分理解的思想、感情、意见和观点等，包括语言和非语言的行为以及这些行为所传递的所有影响。

4. 信息传递途径 信息传递途径（channel）指信息发出者所选择的传递方式，它必须是信息接收者所能接收到的，通常与感官通路如视觉、味觉、嗅觉、听觉和触觉等相关。在护患沟通中，护士在传递信息时应根据实际情况将这些途径综合运用，以帮助患者理解信息。

5. 反馈 反馈（feedback）指沟通双方彼此间的回应，最有效的沟通应该是信息发出者所发出的信息和信息接收者所接收到的信息相同。护理人员应注意患者所提供的反馈，它有助于护士进一步理解患者的需求，澄清语意，确认护士所发出的信息是否被患者正确理解。一次沟通的完成，实际上要经过双方多次的反馈才能达到期望的效果。

二、沟通的方式

沟通分为语言性沟通（verbal communication）和非语言性沟通（non-verbal communication）两种方式。

（一）语言性沟通

使用语言、文字或符号进行的沟通称为语言性沟通。使用语言沟通时，要力求表达准确，选择准确的词汇、语气、标点符号，注意逻辑性和条理性，必要时加上强调性的说明，以突出重点。语言沟通可分为书面沟通和口头沟通两种。

1. 书面沟通 书面沟通指以文字和符号为信息传递工具的交流方式。一般比较正式、准确、具权威性，同时具有备查功能，如报告、信件、文件、书本、报纸、电视等，都是书面的沟通方式。用于护患沟通过程的书面语言常见于一些健康宣传资料和指导性文字，此类文字应力求准确、通俗、精炼，以帮助患者迅速掌握内容要点。用于医护人员内部沟通过程的书面语言主要是在文件记录等方面，由于文件具有法律性和历史性，而且是在专业人员内部交流，此类文件除要求内容的准确外，还要求用词和格式的规范。

2. 口头沟通 口头沟通指以言语为信息传递的工具，它是人们最常用的沟通方式。口头沟通一般具有亲切、反馈快、弹性大、双向性和不可备查性等特点，包括交谈、演讲、汇报、电话、讨论，以及对患者的健康教育等形式。护患沟通中，患者（或家属）是心理相对弱势的特殊群体，他们对医护人员的语言特别敏感，因此护理用词应注意清晰、明了、通俗、易懂，选择对方能正确理解的词语，富有情感性、道德性、亲切性、规范性。

（二）非语言性沟通

非语言性沟通是一种不使用言语，而通过身体运动、面部表情，运用空间、声音和触觉等来传达思想、感情、兴趣、观点、目标及意图的沟通方式。美国心理学家艾伯特·梅拉比安曾经提出以下公式：信息的全部表达=7%语调+38%声音+55%表情。有关资料显示，一个人很难控制自己的非语言反应，语言信息在沟通中只起方向性及规定性的作用，而非语言信息较能表达真实的感受。非语言性沟通有体语、空间效应、反应时间、类语言、环境因素等表现形式。

1. 体语 体语主要是指人体运动所表达的信息，包括人的躯体外观、仪表、步态、面部表情、目光接触、眼睛运动、手势和触摸等，它体现了一个人沟通时特定的态度及当时所包含的特定意义。

（1）仪表：包括一个人的修饰及着装等，它会向沟通的对方显示一个人的社会地位、身体健康状况、婚姻状况、职业、文化、自我概念及宗教信仰等信息。所以护士应重视职业礼仪修养，护士的仪表会影响沟通对方的感知、第一印象及接受程度。

（2）面部表情：面部表情是极具特征的非语言沟通信息。一个人可以通过面部表情来表达他的"喜怒哀乐悲恐惊"。不同种族、不同文化背景的人的面部表情所表达的信息是相似的。如微笑，微笑具有一种魅力，可以表现出温馨亲切的感情；护士面带微笑接待患者是进行沟通的首要条件；护士欣然、坦诚的微笑，在护患沟通中能使患者消除陌生感，缩短护患间的距离；护士从容、沉着、和蔼的表情也容易被患者所接受，并得到他们的信任和好评。

（3）眼神：目光语是人际间最传神的非语言表现。有人认为，人际交往中 80%的信息是通过视觉传输的。在沟通过程中，主要用于表达感情，控制及建立沟通者之间的关系。

（4）身体姿势：指手势及其他的身体姿势，它体现了一个人沟通时特定的态度及当时所包含的特定意义。例如：患者高热时，护士在询问病情的同时，用手触摸患者前额，更能体现关注亲切的情感；当患者在病室大声喧哗时，护士做食指压唇的手势并凝视对方，要比用口语批评更为奏效。

2. 反应时间 沟通时间的选择、间隔长短，以及沟通次数、反应时间的快慢等，常可以反映出个体对沟通的关注程度及认真态度。及时的反应可鼓励沟通的进行。

3. 空间效应 空间效应包括空间和距离两个概念。个人空间为一个人提供了自我感、安全感和控制感。在病房环境中，患者所住的病床和床旁桌等区域即为其个人空间，当护士进行晨间护理为患者整理床单位和床旁桌上的物品时，应向患者做好解释工作，以避免患者产生空间被侵犯感。

距离是空间效应的另一概念，它不仅是人际关系密切程度的一个标志，而且也是用来进行人际沟通传达信息的载体。美国心理学家罗伯特·索默认为，每个人都有一个心理上的个体空间，这种空间像一个无形的"气泡"，是个人为自己所划分出的心理领地，一旦领地被他人触犯或占领，会产生非常不舒服的感觉。而在人际交往过程中，人们总是根据自己的情感、沟通的内容、双方关系的性质、沟通时的背景因素，保持一定的空间距离。美国人类学家爱德华·霍尔认为，人际沟通中的距离大致可分为四种：

（1）亲密距离（intimate distance）：指沟通双方相距小于 50cm，在这种距离下，人们可以进行保护、安慰和爱抚等活动。这种距离一般在社交场合较为少见，主要在极亲密的人之间或护士进行某些技术操作时应用。如果不是用于治疗或非常亲密关系的人在沟通中进入这种空间，会引起反感及冲突。

（2）个人距离（personal distance）：一般为 50～100cm，人们常用此距离与朋友交谈，也是护患沟通时使用的理想距离。个人距离有明显的文化差异，一般以沟通双方均感到自然舒适为宜。

（3）社交距离（social distance）：一般距离为 1.3～4m，在工作单位或社会活动时常用，是一种社交性的或礼节性的较为正式的关系。

（4）公众距离（public distance）：一般距离为 4m 以上，是一种大众性、群体性的沟通距离，如演讲或讲课，声音要超出正常范围，或使用扩音设备。

4. 类语言 类语言指伴随沟通所产生的声音，包括音质、音域及音调，嘴形的控制，发音的清浊、节奏、共鸣、语速、语调、语气等。类语言可以影响沟通过程的兴趣和注意力，以及表达不同的情感和态度。

5. 环境因素 环境因素指能影响人们相互关系的因素，包括光线、噪声、颜色、室温、家具安排和建筑结构等。这些因素能影响信息的传递形式及人们互动过程中的舒适程度。

发现身体语言的秘密

著名的精神分析学家弗洛伊德曾发现，有个患者在绘声绘色地讲述她的婚姻生活是多么幸福时，却下意识地将订婚戒指在手指上滑动，于是根据她的身体语言耐心询问，患者终于讲出了自己生活中的苦闷和种种的不如意。很显然，行为暴露了这个患者无声的身体语言与有声语言之间的矛盾。心理学家认为身体语言的产生源于大脑，当一个人的大脑进行某种思维活动时，大脑会支配身体的各个部位发出各种细微信号，这是人们无法控制而且也难以意识到的。因此，身体语言大都发自内心深处，极难压抑和掩盖。

三、影响沟通的因素

沟通过程并不都是顺利的。在人际交往过程中影响有效沟通的因素很多，包括沟通技巧、沟通方式、沟通工具、沟通渠道等，同时也受沟通的环境、情境的影响。

（一）沟通双方个人因素的影响

1. 生理因素　个人的许多生理因素会影响沟通。任何一方有身体不适，如疲劳、疼痛，或有聋哑、失语等语言障碍时，都会影响沟通效果，年龄因素有时也会对沟通产生影响。

2. 情绪因素　沟通双方或一方处于情绪不佳时，也会影响信息的传递。如愤怒时易出口伤人；抑郁时不愿意讲话、反应迟钝；兴奋、激动时可能出现词不达意现象等，从而影响沟通过程及结果。

3. 知识因素　沟通双方的文化程度、方言差异、对同一事物的理解不一致等，都会影响沟通过程及结果。

4. 社会因素　沟通双方的社会文化背景存在差异，如种族、民族、职业、社会阶层等不同，礼节习俗、宗教信仰、对事物的观点、价值观、生活习惯等出现差异而导致沟通不能顺利进行。

5. 其他因素　沟通双方各异的个性特征、自我形象、主观能动性等也是影响沟通的重要因素。

（二）信息因素

信息通过沟通传递。信息传递过程语义是否清楚、用语习惯是否引起误会、语言和非语言信息是否互相矛盾、能否被接收者所了解和接受均会影响沟通的有效性。

（三）环境因素

1. 物理环境　物理环境主要指环境的舒适、安全、安静、整洁程度，包括光线、温度、噪声、整洁度、隐蔽性等。有利于保护患者隐私的环境适合护患之间的沟通。

2. 社会环境　社会环境主要指沟通环境的氛围、人际关系、空间距离等。良好的人际关系、融洽的氛围、适当的交往距离等会促进沟通的顺利进行。

（四）不当沟通方式的影响

在沟通过程中，不当的沟通方式会导致信息传递受阻，甚至信息被曲解等沟通无效的现象。护士在工作中，有时会不知不觉地使用某些不当的沟通方式而阻断正常沟通的进行。

1. 突然改变话题　在与患者沟通过程中，若护士对于谈话内容没有意义的部分缺乏耐心，而很快改变话题或转移交谈重点，可能会阻止患者谈出一些有意义的信息。

2. 主观判断或说教　当沟通的一方不顾及对方的感受，而做出主观判断或者在交谈中使用一种说教式的语言，并且过早地表达个人的判断，常常会使沟通中断。

3. 虚假的或不适当的保证　为了使患者高兴，讲一些肤浅的、宽心的安慰，或者对患者的疑问给予不适当、针对性不强的解释，会给患者一种敷衍了事、不负责任的感觉。

4. 急于陈述自己的观点或结论　在沟通过程中应了解对方的心态和想法，如果对方只听不说，沟通渠道就会慢慢关闭。一般人很少在谈话之初就说出他们的真正重点，通常需要时间去"想一想"他们要说的话，以表达出真正困扰他们的焦虑及问题。护士要善于引导患者表达他们的情感和信息，不宜急于陈述自己的观点或结论，以免阻断对方的思路，或者让患者感到被孤立和不被理解。

护患沟通，不仅是临床护理的一种基本手段和服务内容，而且是一种科学的工作方法、一门服务的艺术，是护理工作的一种专业技能。护理人员在沟通中不仅要让患者"看"到护士的服务，也要让患者"听"到护士的服务。良好的护患沟通可使患者正确理解护士的服务，增加对护士的信任感，而患者的信任和理解又可增强护士的自我价值感，从而拉近护患双方的距离，逐步建立起相互尊重、理解、信任、支持、平等、合作的护患关系。

四、常用的沟通技巧

有效的沟通是指接收者所接受到的信息与发出者所表达的信息相吻合。沟通的结果不但能使双方相互影响，还能建立起一定的关系。为此，护理人员必须掌握常用的沟通技巧并合理应用。

（一）倾听

倾听是指人们通过视觉、听觉和媒介接受、吸收和理解对方信息的过程。倾听并不是单纯地听别人说话而已，更应注意伴随说话者的非语言性信息，如说话的声调、频率、语言的选择、面部的表情、身体的姿势和移动等。倾听是将"整个人"都参与进去，并试着去理解在沟通中所传达的"所有信息"。在护患沟通中，要成为一个好的倾听者，护士必须做到：

1. 适宜时间和环境 护士应对安排适宜的时间和环境与患者交流。

2. 全神贯注 倾听最重要的是关注对方。沟通过程注意力要集中，不要因为对方的语音、语速等分心；通过体位和目光的接触表示关心和真诚；保持舒适体位表示耐心；注意不要有四处张望、看表、打哈欠等分散注意力或让对方认为心不在焉的小动作。

3. 不随便打断谈话 把患者的谈话听完整，不急于做判断，更不要随便打断别人的谈话。

4. 适时地提问 适时、适度地提问，仔细体会患者的"弦外之音"，了解患者真正要表达的意思。

5. 注重患者和护士的非语言性沟通 注意患者的非语言性信息，因为非语言性信息往往比语言表达的信息更接近事实。但要注意，有时非语言性表达的信息并不十分清晰，如果可能，应适时鼓励患者将非语言性信息用语言表达出来。另外，护士也应采用适当的面部表情和身体姿势等非语言信息给予响应，表明自己在认真倾听。

（二）反应

反应是回应对方所说的内容（包括语言性的和非语言性的），使信息发出者能对自己的讲话和表现进行评估，从而保证有效的沟通。反应是帮助患者控制自己情感的技巧，如应用引导性的谈话，鼓励患者表露自己的情绪、情感，可以用"您的意思是……"，"您看起来好像……"。护士可以运用恰当的移情，建立护患之间的相互信任关系。

（三）提问

在护患沟通过程中，护士恰当的提问往往能促进和鼓励患者提供更多的信息，有助于双方和谐关系的建立。提问可以引导谈话的进行，提问题可以有两种方式：

1. 开放式问题 开放式问题范围广，不限制对方的回答或反应，允许对方做出广泛的、不受限制的回答，常作为鼓励人们表露自己思想和情感的主要方法，并应用于护理工作中。开放式问题的运用给患者以较多的自主权，但需要的时间较长。

2. 闭合式问题 闭合式问题范围窄，是将对方的反应限制在特别的信息范围之内，反应者仅能给予特定的或限制性的回答。常见的闭合式问题只要求对方回答"是"或"否"。其特点是省时、效率高，但不利于对方表露自己的情感或提供额外的信息。

在护患沟通过程中，护士应掌握提问的技巧，特别要注意提问的时机、内容，以及提问的语气、语调、句式等。在实际运用中，如果过多地使用闭合式问题会抑制沟通，减低患者的自主感。如询问患者手术后伤口疼痛时用"伤口痛吗？"，回答是"痛"或"不痛"。这是一个闭合式问题，信息量很少。如果换一种方式问"您最近伤口疼痛的情况如何？"，这是一个开放式问题，患者可以回答很多方面的内容，比如最近伤口疼痛的次数、疼痛的程度，以及伤口疼痛对饮食、睡眠的影响等。

（四）重复

包括对患者语言的复述与意述。复述是将患者的话重复一遍，尤其对关键内容，但不作评价；

意述是将患者的话用自己的语言复述，但保持原意。在护患沟通中，护士全神贯注，并恰当地运用重复，能增强沟通的效果。

（五）澄清和阐明

澄清是将患者一些模棱两可、含糊不清、不够完整的陈述弄清楚，有时还可获得意外的收获。澄清有助于找出问题的症结所在，保证沟通的准确性。阐明是护士对患者所表达的问题进行解释的过程，目的是为患者提供一个新的观点。如"您刚才说……，是吗？"，或用"我还不能完全理解您的意思，您能否再说清楚一点？"等形式来澄清问题。

（六）沉默

沉默是一种重要的治疗方式。语言并不是唯一可以帮助人们沟通的方法，以和蔼的态度表示沉默将给人十分舒适的感觉。沉默给人以思考及调适的机会，适当地运用沉默会有意想不到的效果，尤其在患者悲伤、焦虑时，患者会感受到护士是在认真地听、在体会他的心情。有些护士不善于运用沉默，当沉默出现时感到不舒适，而且会把这种不舒适的感觉传递给患者，或急于打破这种沉默，这将阻碍有效沟通。

（七）触摸

触摸是一种常用的非语言性沟通技巧，可以表达关心、体贴、理解、安慰和支持。在护理过程中，审慎地、有选择地使用触摸对沟通有很大的促进作用。如在患者悲哀伤心时，护士用手轻拍患者的肩膀，此时的触摸会让患者感到被关心和理解；当护士轻轻地把手放在发热患者的前额上时，会使患者感到被关爱。在护患沟通中，触摸是一种无声的语言，护士使用适当的触摸可以起到治疗作用，能使情绪不稳定的患者平静下来，这也是与视觉、听觉有障碍的患者进行有效沟通的重要方法。但运用时应注意年龄、性别、种族、社会文化背景、触摸的形式和部位，以及触摸时的情景和双方的关系等。触摸的应用具有积极和消极两方面的影响，所以表达应该非常个体化。

（八）特殊情况下的沟通技巧

在护患沟通过程中，患者并非都是处在一个非常平和的情绪中。护士经常要面对的是生气、发怒、哭泣、抑郁，甚至是有心理和生理缺陷的患者。因此，掌握特殊情况下的沟通技巧是相当重要的。

1. 与愤怒的患者进行沟通　在临床护理工作中，难免会遇到一些愤怒的患者，他们大声喊叫，愤怒地指责别人；有时会无端地仇视周围的人，甚至会出现一些过激行为，如拒绝治疗护理，拔掉管子或绷带；他们要求苛刻，稍有不满就会发脾气，或不断地指使护士立刻为他提供各种检查及护理。面对这种患者，很多情况下护士也会失去耐心，或被患者的过激言行激怒，或者尽量回避，但这些做法只会使问题更加恶化。当患者愤怒的时候，护士需要注意的沟通要点是：认真倾听患者的诉说；了解和分析患者愤怒的原因，因为多数情况下患者是以愤怒来掩饰自己的害怕、悲哀、焦虑或不安全感；安抚患者，使他们的身心恢复平衡；尽量满足患者的合理要求，对他们所遇到的困难和问题及时做出理解性的反应。

2. 与要求过高的患者进行沟通　长期住院的慢性病或晚期癌症患者情绪郁闷，可能会因为各种原因发泄不满，表现为连续不断地抱怨，对周围的事物看不顺眼。护士应该理解患者的行为，沟通要点是：理解患者，这类患者可能认为自己患病后没有得到别人足够的重视及同情，从而以苛求的方法来唤起别人的重视；认真倾听患者的诉说，仔细分析了解他们的需求；对患者的合理要求及时做出回应。有时应用幽默或一个微笑会让患者感受到护士的关心及重视。必要时，护士在对患者表示关心理解的同时，可适当对患者的不合理要求进行限制。

3. 与不合作的患者进行沟通　此类患者表现为不遵守医院的各项规章制度，不愿与医务人员配合，不服从治疗等。由于患者不合作，护士之间可能会产生矛盾，有时会使护士感到沮丧，此时护士千万不可让患者的情绪感染自己，以怒制怒。沟通要点是：主动与患者沟通；了解患者不合作的原因；尽量使患者面对现实，积极地配合治疗与护理。

4. 与悲哀的患者沟通 多种原因可引起患者的悲哀，如疗效不佳、病情加重、丧失亲人等，沟通时护士应允许他们表达自己的感受。沟通要点是：如果患者想哭，应让其发泄，哭泣有时候是一种有效的、有益健康的反应，静静地陪伴患者，或轻轻地触摸患者的肩部、握住患者的手，送上一杯饮料或毛巾都是较好的方法；鼓励患者倾诉悲哀的理由；如果患者希望独自安静一会儿，可以为其提供一个安静的空间；应用鼓励、倾听、移情、沉默等沟通技巧对其表示理解、关心及支持，使患者心理恢复平衡。

5. 与抑郁的患者进行沟通 抑郁的患者具有反应慢、说话慢、动作慢、注意力不集中的特点。患者一般是在承受了诊断为绝症或其他打击后出现抑郁反应，往往有悲观情绪，或者显得很疲乏，甚至有自杀念头，所以不容易交谈。沟通要点是：①尽量表示体贴与关怀；②以亲切、和蔼的态度简短地向患者提问，必要时可多重复几次；③及时对患者的需求做出回应，使患者感受到护士的关心及重视。

6. 与病情严重的患者进行沟通 在患者病情严重或处于危重状态时，沟通要点是：话语简短，避免一些不必要的交谈内容，以防加重病情；对意识障碍患者，护士可以重复一句话，以同样的语调反复与患者交谈，以观察患者病情变化；对昏迷患者，触摸是一种较好的沟通方法，无论患者是否感受到，是否有反应，都应该反复地、不断地尝试与其沟通。

7. 与感知觉有障碍的患者进行沟通 对感知觉有障碍的患者，沟通时可能会出现一些困难或障碍。

（1）与听力障碍患者的沟通：应注意：①面对患者，让他看到护士的面部和口型时再开口说话；②选择安静的环境；③交谈时适当大声，但避免吼叫，造成患者误解；④应用非语言性沟通技巧，如面部表情、手势，或应用书面语言、图片等与其沟通。

（2）与视力障碍患者的沟通：应注意：①及时告知患者，让他知道你的存在；②给予患者足够的时间反应，切忌催促患者；③鼓励患者表达自己的感受；④可用触摸的方式让其感受到护士的关心，尽量避免或减少使用患者不能感知的非语言沟通信息，对因看不见而遗漏的信息应尽量给予补偿。

美国护士沟通能力要求

美国高等护理教育学会在 1998 年颁布的《护理专业高等教育标准》中指出：沟通是复杂的、持续的互动过程，是建立人际关系的基础。护理课程和临床实践应使学生获得相关的知识和技能，并做到：

1. 在各种场合用各种媒介有效表达自己。
2. 在评估、实施、评价、健康教育中表现出沟通的技能。
3. 帮助患者获得和解释健康知识的意义和效果。
4. 与其他专业人员建立和保持有效的工作关系。
5. 对有特殊需求的患者运用不同的沟通方法。
6. 有清晰、准确、逻辑的书写能力。
7. 在护患关系中运用治疗性沟通。
8. 运用多种沟通技巧与不同人群恰当、准确、有效地沟通。
9. 从广泛的资源中获取和运用数据及信息。
10. 为患者提供咨询和相关的、敏感的健康教育信息。
11. 准确、彻底地将护理措施和结果存档。
12. 引导患者澄清爱好和价值观。

第二节 治疗性沟通

一、治疗性沟通的概念

治疗性沟通（therapeutic communication）是指围绕患者的健康问题并能对健康起积极作用而进行的信息传递和理解。治疗性沟通是有目的的护患沟通，沟通中的信息发出者和接收者分别是护士和患者。沟通的内容是属于护理范畴内与健康有关的专业性内容。沟通的重点在于帮助患者进行心身调适，由疾病状态向健康的方向转化。

二、治疗性沟通的特点

治疗性沟通是一般性沟通在护理实践中的具体应用，具有下列特征：

1. 以患者为中心 促进患者健康是治疗性沟通的目的，因此，在整个沟通过程中始终应以患者为中心、以双方平等为基础、以满足患者的健康需求为目的。

2. 以目标为导向 治疗性沟通是有目的、有特定内容的专业性访谈，应围绕护患关系的进程并针对相应的工作重点和目标而开展。

3. 沟通信息涉及范围广 治疗性沟通涉及患者健康和疾病的信息，有时涉及患者的隐私。

4. 沟通的发生不以人的意志为转移 治疗性沟通是护理工作的需要，沟通交流的对象不能进行主观上的选择，只要是护理的服务对象，治疗性沟通就要发生，它不以人的意志为转移。

三、治疗性沟通的意义

1. 有助于建立相互信任的、开放的护患关系，为提供优质护理奠定良好的基础。

2. 收集有关患者健康的资料，全面了解患者情况，为护理提供必要的依据。

3. 与患者共同商讨其健康问题、护理措施、护理目标，取得患者的合作，鼓励患者参与，双方共同努力以达到预期目标。

4. 为患者提供相关的健康知识和康复信息，促进患者提高自我照顾的能力。

5. 给予必要的心理社会支持，促进患者身心康复，早日回归家庭和社会。

四、治疗性沟通的过程

治疗性沟通的特点是护患双方围绕与健康有关的内容进行有目的的交流，它与一般的社交谈话不同。在沟通过程中应强调以患者为中心，体现真诚、关怀、理解、移情。要求护士对沟通的目的、内容、形式、时间和环境进行认真的组织安排。

1. 计划与准备阶段 任何有目的的交谈都应做好准备和计划工作，包括：交流的方式、明确访谈的目标和特定的专业内容；全面了解患者的有关情况，列出提纲，以便访谈时能紧扣主题；准备好访谈环境，提前通知患者访谈时间，并使患者在良好的身心状况下访谈，满足患者舒适和隐私的需要。

2. 访谈开始阶段 与患者开始访谈时，护士需要：有礼貌地称呼患者，使患者有相互平等、相互尊重的感觉。许多患者对医护人员用床号称呼他们很反感，因为那使人有不被尊重的感觉。主动介绍自己，告诉患者自己的姓名及职责范围，使患者产生信任感。向患者说明此次交谈的目的和所需要的大概时间，使患者在思想上有所准备，减轻紧张和焦虑情绪。创造一个无拘束的访谈气氛。帮助患者采取适当的卧位，避免不良因素的影响。

3. 访谈进行阶段 交谈过程中应遵循以患者为中心的原则，引导和鼓励患者交谈。除采用一般性沟通技巧之外,如倾听、重复、反应和提问等,护士还必须根据访谈的目标及内容,应用访谈技巧,提出各种各样的问题。提问时应注意:一次只提一个问题,如果一次提的问题太多,患者不便集中思考;提问时语句应尽量简单、明确,不明确的问题使人难以回答;尽量使用对方熟悉的语言。以特定的访谈方法向患者提供帮助,并注意为患者保密。观察患者的各种非语言表现,如面部表情、眼神、手势、语音、语调等。可以应用沉默、集中注意力、引导访谈方向、重复等沟通技巧以加强访谈的效果。

4. 访谈结束阶段 顺利、愉快地结束交谈可以培养良好的护患关系,并为今后沟通打好基础。访谈结束时应注意:结束交谈应让患者有心理准备;尽量不要再提出新问题;简要总结访谈的重点内容,核实记录的准确性;对患者的合作表示感谢,并安排患者休息;必要时预约下次访谈的时间和内容。

五、治疗性沟通的注意事项

护患的治疗性沟通是双向的,护患之间由于年龄、性别、背景、受教育程度、生活环境等因素的差异,可能影响沟通的效果。因此,护士在访谈时需要注意以下几方面:

1. 评估患者的沟通能力 评估患者的沟通能力是进行治疗性沟通的基础条件。人的沟通能力是不同的。患者沟通能力评估主要包括听力、视力、语言表达能力、语言的理解能力、病情以及情绪、价值观、态度等。

2. 学会引导患者交谈 引导患者交谈的要点为:关心、同情患者,对患者有责任感,是患者是否愿意与护士沟通的基础和关键;使用开放式谈话方式,尊重、体谅患者,称呼得当,语言措辞得体;学会询问,并采用鼓励的语言让患者把自己的真实感受表达出来;尊重事实,实事求是。

3. 合理分配时间,掌握谈话节奏 护理人员要合理分配时间,掌握谈话节奏,内容包括:在时间安排上注意与主要的治疗和其他护理的时间错开;根据患者的具体情况,掌握沟通的节奏,尽量与患者保持一致。

4. 应用人际沟通技巧 人际沟通技巧包括:积极的倾听态度;巧用非语言沟通;注意患者的非语言表现;访谈时注意紧扣主题;尽量少用专业词汇;注意访谈内容的保密。

5. 理解患者的感受,对患者的需要及时做出反应

6. 及时、如实地向患者提供健康有关的信息

(刘雅玲)

思 考 题

(一)名词解释

沟通;治疗性沟通

(二)选择题(请选择一个最佳答案)

1. 在核实过程中,将患者一些模糊的、不完整的或不明确的叙述弄清楚,属于以下哪项核实的方法( )

A. 复述   B. 改述   C. 澄清   D. 总结   E. 叙述

2. 不使用词语,而是通过身体语言传送信息的沟通形式属于哪种类型的沟通( )

A. 直接沟通   B. 间接沟通   C. 语言沟通

D. 非语言沟通   E. 单向沟通

3. 护患间沟通最合适的距离是（　　　）

A. 亲密距离　　　　　　　B. 个人距离　　　　　　C. 社会距离

D. 公众距离　　　　　　　E. 安全距离

4. 张女士昨天刚刚做了乳腺切除手术，早上护士进病房时发现她默默地流泪，此时护士的最佳反应应该是（　　　）

A. 试着让患者说出伤心的原因　　　　　　B. 悄悄离开病房

C. 询问同室患者　　　　　　　　　　　　D. 静静地坐在床边陪陪她

E. 假装没看见

（三）案例分析

护士小静向患者询问病情

护士小静问："您现在伤口痛不痛？"患者回答："不痛。"

护士小静问："您昨晚睡眠好不好？"患者回答："不是很好。"

护士小静问："昨天吃饭好还是不好？"患者回答："比较好。"

请问：

1. 护士小静提问用的是什么方式？该方式提问的优点和缺点是什么？

2. 护士小静的提问有效吗？为什么？

第十二章 护理理论与模式

【学习目标】

识记 1. 能清晰描述护理理论的基本概念、目的及演进。2. 能正确解释奥瑞姆的自理理论、罗伊的适应模式、纽曼的系统模式、考克斯的健康行为互动模式的概念。3. 能准确概述自理理论、适应模式、系统模式、健康行为互动模式的主要内容和基本框架。

理解 1. 能简要分析说明自理理论、适应模式、系统模式、健康行为互动模式的主要观点。2. 能举例说明自理理论、适应模式、系统模式、健康行为互动模式在护理工作中的作用。

运用 学会运用自理理论、适应模式、系统模式、健康行为互动模式对具体患者进行分析。

案例 12-1

患者张某，女，38 岁，因右乳腺癌术后行第 2 次化疗入院。体温 36.5℃，脉搏 80 次/分，呼吸 20 次/分，血压 130/80 mmHg。社会心理资料：自诉难以接受自己化疗后脱发明显的形象。其丈夫为某公司经理，工作较忙，探视次数较少，张某感觉孤独。有一个 8 岁儿子小学在读，担心孩子无人照管。入院第 2 天开始化疗，化疗当天患者出现恶心、呕吐、食欲下降等情况。

问题：

1. 根据罗伊的适应模式，患者张某在四个适应方面分别存在哪些行为反应？
2. 促使患者张某无效性反应的主要刺激、相关刺激、残余刺激分别是什么？
3. 患者张某存在的主要的护理诊断有哪些？

现代护理学的发展得益于护理理论的研究和应用。理论通过对实践中现象的描述、解释、预测和控制，为提高实践水平提供了知识基础，同时又通过实践检验了理论。护理学在发展的早期，主要依赖直觉和经验进行护理实践。20 世纪 50 年代开始，护理实践的先驱者们在吸收社会学、心理学和医学科学理论的基础上，摸索并发展了一些护理学独特的理论和模式，为护理学的科学发展奠定了理论基础，为护理学知识理论体系的建立和发展做出了积极的贡献。其中，对护理实践影响较大的理论有奥瑞姆的自理理论、罗伊的适应模式、纽曼的系统模式和考克斯的健康行为互动模式等，本章将逐一重点介绍。

第一节 护理理论概述

护理理论是对护理现象和活动的本质与规律的总结，是在护理实践中产生并经过护理实践检验的理论体系。它是由一系列特定的概念、假设、命题（原理）以及对这些概念、假设、命题（原理）严密论证组成的知识体系。

一、理论及护理理论相关概念

（一）概念

概念反映事物的本质联系，是人们在对经验现象或事实感性认识的基础上经反复抽象思维而形成的逻辑形式。概念表现为名词和术语，并包含着对事物内涵与外延的规定。内涵反映研究对象的特有本质属性，如"人"这一概念的内涵是"能直立行走制造工具进行劳动的高等动物"。外延是概念中具有其特有本质属性的对象，即概念所指的一切事物，通常称为概念的适用范围，如"人"这个概念的外延可以是古今中外所有的人。

任何一门学科理论都是由一些最基本的概念构成的，因此，可以说概念是构建理论的基本要素。如弗洛伊德的人格结构理论，就包含了"本我、自我、超我"等重要概念；生物学理论可能包括"细胞、组织、器官、生命"等概念；而护理学理论的核心概念是"人、健康、环境和护理"。概念为科学理论提供了具有特定含义的、通约性的术语或语言，是构建理论的逻辑基础。因此，构建科学理论的概念，必须要求定义严谨明确，内涵与外延清楚。

（二）假设

假设是以现有的事实材料和科学理论为依据，对未知的事实或规律提出的一种推测性说明。假设必须要从事实材料出发，根据已证实的科学理论进行逻辑论证。同时，假设提出后必须得到实践的证实，才能成为科学原理。因此，假设是一种需要验证的概念间关系的陈述。例如，音乐疗法是心理疏导的主要方法之一，假设倾听音乐可以缓解癌症患者焦虑或抑郁的情绪，但这需要经过反复科学研究和实践证明，才能形成癌症患者心理疏导的相关理论。

（三）命题

命题是以概念为基础，对事实或现象进行分类和分析，概括或假设它们之间的逻辑关系，并给予合理的解释。命题是对经验现象或事实基本关系的反映，是一种表现为科学判断的思维形式。在科学理论中，命题一般需要表达经验事实过程的条件，对问题的范围进行限定和抽象，反映的是特定条件下事实或现象的规律（关系）。相互关联的命题和观念构成一个系统，由此可以形成一个理论体系的框架。

（四）模式

模式是指由相互关联的概念和观念构成一个系统的概念框架，是对现实世界某些方面关系的一种示意性的表达方法。与理论相比，模式通常较简洁、笼统、宏观和抽象，如现代医学模式常用"生物-心理-社会"这样一个示意性的图形来阐述健康与疾病的实质。

（五）理论

理论由一组相互关联的概念、命题和观念组成，用于系统地描述、解释、预测和控制学科领域内的一些客观现象和事实。与模式相比，理论中的概念相对比较具体和深入，一般只解释本学科研究领域中的部分现象，因此理论对现象的描述和预测更具体、更清晰。在护理学中，并未对护理模式和护理理论进行严格的区分，在文献中经常混合使用。一般认为，护理模式是护理理论的雏形，相对比较宏观和抽象，还需要在实践中不断地验证和修正，发展成为较完善的理论。护理理论相对比较成熟、具体和清晰，在护理学科中的接纳程度和传播范围较护理模式强。

二、护理理论的目的

理论是人类对客观现实进行科学认识的一种成果，是解释客观现实变化规律的体系。建构护理理论的意义主要在于指导护理实践和护理研究，同时，护理实践和护理研究又进一步促进护理理论的完善和护理学科的发展。

1. 护理理论界定护理专业的角色、任务、职责，引导护理实践朝向护理目标发展 护理理论提供观察护理现象、判断和分析护理问题、选择护理干预措施的正确方法，可以使护士正确地预测护理的结果和患者的反应。当行动的结果和预期的结果相吻合时，不但可以加强我们的责任感，还能加强对实践的控制，增加护理的自主性，提高护理的效率和质量。

2. 护理理论指导护理研究，使研究得以深入 护理理论为我们提供了科学认识护理现象的理论框架和分析手段,借助理论我们可以发现研究问题、确定研究变量、假设变量间的关系。

3. 护理理论反映护理科学的重要特征,强调护理专业独特的目标和宗旨 护理理论促进护理学科发展,指导护理实践,促进和提高护理实践的效果,同时,也在护理实践中得到验证、完善。护理理论指导护理研究,研究的结果使科学知识得以积累,进一步丰富和发展护理理论。护理实践、护理研究和护理理论相互促进、不断发展,最终促进护理学科的整体发展和提升。

三、护理理论的演进

护理理论的发展是以护理学科的发展为基础的。现代护理学的创始人南丁格尔通过克里米亚战争的护理实践,认识到护理的核心是为伤员创造舒适的休养环境,主要包括提供良好的通风、适宜的光线、温暖而安静的病室、清洁的被褥和敷料、安全的饮水及食物等理化环境,还包括重视与患者的沟通交流和对患者的心理关怀。在《影响英国军队健康、效率与医院管理的要素摘记》一书中,她详细论述了环境对伤员康复的重要性,创建了"护理环境学说"。虽然"护理环境学说"从严格的科学意义上不属于护理理论,但是为护理理论的发展奠定了良好的基础,指导着护理实践的发展。

20世纪50年代,美国高等护理教育的发展为护理专业培养了一批具有科研能力和博士学位的护理师资,有力地促进了护理研究和护理理论的发展。这一时期,受其他学科的影响,护理学开始借鉴社会学和心理学等学科的理论,如"人类基本需要层次理论"、"成长与发展理论"、"应激与适应理论"和"一般系统理论"等,用于指导护理教学和护理实践。

20世纪60年代,美国护士协会提出将发展护理理论作为护理专业的首要任务。20世纪70年代以后,国外涌现出一批护理理论家,陆续发表了自己的护理模式或理论,如莱温(Levine,1967年)的护理实践守恒模式、罗杰斯(Rogers,1970年)的生命过程模式、罗伊(Roy,1970年)的适应模式、奥瑞姆(Orem,1971年)的自理理论、金(King,1971年)的达标理论、纽曼(Neuman,1972年)的系统模式和约翰逊(Johnson,1980年)的行为系统模式等,护理理论进入了一个快速发展的新时期。

第二节 奥瑞姆的自理理论

多罗西亚·E.奥瑞姆(Dorothea Elizabeth Orem)是美国著名护理理论家,1914年出生于美国马里兰州(Mary Land),1934年毕业于华盛顿普鲁维修斯医院的护士学校,1939年获美国天主教大学护理学学士学位,1945年获天主教大学护理教育硕士学位,1976年获乔治城大学荣誉博士,并于1980年获得天主教大学校友会护理理论成就奖,1984年退休。奥瑞姆一生从事过护理临床、护理教育、护理管理和护理理论的研究和创建等工作,丰富的护理实践经验和严谨的科学态度为自理理论(theory of self-care)的创建奠定了基础。

奥瑞姆自理理论首先出现在 1959 年出版的《职业护理教育课程设置指南》(*Guidelines for Developing Curricula for the Education of Practical Nurses*)一书,自理理论的提出是根据她1949～1957 年作为美国印第安纳州健康委员会的医院和研究机构的护理顾问的经历。她在参与一个改善执业护士训练计划时,有感而引发一个问题:在什么状况下,人需要护理照顾?不断地思考使奥瑞姆认识到人们在无法照顾自己时需要护理。1971 年,奥瑞姆发表了《护理:实践的概念》(*Nursing: Concept of Practice*)一书。她在书中详细阐述了自理理论及三个相关概念。1980 年奥瑞姆继续发展其护理理论,奥瑞姆于 1980 年、1985 年、1991 年、1995 年、2001 年多次再版其著作。奥瑞姆的自理理论已成为护理教育、护理实践、护理管理和护理科研的主要模式之一。

一、奥瑞姆自理理论的主要内容

奥瑞姆的自理理论由三个相互关联的理论构成，即自理理论、自理缺陷理论和护理系统理论。该理论重点阐述了三个问题："什么是护理？人何时需要护理？护士如何提供护理？"，并强调护理的最终目标是恢复和增强人的自护能力。

（一）自理理论

奥瑞姆认为，自理活动是个体为了满足自身的需要而采取的有目的行为。在正常情况下，人有能力满足自己的各种需要，即人有自理能力。自理理论强调以自我照顾为中心，描述和解释了什么是自理以及人有哪些自理需要。

1. 自理 自理即自我照顾，是个体为维持生命、健康和功能完好而需要自己采取的有目的的行为，包括进食、穿衣、洗漱等日常生活，也包括社会交往、适应环境变化等方面的个体活动，还包括预防疾病、寻求帮助和治疗服药等患病时的活动。自理是人类的本能，是连续而有意义的活动。完成自理需要知识、经验和他人的指导和帮助。对于儿童和老人等不能自理的个体，由其父母或照顾者完成维持生命、健康和功能完好的一系列活动，奥瑞姆把这种情况称为依赖性照顾（dependent-care）。

2. 自理能力 自理能力是指个体完成自理活动的能力。日常生活中贯穿着许多自理活动。人成长的过程就是自理能力逐渐形成的过程，个体的自理能力通过实践和学习不断得到发展。

奥瑞姆认为人的自理能力包括十个主要方面：①维持并训练对影响个体内外部环境的因素保持警惕的能力。②控制和利用体能的能力。③对躯体运动的控制能力。④认识疾病和预防复发的能力。⑤正确对待疾病的能力。⑥对健康问题的判断能力。⑦获得、保持并运用有关自理所需的知识和技能的能力。⑧与医护人员有效沟通并配合治疗的能力。⑨安排自理行为的能力。⑩寻求恰当的社会支持和帮助的能力。

一般情况下，人都有自理能力，但是自理能力存在个体差异，即使是同一个人，在不同的生命阶段或处于不同的健康状况下，自理能力也会发生变化。影响个体自理能力的因素除了年龄、性别、发展状态和健康状况以外，还受社会文化背景、卫生健康因素（医疗诊断、治疗）、家庭系统、生活方式、环境因素、资源及利用情况等影响。如一般情况下，大多数健康成人都有能力完成食物的采购、烹调、咀嚼和吞咽等一系列行为，但也有一部分人可能需要营养知识或烹调技能的指导。高龄老人、小儿和患者在独立完成全部活动时会有一定困难，需要提供帮助；昏迷患者则连咀嚼和吞咽都不能有效进行，因此，就需要鼻饲或经静脉维持营养。

3. 自理需要 自理需要是指达到自我照顾的行为。奥瑞姆分析人的自理需要包括三个部分。

（1）一般的自理需要：一般的自理需要是所有人在生命周期的各个发展阶段都存在的，是维持自身结构正常和功能完好所必须满足的需要。包括8个方面：维持足够的空气吸入；维持足够的水分摄入；维持足够的食物摄取；排泄方面的照顾；活动和休息；独处与社交；预防对生命、身体功能有害因素的伤害；增进个体功能及发展潜力。

（2）发展的自理需要：指在人的生长发育过程中，各个不同的发展阶段所存在的或在特定的状况下产生的必须满足的特定需要。具体包括两部分：①各个不同的发展阶段所存在的特定需要，如幼儿期要学会控制大小便，养成良好的卫生习惯；老年期要接受身体的衰老，适应退休后的生活。②成长发展过程中特定情况时产生的需要，如在上学、求职、结婚、生子、空巢、丧偶等特定状况下产生的心理适应、人际交往和生活调整等特殊需要。

（3）健康不佳时的自理需要：指个体在遭受疾病、创伤或诊断治疗过程中产生的必须满足的需要，常包括六类：①健康状态改变时及时就医的需要。②了解疾病过程和预后的需要。③有效地执行治疗方案的需要。④了解与治疗方案有关的潜在问题的需要。⑤改变自我概念，接受患病的事实，适应患者角色的需要。⑥患病后调整原有的生活方式，以适应健康状态改变和治疗方案的需要，预防疾病复发或恶化。例如：当个人被诊断患有糖尿病时，则个人有控制饮食、监测血糖、足部护理的自理需要；当个人被诊断有传染病时，则个人有增进个体免疫系统功能、增加对传染病的抵抗能力，包括加强营养、预防接种、减少到公共场所的机会，以及预防疾病传染给他人的特别需要。

4. 治疗性自理需要 奥瑞姆认为，可以将治疗性自理需要理解成个体当前存在的所有自理需要的总和，包括一般的自理需要、发展的自理需要和健康不佳时的自理需要。评估患者当前是否存在治疗性自理需要，是判断患者是否存在自理缺陷、是否需要提供护理帮助的重要前提。因此，评估患者的治疗性自理需要，应该从患者一般的自理需要、发展的自理需要和健康不佳时的自理需要三个方面进行评估。

（二）自理缺陷理论

自理缺陷理论是整个理论的核心部分，阐述了个体在什么时候需要护理帮助和为什么需要护理帮助，包括两个核心概念。

1. 自理缺陷 是指自理能力不足时出现的治疗性自理需要与自理能力之间的差异，即当一个人的治疗性自理需要大于其自理能力时，就出现了自理缺陷。奥瑞姆认为，当个体的自理能力能够满足其治疗性自理需要时，个体处于平衡状态，即是健康的；当个体的自理能力无法满足其治疗性自理需要时，即出现自理缺陷，平衡被破坏，此时就需要护理提供帮助。护理的目的是弥补患者的自理能力不足，满足其治疗性自理需要，同时帮助患者克服其自理局限性，发展自理潜能，提高自理能力，尽快恢复自理。因此，评估患者是否存在治疗性自理需要以及评估患者当前的自理能力能否满足其治疗性自理需要，是判断患者是否存在自理缺陷的依据，也是决定采用哪一类护理方式、提供哪些护理帮助的关键。一旦确定自理缺陷存在，即可实施护理帮助（图 12-1）。

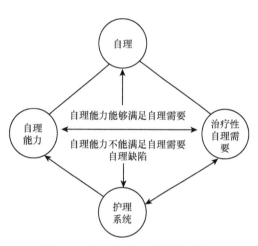

图 12-1　自理缺陷理论结构示意图

自理缺陷存在两种情况：一种是个体的自理能力无法满足自己的治疗性自理需要；另一种是照顾者的自理能力无法满足被照顾者的治疗性自理需要，如父母不能满足小孩的治疗性自理需要。

2. 护理力量 护理人员照顾他人的能力。护理力量是通过护理理论教育、护理实践训练及从实践工作中得出的一种综合的能力。

（三）护理系统理论

护理系统理论主要阐述了通过什么护理方式可以帮助有自理缺陷的个体，满足其治疗性自理需要。奥瑞姆提出了三种护理系统，明确了不同情况下患者和护士各自需要承担的工作（表 12-1）。

1. 完全补偿系统 当患者完全没有能力满足其治疗性自理需要时，护理应采用完全补偿系统给予全面的帮助。护理活动包括满足患者的全部治疗性需要，补偿患者在自理方面的无能为力，支持和保护患者并与患者家属保持密切联系等。患者活动主要是接受护理照顾。完全补偿系统常应用于以下情况：

（1）患者在意识和体力上均没有能力从事自理活动，如昏迷患者。此时需要护士提供全面的护理帮助，满足所有的治疗性自理需要。

（2）患者意识清醒，知道自己的治疗性自理需要，但缺乏必要的体力，如高位截瘫患者；或医嘱限制其活动的患者，如心肌梗死急性期的患者。

（3）患者虽然具备体力，但存在严重精神障碍，无法满足治疗性自理需要，如智障患者、精神分裂症发作期患者。

2. 部分补偿系统 当患者的自理能力仅能完成部分治疗性自理需要,而另一部分需要护理提供帮助来完成时,应采用部分补偿系统。在部分补偿系统中,护理活动包括:①根据患者的自理能力提供帮助,包括代替其完成部分自理活动,协助其完成部分自理活动,满足治疗性自理需要。②调整患者自理的方式,逐步提高其自理能力。患者活动包括尽力完成自己能独立完成的自理活动,接受护士的帮助,提高自理能力以满足治疗性自理需要。在患者自理需要的满足过程中,需要护士和患者的共同努力,两者的作用都很重要。如下肢骨折卧床的患者,可以完成洗漱、穿衣、进食等自理活动,但需要别人帮助端水、端饭、提供便器等,同时也需要通过护理的教育和指导,提高患者的自理能力,如帮助患者适应卧床生活,指导患者进行功能训练,防止关节僵硬、肌肉萎缩等并发症。

3. 支持-教育系统 当患者有能力自己满足治疗性自理需要,但需要一些指导和支持时,应采用支持-教育系统。支持-教育系统的护理活动包括护士提供教育、指导和支持,包括知识上的学习、技术上的指导和心理上的支持,从而提高患者的自理能力。患者活动包括调整和完善自理能力,满足自己全部的治疗性自理需要,如糖尿病患者需要通过学习,掌握胰岛素自我注射的技术、饮食治疗、适当锻炼及定期检测血糖等知识。

奥瑞姆认为护理系统是一个动态变化的行为系统,应根据患者的自理能力和治疗性自理需要灵活选择。一个患者从入院到出院整个过程可采用不同的护理系统,如一个择期手术的患者,入院时可选择支持-教育系统;术前准备期可采用部分补偿系统;术后麻醉未清醒时可采用完全补偿系统;清醒后可采用部分补偿系统;而出院前又可采用支持-教育系统。因此在运用这三个系统时,应持发展、开放的观点,根据患者的具体情况不断加以调整,选择正确的护理系统就是选择正确的护理方法。

表 12-1 奥瑞姆护理系统中的护患行为

护理系统	护士行为	患者行为
完全补偿系统	完成患者全部治疗性自理需要	接受全部护理照顾
	补偿患者自理能力的缺失	
部分补偿系统	完成患者部分治疗性自理需要	接受部分护理照顾
	补偿患者自理能力的不足	完成部分治疗性自理需要
	帮助患者调整和完善自理能力	调整和完善自理能力
支持-教育系统	指导患者完成自理	完成全部治疗性自理需要
	帮助患者调整和完善自理能力	调整和完善自理能力

二、奥瑞姆自理理论在护理实践中的应用

(一)奥瑞姆对护理学四个基本概念的阐述

1. 人 奥瑞姆认为,人是一个有别于动物的具有生理、心理、社会需要的整体。人为了生存、维持健康和适应环境,就自然存在自己满足上述需要的必要,即自理的必要,而人的这种自己满足需要的能力称为自理能力。人的自理能力不是先天具备的,而是通过后天学习不断获得和发展的。

2. 环境 奥瑞姆指出,环境是存在于人周围并影响人的自理能力的所有因素。人与环境是统一的,人也能够利用环境来满足自己的需要。环境可分为物质环境和社会文化环境两大类。奥瑞姆认为,现代社会有两种价值观可以影响人的自理能力:①人生活在社会中,都希望能够照顾自我,并对自己的健康及其依赖者(如未成年的子女或自理能力严重受损的家人)的健康负责任;②人们能够接受那些因为疾病等原因而不能满足自理需要的人,并愿意根据各自的能力提供帮助。可见,自我照顾和帮助他人都是社会认可的有意义的活动。

3. 健康 奥瑞姆支持 WHO 的健康定义，认为良好的生理、心理和社会适应是健康不可缺少的组成部分。人的健康是动态的，不同的时间有不同的健康状态，强调健康是最大限度的自理。

4. 护理 奥瑞姆认为"护理是艺术，是助人的服务，并且也是一项技术"。她指出："护理是一个人用创造性努力去帮助另一个人"。护理的特殊重点是人的自理需要。护理的对象是个人、群体、社区。护理行为视个人状况而定，可以是完全照顾、部分照顾或只是支持和教育性的帮助。当一个人不能进行自理或照顾他人时就需要护理。

（二）奥瑞姆自理理论在护理实践中的应用

随着社会的发展和疾病谱的改变，慢性疾病已经成为影响健康的主要问题。慢性疾病大多不能根治，治疗和护理主要围绕控制疾病、预防并发症、提高生活质量为目的进行。这就要求患者具有一定的自我照顾能力。护理工作的重要任务就是帮助患者适应疾病，克服疾病带来的不利影响，提高自理能力。奥瑞姆的自理理论正好符合这一要求，在临床护理实践中得到广泛应用。此外，该理论还广泛应用于社区护理、护理教育和护理科研等领域中。

奥瑞姆的护理系统理论包括三种护理系统，护理实践中应根据患者的自理能力和治疗性自理需要选择合适的护理系统。原则是护士应在患者现有的自理能力基础上，补偿其自理能力的不足，同时帮助患者调整和完善自理能力，从而提高患者的自理能力。护士不应无原则地包揽患者全部的自理活动，这样不利于患者的康复。当然，提倡发挥患者的自理能力并不是把护理工作推给患者和家属去做，护士应起到指导、教育和促进自理的作用。

奥瑞姆于 2001 年在临床护理实践中应用自理理论的过程模式分为以下三个步骤：

1. 诊断与处置 此期相当于护理程序的评估和诊断阶段，主要通过评估手段确定患者目前的和潜在的治疗性自理需要、患者的自理能力以及发展潜力，最后确定存在哪些自理缺陷。

2. 设计与计划 相当于护理程序的计划阶段，包括选择适合患者的护理系统，是全补偿、部分补偿还是支持-教育系统，然后设计及计划具体的护理方案。

3. 实施与评价 相当于护理程序的实施和评价阶段，包括实施护理方案，观察患者反应，评价护理效果，调整所选择的护理系统和护理方案。

三、案 例 解 析

案例 12-2

李某，男，48 岁，汉族，已婚。大专文化程度，公务员，部门领导。平时工作压力大，经常加班，个性较强，缺乏知心朋友。经常感到时间不够用："我的工作总也做不完"，"没有人可以帮助我完成工作"。嗜好吸烟，平均每天吸 1～2 包烟。喜欢食肉，不喜欢吃蔬菜，体重在正常范围的高限。缺乏运动："我几乎没有时间锻炼身体"。有一个上初三的儿子，学习成绩一般，夫妻在教育子女方面有矛盾，一度关系紧张："我妻子太溺爱孩子，我很担心孩子考不上重点高中"。患者无心脏病史："我平时身体健康，从不参加单位组织的身体检查"。患者 2 天前突然心前区压榨样疼痛，面色苍白，出冷汗，恶心呕吐，急诊入院。心电图显示：急性心肌梗死。查体：体温 38.2℃，脉搏 95 次/分，呼吸 20 次/分，血压 140/90mmHg，意识清醒，24h 尿量 1450ml。

（一）诊断

通过评估患者在一般的、发展的和健康不佳时的三个自理需要层面的治疗性自理需要、自理能力以及发展潜力，确定自理缺陷。

1. 一般的自理需要 评估一般的自理需要，以及患者的自理能力，以确定是否存在自理缺陷。

（1）空气需要：急性期心肌缺血缺氧，需鼻导管给氧 4L/min。

（2）食物需要：①心肌急性缺血性坏死，心功能低下，需限制钠盐摄入，不宜过饱，并增加新鲜蔬菜和水果防止便秘，以免增加心脏负担。②体重在正常高限，需控制总热量，进易消化低脂饮食。③急性期需卧床，如无家人陪护，需协助进食。

（3）水分需要：①饮水不限。②心肌急性缺血性坏死，心功能低下，静脉输液速度宜慢。③急性期需卧床，如无家人陪护，需协助进水。

（4）排泄需要：①急性期需卧床，需在床上排便，且不能用力，易发生排便困难或便秘，需在急性期训练床上排便，出现排便困难及时给予缓泻剂。②卧床和限制活动，需及时提供便器。③心肌急性缺血性坏死，心功能低下，需注意观察尿量。④出汗增加，需观察出汗情况，保持皮肤清洁。

（5）休息和活动需要：①急性期监护系统和监护室环境会影响患者的休息和睡眠，需通过护理改善患者的休息和睡眠。②急性期需严格卧床休息，限制活动。③恢复期根据病情制定活动计划，逐步增加运动量。出院后，一般需在家休息 2～6 个月，逐步恢复工作，适当增加体育锻炼。

（6）独处和社会交往需要：夫妻关系紧张，缺乏知心朋友，需要克服个性缺陷，改变对工作的认识，建立支持性的朋友关系和家庭关系。

（7）预防危害的需要：心肌梗死急性期需识别和预防再梗死、心律失常和心功能不全。有吸烟史，应戒烟。

（8）增进个体功能及发展潜能的需要：患者有足够的自理能力，无自理缺陷存在。

2. 发展的自理需要　评估发展的自理需要及自理能力，确定自理缺陷。

（1）不同发展阶段的特定需要　患者处于中年期，承担丈夫、父亲、部门领导多种社会角色，需要处理好子女教育问题，调整夫妻关系，工作中学会授权。

（2）某种特定状况下产生的需要　急性心梗带来较大的心理压力，需要心理支持。康复期可以跟病友及病友家庭建立联系，交流预防疾病发作、积极生活的体验，建立康复的信心。

3. 健康不佳时的自理需要　健康不佳时自理需要及自理能力从 6 个方面进行评估，以确定自理缺陷。

（1）健康状态改变时及时就医：从不参加公司组织的身体检查，需要改变其就医意识和就医行为。

（2）了解疾病过程和预后：①首次诊断为急性心肌梗死，突然发病，不了解疾病及预后。②有与医护人员进行有效沟通的能力，有学习疾病知识的能力，有预防疾病复发的动机。需让患者了解心梗的先兆症状和早期征象及处理措施，随身携带硝酸甘油，避免过于紧张和情绪激动。家庭成员应了解心脏骤停、心梗急性发作时的应急措施。

（3）有效地执行治疗方案：长期服用治疗冠心病的药物，需确保患者坚持治疗，在心绞痛发作时进行自我处理，在心肌梗死发生时及时识别，采取正确的紧急处理措施和行动。

（4）了解与治疗方案有关的潜在问题：不了解扩血管药物的副作用及预防措施，需获得扩血管药物的副作用及预防方法的知识。

（5）改变自我概念，适应患者角色：认为自己身体健康，不能接受突发的改变，需帮助患者理解并接受急性心肌梗死后造成的限制，调整工作、生活和活动方式。

（6）改变生活方式，适应健康状态改变和治疗方案的需要：存在工作压力大、嗜好吸烟、喜欢吃肉、不喜欢吃蔬菜、几乎没有时间锻炼身体等不良生活方式。患者需要减轻工作压力，戒烟，调整饮食习惯，增加锻炼，控制体重和将药物治疗整合到日常生活中。

（二）设计与计划

针对此患者情况选择护理系统。

1. 急性期采用完全补偿系统 患者绝对卧床，一切生活护理均由护士提供帮助，满足患者全部治疗性自理需要，并给予心理支持，建立良好的护患关系。

2. 恢复期采用部分补偿系统 患者可床边活动，生活护理需要护士提供部分帮助，保证医嘱的正确执行，患者自己完成部分治疗性自理需要。及时给予鼓励和提供疾病好转的信息，与患者共同制定早期康复计划。

3. 恢复后期采用支持-教育系统 通过教育患者，补充患者缺乏的相关知识，使患者形成良好的生活方式，如戒烟、适当运动、调整个性、低脂饮食、多食新鲜水果和蔬菜等，以预防疾病复发。

第三节　罗伊的适应模式

卡利斯塔·罗伊（Sister Callista Roy）1939 年出生于美国加利福尼亚州洛杉矶市，1963 年获洛杉矶圣玛丽学院护理学学士学位，1966 年获加利福尼亚大学护理学硕士学位，以后又获得加利福尼亚大学社会学硕士和博士学位。罗伊引用系统论、适应理论、应激理论以及人类需要层次理论的观点，提出人是有复杂适应能力的系统，能够不断适应内外环境的变化，阐述了人适应环境变化的调节机制和行为反应模式，于 1970 年正式发表于《护理展望》杂志上。以后又进一步出版了论述适应模式（adaptation model）的专著《护理学入门：适应模式》《护理理论构建：适应模式》《罗伊的适应模式》等。

一、罗伊适应模式的主要内容

（一）适应模式的主要概念

1. 刺激 指内外环境中促使个体发生反应的因素，包括信息、物质或能量单位。罗伊根据刺激在引发个体反应的过程中所起作用的不同，将刺激分成三种：

（1）主要刺激：个体当前直接面临的、必须做出适应反应的内外刺激。如对于一个心绞痛患者，疼痛是一个主要刺激。

（2）相关刺激：环境中所有可对主要刺激所致行为产生正性或负性影响的其他原因。这些刺激是可以观察到的、可测量的或是由本人诉说的，如心绞痛患者的情绪、活动等均属于相关刺激。

（3）残余刺激：残余刺激有时也翻译成固有刺激，指原有的，构成本人本质性的刺激，包括信仰、态度、个人特性。这些刺激是先前形成的，但对当前的反应有影响。罗伊于 1999 年将残余刺激定义为个体内外环境中可能影响主要刺激的所有其他现象，但其影响不确切或未得到证实，或者观察者无法察觉到它们的作用，如心绞痛患者的固有刺激可能有吸烟史、家族遗传史等。

2. 适应水平 适应水平是指个体所能承受或有效应对的刺激范围和强度，是输入的一部分。由于不同的个体以及同一个体在不同时期所具备的身体素质、经验、能力和其他可利用的应对资源是不同的，故适应水平具有个体差异性和变化性。

3. 应对机制 应对机制是指个体应对刺激时内在的控制和调节机制。应对能力既与先天因素和生物本能有关，又与后天学习和经验的积累有关。应对机制包括：①生理应对机制，与先天身体素质有关，主要通过神经-内分泌渠道的调节来发挥作用；②认知应对机制，主要通过认知-情感渠道的调节来发挥作用。如呼吸道感染时，体温升高，体内白细胞升高，这属于生理应对机制；个体会按照医生的要求服用药物，这属于认知应对机制。

4. 适应方式 指环境刺激作用于机体，通过生理和认知的应对机制，在四个层面表现出机体的具体适应活动和表现形式。

（1）生理功能：通过生理调节机制来适应内、外环境的变化，维持生理功能的稳定，包括与氧合、营养、排泄、活动与休息、体温调节、体液与电解质的平衡、神经与内分泌等需要和功能相关的适应性反应。生理功能适应方式反映个体的生理完整性。

（2）自我概念：自我概念是个体对自己的看法，包括躯体自我和人格自我。躯体自我是个体对自己的外形、容貌、身体功能的感知与评价。人格自我是对自己能力、气质、性格、理想、道德、社会地位等心理社会方面的感知与评价。自我概念的适应方式主要通过改变认知，调整期望值等来适应环境的变化。自我概念适应方式反映人的心理完整性。

（3）角色功能：角色功能是指个体对其承担的社会角色应尽职责的表现。角色是个人所承担的社会责任，一个人同时可以承担多种角色。角色通常可分为三级：一级角色是最基本的角色，如性别、老年、青年等。二级角色是在一级角色的基础上派生出来的，可选择的、较持久的角色。如父母角色、工程师、学生角色、配偶角色等。三级角色是由二级角色派生的，可选择的暂时性角色，如委员会成员、棒球选手、俱乐部成员等。个体在角色功能的适应方式中，越是基本的角色越重要，是首先要适应好的角色。角色功能反映个体的社会完整性，角色扮演得好，则表示社会功能完整。

（4）相互依赖：指个体与其重要关系人和各种支持系统相互间的依存关系，包括爱、尊重、支持、帮助、付出和拥有。个体面对难以应对的刺激时，常需要从相互依赖的关系中寻找帮助和情感支持。相互依赖适应方式反映个体人际关系的完整性。

5. 适应反应　包括有效反应及无效反应。有效反应是人能适应刺激并维持自我的完整统一。无效反应是人不能适应刺激，自我完整统一受到损害。通过对效应器四个层面个体行为的观察，护理人员可识别个体所作出的反应是适应性反应还是无效反应。

（二）适应模式的概念框架

罗伊认为，适应是个体或群体通过思考，有意识地去选择建立人与环境之间整合的过程与结果。罗伊将一般系统论中输入、输出、控制和反馈特征性地用来阐述人的适应过程，形成了适应模式的基本概念框架，用于说明机体的适应机制。（图 12-2）适应模式认为，人是一个整体的适应系统，由两个次系统组成：①控制器：即机体的应对机制，包括生理应对和认知应对两种应对机制；②效应器：包括生理功能、自我概念、角色功能和相互依赖四种适应方式，是机体进行生理、认知应对活动的表现。人在与环境互动过程中，环境中的各种刺激作用于人体，通过生理和认知两个应对机制的活动，在四个适应方式上表现出各自的应对行为，这些行为变化最终又反馈给人体。如果行为变化得当，能够促进人的完整性，有利于健康的发展，则为有效性反应。有效性反应使人继续与环境保持平衡。如果行为变化不利于促进人体的健康，破坏人的完整性，则为无效性反应。此时，人必须改变原有适应方式，通过寻求帮助、积极治疗和康复、改变认知或学习知识等方法，重新适应环境。

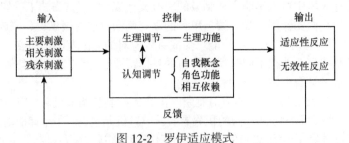

图 12-2　罗伊适应模式

二、罗伊适应模式在护理实践中的应用

（一）罗伊对护理学四个基本概念的论述

1. 人　罗伊认为，人是一个复杂的生命系统，是具有生物、心理和社会需的整体。人是开放系统，与环境进行物质、信息与能量的交换。人具有适应能力，周围环境在不断变化，人为了维持自身的完整性，必须不断改变自己，与环境相互作用，持续适应环境变化。罗伊还认为，护理对象可以从人进一步扩展为家庭、群体、社区或社会，但不管规模如何，在护理实践中都将其作为一个有适应能力的整体系统看待。

2. 健康　罗伊认为，健康是一个整体人和完整人的一种状态和过程。人的整体性和完整性表现为有能力达到生存、成长、繁衍、自主及自我实现等目标。她认为，健康与疾病是人生中无法回避的一种状态，反映了人与环境的适应过程。如果人能够适应环境变化，表现出适应性的行为反应，就能有效维持系统的整体性和完整性，从而保持健康。反之，如果人不能适应环境变化，表现出无效反应，机体的整体性和完整性则受到破坏，就可能处于疾病状态。

3. 环境　罗伊认为，环境是围绕并影响个人或群体行为与发展的所有情况、事件及因素。环境因素可以是积极的，也可以是消极的，任何环境的变化都需要个体和群体付出更多的精力和能量去适应。罗伊将作用于个体的环境因素称为刺激。刺激是输入人体系统的信号，诱发人体的行为反应，并根据刺激对人体影响的大小分成主要刺激、相关刺激和残余刺激三种。在人体适应中，有意义的刺激包括发展的状态、家庭和文化。

4. 护理　罗伊认为，护理的目标是促进人与环境之间的相互作用，增进人在生理功能、自我概念、角色功能和相互依赖四个方面的适应性反应，从而促进和维护健康。护士在了解个体的适应水平和所有作用于个体的环境刺激的基础上，通过控制个体面临的各种刺激，减小刺激强度或通过扩展人的适应范围，提高人的适应水平，最终使所有刺激都落在人的适应范围之内，使人的适应水平高于刺激强度，从而能够从容应对刺激，促进适应性反应的发生。

（二）罗伊适应模式在护理实践中的应用

罗伊以适应模式为基础，在护理实践中，采用其独特的六步骤护理程序，促进护理对象的适应性反应，以维持最佳健康状况。护理程序的步骤如下：

1. 一级评估　又称为行为评估。通过观察、交谈、检查等方法收集患者生理功能、自我概念、角色功能和相互依赖四个方面的行为反应资料，然后判断其行为是有效反应还是无效性反应。以下列出主要的无效性反应或需要帮助的适应反应：

（1）生理功能方面的无效性反应：常表现为病理的症状和体征，如缺氧、休克、循环负荷过重、水和电解质紊乱、营养不良或过剩、恶心呕吐、腹胀腹泻、大小便失禁、尿潴留、弃用性萎缩、失眠、昏迷、瘫痪、压疮、运动和感觉障碍等。

（2）自我概念方面的无效性反应：如自我形象紊乱、性行为异常、自卑、自责、焦虑、无能为力、自我评价过高或过低等。

（3）角色功能方面的无效性反应：表现为不能很好承担起自己的角色责任，如角色差距、角色转移、角色冲突、角色失败等。

（4）相互依赖方面的无效性反应：如分离性焦虑、孤独、无助、冷漠、人际沟通和交往障碍等。

2. 二级评估　是对引起反应的刺激进行评估。收集有关影响因素的资料，识别主要刺激、相关刺激和残余刺激。

3. 护理诊断　是对个体适应状态的陈述，主要针对四个适应方面的无效性反应和引起反应的刺激，提出护理问题。

4. 制定目标　是对患者实施护理干预后，预期的适应性行为表现的陈述。

5. 干预　主要通过控制各种刺激和提高个体的适应水平来达到护理目标。控制刺激不仅应针对主要刺激，还应注意对相关刺激和残余刺激的改变和控制，提高个体适应水平应了解其生理调节和认知应对的能力和特点，给予针对性的支持和帮助。

6. 评价　检查护理干预对行为的影响，判断是否为适应性行为，是否达到护理目标。对尚未达到目标的护理问题，找出原因，以确定继续执行护理计划或修改护理计划。

三、案 例 解 析

案例 12-3

  王某，女，29 岁，大专文化，汉族，小学教师，结婚 5 年，丈夫是公司职员，夫妻感情和睦，婚后与公婆同住。14 岁月经初潮，周期规则，持续 3～5 天。3 年前曾人工流产 1 次。目前怀孕 32 周，能按时进行产前检查，怀孕 15 周时经 B 超诊断为双胎。3 天前因腹疼伴阴道点状出血入院。子宫胎儿监测器测得：每 6～8min 有持续 5～10s 的子宫收缩，胎儿情况尚可，胎心音正常。医疗诊断：先兆早产，采取保胎治疗，绝对卧床休息。入院后血常规检查，血红蛋白 8g/L，遵医嘱口服铁剂，王某出现恶心反应。

（一）一级评估

评估患者的行为反应。

1. 生理功能　①住院保胎要求严格卧床休息，进食、排泄、个人卫生等一切活动需要他人照顾，王某感到非常不习惯。②应用保胎药物后因呼吸心跳加快而感到不舒适。③整天卧床感到精神疲惫和头疼。④患者贫血，血红蛋白 8g/L，给予铁剂提高血红蛋白浓度，王某出现恶心反应。

2. 自我概念　能够接受怀孕引起的身体外观的变化，有自豪感。希望能拥有两个健康的宝宝，但也非常担心胎儿的健康，担心早产或胎儿不健康，害怕自己的愿望不能实现，心理压力大。

3. 角色功能　非常渴望自己能成为两个孩子的成功母亲。医生告之早产儿存活率低，故非常担心早产，担心母亲角色失败。为了保证胎儿的健康，愿意为保胎治疗付出辛苦。

4. 相互依赖　怀有双胎后，得到丈夫和公婆的特殊关心和照顾。住院以来，白天主要由婆婆照顾，王某既感激又不安。夜晚由丈夫陪伴，感觉很放松。希望白天也能得到丈夫的照顾，但又不希望影响丈夫的工作和事业发展，左右为难。

（二）二级评估

评估引起反应的刺激。

1. 主要刺激　双胎妊娠 32 周，子宫收缩，先兆早产。

2. 相关刺激　接受保胎治疗，卧床使生活不能自理，药物反应。

3. 残余刺激　第一次住院，扮演患者角色，对丈夫的依赖，接受长辈照顾的压力，家人对孩子的渴望。

（三）护理诊断

针对患者行为中的无效性反应或不完善的适应性反应提出护理诊断，以便采取护理措施。

1. 焦虑　与担心胎儿健康有关。

2. 舒适的改变　与卧床和药物反应有关。

3. 进食、如厕、沐浴和卫生自理缺陷　与卧床有关。

（四）护理目标与护理措施

针对以上三个护理诊断，分别制定目标和措施。

1. 诊断一　焦虑：与担心胎儿健康有关。

（1）目标：患者 1 周后自述心中的担心已减轻。

（2）护理措施：陪伴并鼓励患者说出心中的担忧和感受。刚入院时患者哭着述说，担心会失去孩子或生下不健全的孩子，责任护士握住患者的手，表示能充分理解她的心情。监测胎儿心率及子宫收缩状况，评估胎儿健康状况，及时告之正确信息，以增强信心。介绍保胎的有关知识和成功例子。

2. 诊断二 舒适的改变：与卧床和药物反应有关。

（1）目标：①患者能主动描述具体的不适。②能运用减轻不适的技巧。

（2）护理措施：向患者说明卧床休息的重要性，尽量侧卧位，有利于胎儿的血液供应。指导在床上做肢体关节的活动，提供软枕支持身体，提高舒适度。教会患者做头部和颈部按摩，学会放松技巧。鼓励听音乐、看感兴趣的报刊以分散注意力。指导饭后服用铁剂，以减轻胃肠道反应。监测心率和呼吸，并告知患者已及时向医生反映她的不适症状。

3. 诊断三 进食、如厕、沐浴和卫生自理缺陷：与卧床有关。

（1）目标：患者在家人的帮助下学会床上生活自理的技巧。

（2）护理措施：将水杯、便器等日常用品放在方便患者取用的位置。鼓励多饮水，进食动物蛋白、新鲜蔬菜和水果等富有营养的食物，纠正贫血，预防便秘和泌尿系感染。强调卧床的必要性，对患者的进步给予鼓励。将患者受长辈照顾的不安感受告之患者家属，鼓励患者说出感激之情，促进相互间的沟通。

（五）评价

1周后子宫收缩减轻，B超显示胎儿发育正常，但体重偏低。患者表示要多吃营养丰富的食物，增加两个胎儿的体重，有信心分娩两个健康的宝宝。患者已适应卧床休息，白天不需要家属陪伴，将日常用品放置床边，基本生活能自理。说明护理干预有效，基本达到护理目标。

第四节　纽曼的系统模式

贝蒂·纽曼（Betty Neuman），1924年出生于美国俄亥俄州（Ohio），1947年毕业于俄亥俄州护士学校，1957年获得护理学学士学位，1966年获得加利福尼亚大学精神保健硕士学位，1985年取得西太平洋大学临床心理学博士学位，1998年获得密歇根州伟谷州立大学荣誉博士学位。

纽曼在精神保健护理领域开创了独特的护理教育和实践方法，为系统模式（system model）的发展奠定了基础。1972年在美国《护理研究》杂志上首次公开发表自己的护理学说，1982年正式出版《纽曼系统模式：在护理教育与实践中的应用》（*The Neuman Systems Model: Application to Nursing Education and Practice*），系统地阐述了她的护理观点。该书又于1989年、1995年、2002年3次再版，2011年出版了第五版，纽曼不断完善与更新她的系统模式，并广泛应用于指导社区护理及临床护理实践。

一、纽曼系统模式的主要内容

纽曼系统模式是围绕压力与系统而组织的，是一个综合的、动态的、以开放系统为基础构建的护理模式，主要论述了压力源对人的作用及如何帮助人应对压力源，以发展及维持最佳的健康状况。纽曼系统模式重点阐述了三部分内容：与环境互动的人、应激源、反应与预防措施（图12-3）。

（一）人

人是一个由生理、心理、社会文化、生长发育和精神五个相互关联的变量组成的统一体，不断地与环境进行持续互动，人的系统结构可以用围绕着一个核心的一系列同心圆来表示。

1. 基本结构 又称能量源，位于核心区域，纽曼称之为"生存因子"。包括基因类型、解剖结构、生理功能、认知能力、自我观念等，受生理、心理、社会文化、生长发育和精神五大因素及其相互作用的影响和制约。基本结构不断地进行新陈代谢，持续产生能量，供机体维持生命活动和生长发育的需要，以及适应环境和抵抗各种应激源侵袭的需要。当能量源储存大于需求时，个体系统保持稳定与平衡。

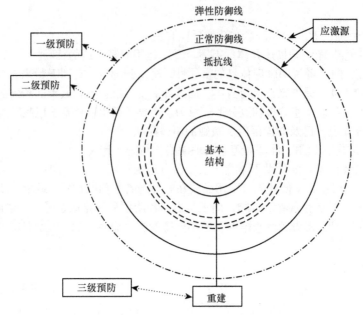

图 12-3 纽曼系统模式示意图

2. 弹性防御线 是一种动态易变的、位于机体最外层的虚线圈。它首先接触应激源，阻止有害因素入侵，同时又允许对机体发展有利的因素穿过正常防御线，进入机体。因此，弹性防御线对正常防御线起缓冲和过滤作用，保护正常防御线的完整。一般来说，弹性防线越宽、距离正常防线越远，其缓冲和保护作用就越强。弹性防御线受个体的多种因素影响，如生长发育状况、身心状况、认知能力、社会文化、精神信仰等。

3. 正常防御线 正常防御线是位于弹性防御线和抵抗线之间的实线圈，是机体的第二层防御力量。当应激源突破弹性防御线后，正常防御线会迅速做出一系列的调整和适应，以加强防御力量，保护抵抗线的完整，维持机体的稳定与健康。如果机体经过应对和调整后不能达到稳定状态，正常防御线被突破，机体就会发生应激反应，出现症状和体征。因此，维持正常防御线的完整是健康的标志。纽曼认为，个体的健康适应范围是动态变化的，正常防御线也具有一定的伸缩性，但与弹性防御线相比相对稳定，其变化的速度相对慢得多。当个体健康状况良好时，其正常防御线的适应范围就大，抗衡应激源的力量就强大；当个体健康状况下降时，其正常防御线的适应范围就小，抗衡应激源的力量也变弱小。

4. 抵抗线 是紧贴基本结构外层的一系列虚线圈，是机体最内层的防御力量，其主要功能是保护基本结构。抵抗线包括免疫功能、遗传特征、适应性生理机制以及应对行为等。当压力源侵入正常防线时，抵抗线即被激活，若其功能得到有效发挥，将促使个体恢复到正常防线的强健水平。反之，一旦抵抗线被击穿，则机体的基本结构会遭到破坏，能量逐渐耗竭甚至死亡。

纽曼认为，人的三种防御机制，既有先天赋予的，又有后天习得的。其防御强度受生理、心理、社会文化、生长发育和精神五种变量相互作用的影响，也与基本结构的特征、能量供应是否充足有关。三条防线中，弹性防线保护正常防线，抵抗线保护基本结构。当个体压力源侵袭时，弹性防线首先被激活，弹性防线抵抗无效时，正常防线受到侵犯，人体发生反应，出现各种症状和体征，此时，抵抗线被激活，如若抵抗有效，个体可重获健康；反之，则是能量耗竭而死亡。

（二）应激源

应激源是指可引发紧张和导致个体不稳定的所有刺激，这些刺激在生理、心理、社会文化、生长发育和精神五个层面上影响着人体。纽曼认为，应激源可以来自于体内，也可以来自于体外；可以单独存在，也可以多个应激源同时作用于机体。纽曼将应激源具体分成三种。

1. 个体内应激源 指来自于体内与内环境有关的应激源，如头痛、恶心、失眠、体温升高等生理性因素，以及焦虑、愤怒、自我评价过低等心理性因素。

2. 人际间应激源 指来自于两个或多个个体之间的应激源，如夫妻关系、父子关系、邻里关系、同事关系、护患关系等人际间关系的紧张、不协调或沟通障碍。

3. 个体外应激源 指来自于身体外、距离比人际间应激源更远的应激源，如生存环境恶化、经济状况欠佳、环境陌生、医疗保障体系不完善、失业等机体外因素。

（三）反应与预防措施

应激源穿透正常防御线，导致系统不稳定称为反应。针对个体应对应激源时所产生的反应强度，纽曼提出了三级预防措施。无独有偶，中医的"治未病"思想，即"未病先防、既病防变、瘥后防复"与三级预防理论，可谓异曲同工。

1. 一级预防 当应激源可疑存在，或应激源已经确定，弹性防御线正抵抗应激源的侵袭，但没有明显的应激反应出现时，护理应采取一级预防措施，即"未病先防"。一级预防措施主要是减少个体与应激源接触的可能性，或增强个体应对应激源的能力，增强弹性防御线的抵抗能力，保护正常防御线的完整，防止发生反应。

2. 二级预防 当正常防御线被应激源突破，发生反应和出现症状时，护理应采取二级预防措施，即"既病防变"。二级预防措施是一种治疗措施，主要是积极处理出现的症状，并增强抵抗线的防御能力，减轻反应以及反应造成的危害。

3. 三级预防 个体系统发生结构重组时系统的调整过程，是在实施二级预防后，病情基本稳定时采取的措施，即"瘥后防复"。主要强调帮助个体恢复及重建功能，减少后遗症，并防止压力源的进一步损害。

二、纽曼系统模式在护理实践中的应用

（一）纽曼对对护理学四个基本概念的阐述

1. 人 纽曼认为，人是一个由生理、心理、社会文化、生长发育和精神五个相互关联的变量组成的综合体。生理是指机体的结构和功能；心理是指心理过程和关系；社会文化是指社会和文化功能及其相互作用；生长发育是指生命的成长发展过程；精神是指信仰与信念。人是一个开放系统，不断与环境相互作用，并且发生持续的变化，有抵御环境中各种应激源侵袭、维持系统稳定的能力。护理的对象可以是患者，也可以是健康人，包括个人、家庭社区和各种社会团体等。

2. 环境 纽曼认为，环境是所有影响人的内外因素的总和。人与环境相互影响，环境对人可能产生积极或消极的影响。个体内应激源与内环境相关，个体外应激源和人际间应激源构成人的外环境，除了机体的内环境和外环境，纽曼还提出了自身环境的概念。自身环境是指护理对象在面对环境中各种应激源时，自发地动员系统内五个变量的力量以达到系统的完整和稳定。因此，自身环境反映了护理对象的防御系统对应激源做出的反应。

3. 健康 纽曼认为，健康是系统的最佳稳定状态。当系统的需要得到满足时，系统的生理、心理、社会文化、生长发育和精神五个方面与系统整体相协调，机体处于的最佳稳定状态即健康。反之，系统的需要得不到满足，则会逐渐走向衰竭、死亡。

4. 护理 纽曼认为，护理是一门独特的专业。护理的目的是帮助护理对象保存能量，通过有目的的干预来减少或避免各种应激源，以帮助个人、家庭和群体获得并保持最佳健康状态。纽曼主张早期采取三级预防措施来进行有效的护理干预。

（二）纽曼系统模式在护理实践中的应用

纽曼将护理程序分成诊断、目标和结果三个步骤。

1. 护理诊断 在诊断阶段，护士运用评估手段收集资料，并进行分析，做出具体的护理诊断。

纽曼于 1995 年指出需从七个方面对护理对象进行系统的评估：①评估个体基本结构和能量源的状况及强度。②评估个体的防御能力，主要评估三条防御线的特征、潜在的反应及反应后重建的潜能。③确定和评价潜在的或现存的应激源。④评估护理对象与环境之间潜在的和/或现存的个体内部、人际间和个体外的互动，在评估时需考虑所有的五个变量。⑤评价护理对象既往、目前和将来的生命过程和应对方式对其系统稳定性的影响。⑥确定和评价有利于护理对象最佳健康状态的现有的和潜在的内部和外部资源。⑦确定和解决照顾者与护理对象之间的认识差异。最后通过综合所收集的资料，做出护理诊断并排序。

2. 护理目标 包括制定护理目标和选择干预方式两个方面，后者即选择不同层次的预防措施（表 12-2）。

表 12-2 三级预防的选择、目的和性质

类别	一级预防	二级预防	三级预防
应激源	潜在的或已经存在的	明显的，已存在的	遗留的，可以明显也可以隐蔽
机体反应	可能发生但尚未发生	发生应激反应，出现症状和体征	遗留症状
干预目的	防止发生反应，维持和促进机体的稳定性和完整性	减轻反应的程度	巩固疗效，重获系统的稳定并维持较高的健康水平
措施性质	预防性干预	治疗性干预	康复性干预

3. 护理结果 主要包括实施护理干预和评价是否达到预期目标。评价的内容包括个体防御能力的变化，应激源的本质，个体内部、人际间和个体外压力源的变化，个体应激反应的缓解程度等。根据评价结果决定结束护理程序的走向。

三、案例解析

> **案例 12-4**
>
> 患者，周某，男，54 岁，初中文化程度，工人，糖尿病史 5 年，不规则服药，血糖控制一直不稳定。患者因右足背因蚊虫叮咬后感染，逐渐加重，溃烂 1 月余入院。其母有糖尿病史。查体：双下肢皮肤苍白，有麻木感。右足背创面 7cm×6cm×2cm，有大量渗出，伴有恶臭。实验室检查：空腹血糖 16.8 mmol/L，餐后血糖 18.8 mmol/L，血酮体（－）。
>
> 患者平时喜好肉食，不爱吃蔬菜和水果，认为糖尿病只要不吃甜食，其余食物均可以随便吃。无运动习惯，认为上班很累，上班就是运动。工厂效益不好，医药费不能及时报销，同时担心病假时间长会失去工作。妻子是同厂的退休工人，有一个上高中的儿子，患者与家人沟通、互动关系良好，妻子和儿子会经常到医院探视。

（一）确定护理诊断

1. 评估

（1）基本结构：有糖尿病家族史，患糖尿病 5 年，血糖控制不稳定，有糖尿病足症状，已造成基本结构的改变。

（2）防御能力：防御能力的评估包括三方面：①弹性防御线：由于对糖尿病的认识不足，对患病事实的接受度差，不能坚持服药，对糖尿病饮食治疗、运动和足部护理的知识缺乏，导致弹性防御线被应激源穿透。②正常防御线：血糖高，下肢溃疡，出现症状和体征，说明系统的稳定性破坏，

正常防御线被击穿。③抵抗防线：已被激活，保护系统基本结构的完整性。

（3）应激源：①个体内应激源：生理方面有血糖升高，足背溃疡；心理方面有担心疾病预后、医疗费用负担以及失去工作等的焦虑。②人际间应激源：目前未发现明显的人际间应激源。③个体外应激源：工厂不景气，医药费不能及时报销，可能失去工作。

（4）应对方式与可利用资源：与家人关系亲密，遇事愿意与妻子商量。家人一直能给予关爱和支持，是恢复健康的可利用资源。患病后相信民间治疗糖尿病的饮食偏方，有时会延误糖尿病的正规治疗。

2. 诊断

（1）皮肤完整性受损：与血糖过高、不能正确处理伤口有关。

（2）知识缺乏：缺乏糖尿病饮食、用药、皮肤护理、运动等相关知识。

（3）焦虑：与担心疾病预后、经济负担过重等有关。

（二）制定护理目标

该案例的应激源是明显的，已经突破弹性防御线，侵犯正常防御线，发生反应和出现症状，因此，护理应采取二级预防措施。主要是积极处理出现的症状，并增强抵抗线的防御能力，减轻反应以及反应造成的危害。

1. 诊断一 皮肤完整性受损：与血糖过高、不能正确处理伤口有关。

（1）目标

1）创面不再继续扩大，并保持创面清洁。

2）1周后创面缩小，有新鲜肉芽组织生长。

3）出院前学会正确的足部护理。

（2）措施：包括遵医嘱服用降糖药、加强饮食护理、控制血糖、清创换药、抬高患肢和指导患者进行足部护理的练习等措施。

2. 诊断二 知识缺乏：缺乏糖尿病饮食、用药、皮肤护理、运动等相关知识。

（1）目标

1）能与护士共同制定糖尿病护理计划。

2）能说出糖尿病服用降糖药，饮食治疗，运动，足部皮肤护理的目的、原则和注意事项。

3）能在行为方面有改变，达到自我照顾、控制血糖、预防并发症的目的。

（2）措施

1）利用糖尿病健康教育手册，结合患者病情，与患者一起学习讨论糖尿病的病因、表现、治疗和护理措施，重点介绍药物治疗、饮食治疗、足部护理的具体方法和重要性。

2）与患者共同制定护理计划。

3. 诊断三 焦虑：与担心疾病预后、经济负担过重等有关

（1）目标：情绪稳定，能平静地接受治疗和护理。

（2）措施

1）多在床边陪伴，了解患者的期望和担忧，解释血糖控制后症状可以缓解，每次换药后及时向患者和家属反馈创面好转的信息，使其树立治愈疾病的信心。

2）鼓励和支持家属的陪伴。

3）向医生反映患者的担心，选用价廉效优的药物，以降低经济负担。

（三）评价护理结果

1周后右足背创面缩小至 5cm×4cm×1cm，渗出减少，开始有新鲜肉芽组织生长。血糖控制在正常范围内。

住院期间与护士共同制定糖尿病护理计划，并能认真执行。能口述糖尿病饮食原则和足部护理的注意事项。在得知即将出院时，能主动向护士索取糖尿病健康教育宣传材料，表示回家后要严格

遵医嘱服药，遵守饮食治疗原则。

情绪平稳，对溃疡愈合、控制血糖、预防并发症有信心。

通过以上评价，得出患者基本达到护理目标。再进一步根据患者目前情况，制定出院后的健康教育计划，采用三级预防措施。目标是巩固治疗效果、重新获得系统的稳定和维持尽可能高的健康水平。

第五节　考克斯的健康行为互动模式

谢丽尔·考克斯（Cheryl Cox）1948 年出生于美国印第安纳州洛根斯波特市，1970 年毕业于田纳西州立大学，获护理学学士学位，1972 年获范德比尔特大学护理学硕士学位，1982 年获罗切斯特大学护理学博士学位。1982 年考克斯在《护理科学进展》（*Advance in Nursing Science*）杂志上发表了题为"健康行为互动模式：研究理论描述"的论文，正式提出健康行为互动模式，在其后的研究中，她又不断地完善和发展了该模式。考克斯的主要研究方向是慢性疾病患者的健康与危险行为、健康行为转变的动机和影响。健康行为互动模式主要用于系统地指导护理研究、促进护理干预的发展及应用。

一、考克斯健康行为互动模式的主要内容

考克斯的健康行为互动模式主要由三部分组成（图 12-4），即服务对象的独特性、服务对象与专业人员的互动和服务对象的健康结果。

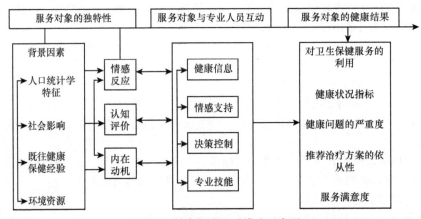

图 12-4　健康行为互动模式示意图

（一）服务对象的独特性

考克斯认为服务对象的独特性是由背景因素、内在动机、认知评价和情感反应四个变量构成的。其中背景因素是相对静态的变量，而内在动机、认知评价和情感反应是动态变量，这三个变量与背景因素相比，更容易受专业人员干预的影响。

1. 背景因素　是整个健康行为互动模式的基础，包括人口统计学特征、社会影响、既往健康保健经验和环境资源等。这些背景因素往往作为解释服务对象独特性中动态变量的先前变量，他们对健康行为的影响往往不是立即产生的，而是间接的，而且这些因素之间也是相互作用的。

2. 认知评价　指服务对象对目前健康状况、健康相关行为、与卫生保健服务提供者间关系特征等内容的感知。考克斯认知评价会影响服务对象的健康行为，如服务对象认为虽然目

前自己没有病，但健康体检是预防疾病、维护自身健康的必要行为，这种认知评价促使他定期进行体检。考克斯还指出背景变量会直接影响服务对象的认知评价，但服务对象的认知评价不一定符合客观现实，如某些人因为对医学知识不了解，发现自己身边有的人一辈子吸烟但很健康，而有的人不吸烟却生病了（社会影响），因此他们认为"吸烟不会影响健康"（不符合客观现实的认知评价）。

3. 情感反应　该模式中的情感反应主要体现在服务对象的情绪，常见的情绪有紧张、焦虑、恐惧、愤怒、忧郁、不确定感等。考克斯认为情感反应和认知评价相互影响、相互作用，认知评价会引起情感反应，情感反应也会干扰认知评价，两者均会影响服务对象的健康行为。如对某些疾病（艾滋病、癌症等）的负性认知（不治之症、家族遗传等）会使其产生焦虑、恐惧等不良情绪反应，而这些不良情绪反过来干扰服务对象的认知活动，从而对其健康行为产生影响。

4. 内在动机　是指由个体的内在需要所引起的动机。该模式的内在动机是指服务对象追求健康的需要和动机。内在动机是健康行为互动模式的一个主要要素，包括健康行为的选择、期望、能力需求及自我决策等。

（二）服务对象与专业人员的互动

服务对象与专业人员的互动包括四个要素，分别是健康相关信息、情感支持、决策控制和专业技术能力。该模式认为服务对象与专业人员的互动对健康行为有重要影响，它可以直接影响服务对象的健康行为，也可以作用于服务对象的独特性，影响服务对象的内在动机、认知评价、情感反应等，从而间接影响健康行为。

1. 健康相关信息　提供健康相关信息可以改变服务对象的内在动机、认知评价和情感反应，从而影响健康行为。专业人员为服务对象提供的信息主要是关于健康保健的威胁，包括告知服务对象什么该做，什么不该做。专业人员提供的信息能否被服务对象接受、理解和充分利用，是受多方面因素的影响，包括信息的性质、内容、数量、提供信息的方式、服务对象的知识水平、提供信息时服务对象的状态等。因此专业人员必须在评估服务对象独特性的基础上，根据服务对象的特点，将其所需要的信息以适当的途径提供给服务对象，以确保其有效地接收信息。

2. 情感支持　是专业人员对服务对象情感方面的照顾，主要包括情感激励和构建信赖的关系。考克斯认为，专业人员与服务对象互动过程中，若仅提供健康信息而没有情感支持，则可能对服务对象的情感反应和认知评价产生消极影响。考克斯还强调在给予情感支持时还应维持服务对象的独特性，情感支持应适度，若忽视情感支持或情感支持过度，将会导致服务对象出现不满和退缩。

3. 决策控制　是指服务对象个人拥有的权利，参与自身健康行为的决策，以获得理想的结果。参与决策能增强服务对象正性的情感体验和内在动机，有利于其需要的满足和健康行为的建立。决策控制是与健康问题的认知、服务对象的动机状态、互动的信息、个体的独特性等因素相关的。如果服务对象缺乏健康相关信息，将会导致其对疾病认知评价不正确，决策控制将会受到限制。受服务对象独特性的影响，决策控制存在很大个体差异。因此专业人员应根据服务对象的独特性，给予其适当范围的决策控制。

4. 专业技术能力　是指服务对象依赖专业人员的技术能力，如冷热疗法、皮下注射、静脉输液等。受服务对象独特性的影响，服务对象对专业技术能力的依赖程度各不相同。考克斯认为专业技术能力与情感支持、决策控制等因素相互关联。例如：服务对象对专业技术能力需求越多，则对决策控制的需求越少，对情感支持的需求增加。

（三）服务对象的健康结果

健康结果的主要要素是健康行为的测量，包括五个方面：

1. 对卫生保健服务的利用 是指在利用卫生资源方面的健康促进行为。

2. 健康状况指标 包括主观、客观健康资料和实验室检查结果等。

3. 健康问题的严重度 包括疾病的发展和转归。

4. 推荐治疗方案的依从性 指服务对象按照专业人员提供的治疗方案采取促进健康结果行为的情况。

5. 服务满意度 不是行为指标，但对服务的满意度可以预示今后的健康行为。对服务满意度高的人，今后可能会更积极地利用卫生资源、对治疗方案的依从性高等。

健康结果受服务对象的独特性、服务对象与专业人员互动的影响，同时健康结果通过反馈也会影响到服务对象的独特性及服务对象与专业人员的互动。

二、考克斯健康行为互动模式在护理实践中的应用

（一）考克斯对护理学四个基本概念的阐述

1. 人 考克斯强调人的独特性和自主性。独特性主要体现在人具有不同的背景因素、内在动机、认知评价和情感反应。因此，专业人员与服务对象的互动要以服务对象的独特性为基础。自主性体现在人具有参与自身健康行为决策的期望和能力。因此人有对健康行为进行决策的权利。

2. 健康 考克斯支持 WHO 的健康定义，即"健康不仅仅是没有疾病和身体缺陷，还要有完整的生理、心理状态和良好的社会适应能力"。

3. 环境 考克斯认为环境是存在于人周围的所有因素。人与环境是相互影响、相互作用的，人利用环境满足自身的需要，环境也能影响人的各个方面。

4. 护理 考克斯认为护理是与服务对象建立良好互动关系，提供基于服务对象独特性的干预措施，从而促进最佳健康结果的实现。护理人员应该认识到服务对象具有参与自身健康行为决策的愿望和能力，并且参与决策能够增强服务对象的自我效能，促进健康相关行为的建立和维持。因此护理人员应根据服务对象独特性，给予其最大程度的决策控制。

（二）考克斯健康行为互动模式在护理实践中的应用

该模式自提出以来，已经被越来越多的护理人员认识，目前已广泛应用于护理的各个领域，包括健康行为指导，如用于指导儿童的预防性健康行为、预防青少年的攻击性行为等；健康筛查，如妇女的宫颈癌筛查；临床护理实践指导，如癌症幸存患儿的健康促进、糖尿病患者的饮食控制等、护理干预中变量的选择等。

以该模式作为指导护理实践的理论框架进行护理时，可按下述流程进行：

1. 对护理对象进行评估 根据健康行为互动模式的构成要素，对服务对象的独特性进行评估，必要时对服务对象的家属或照顾者进行评估。

2. 服务对象和专业人员的互动 包括与服务对象及家属建立关系、提供必要的健康信息、情感支持、服务对象和专业人员共同决策制定护理计划、提供专业技能满足服务对象的健康需求等。

3. 对于健康结果的评价 根据服务对象的个体临床特征选择适当的指标进行评价。

考克斯认为每个个体都是独特的，因此在护理实践中，护理人员要善于抓住服务对象独特性的特点，激发其健康动机，运用该模式的中心互动环节，提高服务对象对自身健康的需求，促进最佳的健康结果。

三、案例解析

案例12-5

　　患者，钱某，男，65岁，因"反复头痛、头晕2年，加重3天"入院。初步诊断为：原发性高血压。患者小学文化，农民，身高172cm，体重93kg，吸烟35年，每天约需要1包，喜饮酒，每日半斤白酒，饮食规律，每日三餐，喜食高脂肪饮食，不喜欢吃蔬菜、水果，口味偏咸，经常吃酱腌咸菜，睡眠良好。家庭收入中等，2011年开始参加新型农村合作医疗，既往身体健康，从未参加过体检，不知自己患有高血压，未服用过降压药，自己和家人都不了解高血压的相关知识，家人认为定期体检没有意义，浪费钱。患者知道自己患有高血压后很紧张，因为邻居就是因为高血压发生脑出血抢救无效死亡，非常想了解高血压的相关知识。

（一）对护理对象进行评估

　　对背景因素、内在动机、认知评价和情感反应四个方面进行评估。

　　1. 背景因素　小学文化，农民，家庭收入中等（人口统计学特征），参加新型农村合作医疗（环境资源），既往身体健康，从未参加过体检、未服用过降压药（既往卫生保健经验），家人认为定期体检没有意义，浪费钱，邻居就是因为高血压发生脑出血抢救无效死亡（社会对服务对象的影响）。

　　2. 认知评价　患者缺乏对自身疾病及相关知识的认识（不知自己患有高血压，不良的生活方式、超重）。

　　3. 情感反应　紧张，担心疾病的预后。

　　4. 内在动机　非常想了解高血压的相关知识。

（二）服务对象和专业人员的互动

　　根据该患者的情况，运用该模式的中心互动环节，促进患者健康行为的建立。

　　1. 情感支持　首先与患者建立良好的护患关系，获得患者的信任，然后进行有效的沟通，消除患者的思想顾虑，降低患者的紧张度。

　　2. 健康相关信息　该患者文化水平低，护理人员在为患者提供高血压相关信息时，应做到简单易懂、深入浅出、反复强化、贴近患者的生活，以增强患者的记忆。

　　3. 决策控制　与患者一起讨论，制定适宜的个性化的护理干预措施。

　　4. 专业技能　教会患者及其家属测量血压的方法。

（三）对于健康结果的评价

　　根据该患者的特点，选择以下指标进行评价：

　　1. 对卫生保健服务的利用　能做到定期体检。

　　2. 健康问题的严重度　血压控制在正常范围内，未出现并发症。

　　3. 推荐治疗方案的依从性　患者能按照护理人员的要求，坚持每天测量血压，按时服用降压药，建立健康的生活方式，戒烟限酒、低盐、低脂肪饮食，增加蔬菜和水果的摄入量，控制体重等。

　　4. 服务满意度　对护理人员的工作非常满意。

　　通过评价，得出基于服务对象独特性的干预措施非常有效，帮助服务对象达到预期的健康结果。

（邵芙蓉　张传英）

思 考 题

（一）名词解释

自理；自理能力；治疗性自理需要；自理缺陷；适应；刺激；应激源

（二）选择题（请选择一个最佳答案）

1. 人们在对经验现象或事实的感性认识的基础上，经反复抽象思维而形成的逻辑形式，可反映事物的本质联系，称为（　　）

A. 概念　　　　　B. 假设　　　　　C. 命题　　　　　D. 模式　　　　　E. 理论

2. 根据奥瑞姆自理模式的内容，属于健康不佳时的自理需求是（　　）

A. 摄入空气、水、食物　　　　　B. 维持独处和社会交往的平衡

C. 应对失去亲人的情况　　　　　D. 患病后做出相应的生活方式改变

E. 预防对健康有危害的因素

3. 在罗伊适应模式中，对四个护理学基本概念的阐述，正确的是（　　）

A. 健康是一种完整的适应状态，而不是一种动态变化的过程

B. 环境是人这一系统的输入部分，是外在因素的总和

C. 护理的目标是促进人在生理功能上的适应

D. 人是通过生理调节维持身体平衡而达到适应

E. 人通过适应性反应在生理功能、自我概念、角色功能和相互依赖四个方面保持平衡

4. 下列有关纽曼系统模式中弹性防御线的叙述，不正确的是（　　）

A. 弹性防御线位于个体防御系统的最外层

B. 弹性防御线是一个虚线圈

C. 弹性防御线也受系统五个变量的影响

D. 弹性防御线是后天获得的，与个体生长发育无关

E. 弹性防御线可由于失眠等原因迅速削弱其防御效能

5. 下列有关考克斯健康行为互动模式描述，正确的是（　　）

A. 背景因素构成了服务对象的独特性

B. 服务对象的认知评价与情感反应会相互影响

C. 随着服务对象所了解专业知识的增加，其决策控制需求降低

D. 专业人员的情感支持越多，越有利于促进健康

E. 服务对象与专业人员的互动对健康结局的影响是单向的

6. 患者，李某，男，37岁。急性脑出血入院，意识不清，此时护士应选择的护理系统是（　　）

A. 全补偿系统　　　　　B. 部分补偿系统　　　　　C. 辅助教育系统

D. 依赖性系统　　　　　E. 合作性系统

7. 患者，王某，男，67岁。护士给其注射流感疫苗，根据纽曼的系统模式，该护士的行为属于（　　）

A. 一级预防　　　　　B. 二级预防　　　　　C. 三级预防

D. 早期预防　　　　　E. 次级预防

8～10题共用题干

患者，刘某，女，75岁，腹腔镜胆囊切除术后第二天。患者诉伤口疼痛，由于疼痛夜间未能安睡，目前尚未排气，腹胀，但很想进食，该患者以前从未做过手术，不知道可以吃些什么，于是询问护士相关知识。

8. 根据罗伊适应模式，护士首先应进行（　　）

A. 刺激评估　　　　　B. 行为评估　　　　　C. 症状评估

D. 自理能力评估　　　　　　E. 自理需求评估

9. 刘某当前的主要刺激是（　　　）

A. 疼痛　　　　　　B. 腹胀　　　　　　C. 昨夜未睡好

D. 第一次手术的经历　　E. 知识缺乏

10. 下列属于固有刺激的是（　　　）

A. 疼痛　　　　　　B. 腹胀　　　　　　C. 昨夜未睡好

D. 第一次手术的经历　　E. 知识缺乏

（三）案例分析题

王某，男，49 岁，急性心肌梗死而入院。在子女教育方面夫妻有分歧，一度关系紧张，文化程度本科，某合资企业经理，工作压力大，个性较强，吸烟酗酒，喜欢吃肉，不喜欢吃蔬菜，缺乏运动。请用奥瑞姆自理理论分析：

1. 该患者治疗性自理需要有哪些？

2. 请根据患者病程的不同阶段，设计恰当的护理系统。

第十三章　临床护理思维与决策

【学习目标】

识记　1. 能正确阐述评判性思维、创新思维、发散思维、循证护理、临床护理决策的概念。
2. 能正确陈述循证护理的实践程序。3. 能正确陈述临床护理决策的步骤。

理解　1. 能说出科学思维常见类型。2. 能举例说明如何培养护理人员的科学思维。3. 能分析临床护理决策的影响因素。

运用　1. 能初步将科学思维方法运用于临床护理实践工作中。2. 能运用循证护理、临床护理决策知识分析临床护理案例。

案例 13-1

小李，女，21 岁，为某医科大学护理学院大四的一名学生，正在进行临床护理实习。在校成绩优良，实习工作中踏实肯干、勤奋努力，在对患者进行护理时，严格按照书本知识及操作流程，遵循每个操作步骤。一天，小李跟着带教老师对一位骶尾部压力性损伤的患者实施护理，小李仔细在脑海中搜索压力性损伤的相关知识，但她一时忘记了压力性损伤的知识，顿时感到茫然，但惧怕老师批评学习不努力，不敢向老师提问。下班回到寝室后，她拿出课本仔细寻找目录没有找到压力性损伤但找到压疮，通过仔细查对书本知识，她更加困惑。

问题：

1. 压疮与压力性损伤是什么关系？

2. 书本上知识应该不会有错，是老师错了吗？患者的骶尾部确实有溃疡、坏死组织，它到底是压疮还是压力性损伤呢？

3. 如果压疮就是压力性损伤，那老师判断的压力性损伤分期、制定的护理措施等，与课本上压疮的相关知识为什么又不同呢？小李非常苦恼，她不知道接下来该怎么办？

同学们在临床护理实践中或许也会碰到类似小李的问题，带着小李的困惑和苦恼，我们要了解护理人员应学习哪些科学思维方法？如何培养护理人员将科学思维方法运用于临床护理实践工作中？面对工作情境中的各种棘手问题时如何运用循证护理及临床护理决策的相关知识和技巧，进行有目的、有意义的判断、反思、循证、创新及决策，有效解决护理实践中的各种复杂问题？

在社会、医学巨大进步及护理学科、信息技术迅速发展的影响下，护理工作涉及的范围及深度不断拓展，护理人员将面对更多复杂的临床现象及需要快速解决的问题，需要分析患者的综合情况及健康需求，有针对性、创造性、评判性地应用科学思维方法，做出最佳的临床护理决策。学习科学思维方法尤其是评判性思维、创新思维、发散思维、循证护理及临床护理决策的相关知识和技巧，能够帮助护士在面对工作情境中的各种棘手问题时，更好地进行有目的、有意义的判断、反思、循证、创新及决策，有效解决护理实践中的各种复杂问题。从而提高护理服务质量，促进护理专业科学、健康、快速发展。

第一节　科学思维与临床护理

科学思维是人类智力系统的核心，有助于人类认识客观事物，做出正确决策。学习科学思维的基础知识，对开发护理人员的思维能力，在临床护理实践中有效应用科学思维方法解决问题有重要意义。科学思维有助于护理人员自觉地、科学地进行思维，进而从自发、原始的护理思维方式中解脱出来，不断探索护理领域深度和广度，创新护理工作方法；有助于护理人员在临床护理工作中，对护理问题的发展变化进行全面了解，从多个角度分析问题，做出正确判断，提高护理工作的科学性、合理性及实效性。

一、思维及科学思维的相关概念

（一）思维

思维（thinking）是人的意识活动，是物质性的人脑加工事物及其信息的过程。思维过程属于一种理性认识活动，是关于事物的本质及其规律的认识，是人脑对客观事物间接的、概括的反映。思维是人所特有的属性，是人脑的机能，既是人脑对认识对象的反映，又对认识对象有能动的反作用。思维产生于实践并在实践中发展，同时又反作用于实践。思维具有以下特征：

1. 思维具有概括性　在大量感性材料的基础上，把一类事物共同的本质特征及其规律加以归纳，称为思维的概括性。思维是概括的反映，它能够从事物多种多样的属性中，舍去表面的、非本质的属性，总结出内在的、共同的、本质的属性，从而概括一类事物的共同本质。如休克的病因各异，临床表现也不尽相同，但都存在有效循环血量锐减导致组织灌注不足而引起的代谢和细胞受损的病理改变过程。

2. 思维具有间接性　间接性是思维凭借知识、经验、推理对客观事物进行间接的认知。间接性使人有可能超越感知觉提供的信息，认识那种不可能直接作用于个体的各种事物的属性。临床护士对患者的判断主要依靠思维的间接性，如任何一个优秀的护士，都不可能直接感知患者的血压变化，但可以通过血压计准确测量血压值，从而制定护理计划，实施护理措施。

3. 思维具有逻辑性　逻辑性指思维过程按一定的形式、方法和规律进行，思维是一种抽象的理论认识过程。思维总是按照一定的逻辑规律进行的，只有对客观事物进行科学和理智的分析、判断、推理、综合，才能对客观事物做出正确的评价，在创造活动中创造出需要的新成果和新产品。

4. 思维具有时代性　思维在实践中产生，在实践中发展，同时又反作用于实践。不同时代，人类实践活动的条件和空间不同，因而其思维能力、方式、水平也不同，这就是思维的时代性。我国古代名医因受当时条件和技术的限制，没有先进的化验设备和检测手段，对各种中草药进行药理鉴定和成分分析，只能通过广泛资料收集、分析、汇编，进行艰苦的探索。

（二）科学思维

科学思维（scientific thinking）是指具有意识的人脑对科学事物的本质属性、内在规律性及事物间的联系和相互关系的间接的及概括的反应。它是人类对以往认识过程和规律的总结，是对认识经验程序化和规范化的具体表现。

科学思维的品质表现在科学思维坚持辩证唯物主义能动的反映论，坚持马克思主义的实践观，与客观实际相符合，能正确地反映客观事物及其规律。科学思维遵循形式逻辑的规律和规则，在此基础上，不断地向深度和广度前进。深度即对事物的本质和规律认识的深透程度，广度即认识领域的宽广程度。科学思维具有创新性，因为人无论从事什么领域的工作，要想取得出色的成绩，必须要勇于创新、善于创新，向未知的领域前进。

人类学习科学思维有助于人类将掌握的知识转化为科学思维方法，甚至创造出新的科学思维方法。科学思维方法是把主体和客体联系起来的中介和纽带，学习科学思维有助于科学地认识主体与客体的结合，它是科学思维方法最重要的作用。有助于人类自觉地、科学地进行思维，进而从自发、原始的思维方式中解脱出来，有助于人类通向真理，获得真理性认识。

二、科学思维常见类型与培养

（一）评判性思维

1. 概念 评判性思维（critical thinking）是指人们在复杂的情景中，能够灵活地运用已掌握的知识和经验，对问题的解决方案进行选择，在反思的基础上加以分析、推理，做出合理的判断和正确的取舍的高级思维方式。它要求人们能动地、全面地分析事物各方面的因素，并在分析过程中不断地反思自己（或者他人）的思维，特别是它们背后的假设，运用合适的标准做出有充分理由的判断。从护理的角度来看，评判性思维是对临床复杂护理问题所进行的有目的、有意义的自我调控性的判断、反思、推理及决策的过程。

评判性思维（详细版）

美国教育资助委员会的大学学习评估工程（CLA）具体罗列了很多评判性思维的重要技能，率先掌握这些就能使你脱颖而出。这些技能为：

学生是否善于：
- 判断信息是否恰当
- 区分理性的断言和情感的断言
- 区别事实和观点
- 识别证据的不足
- 洞察他人认证的陷阱和漏洞
- 独立分析数据或信息
- 识别论证的逻辑错误
- 发现数据和信息与其来源之间的联系
- 处理矛盾的、不充分的、模糊的信息
- 基于数据而不是观点建立令人信服的论证
- 选择支持力强的数据
- 避免言过其实的结论
- 识别证据的漏洞并建议收集其他信息
- 知道问题往往没有明确答案或唯一解决办法
- 提出替代方案并在决策时予以考虑
- 采取行动时考虑所有利益相关的主体
- 清楚地表达论证及其语境
- 精准地运用证据为论证辩护
- 符合逻辑且言辞一致地组织论证
- 展开论证时避免无关因素
- 有序地呈现增强说服力的证据

---

2. 特征 在《评判性思维》一书中，摩尔（B.N.Moore）和帕克（R.Parker）这样描述评判性思维："存在一种思维，它让我们形成意见、做出判断、做出决定、形成结论。与此同时，还存在着另一种思维——评判性思维，让前述思考过程接受理性评估。可以说，评判性思维是对思维展开的思维，我们进行评判性思维是为了考量我们自己或他人的思维是否符合逻辑、是否符合好的标准。"因此，评判性思维具有以下特征：

（1）评判性思维具有元思维或高阶思维的特征：评判性思维不但是以事物为思维的对象，而且更多的是以先行的思维为对象，这种先行的思维可以是自身的或者他人的思维。因此，评判性思维就具有了它的一个重要的属性——评判性。

（2）评判性思维具有全面审查的特征：当对自己或他人的思维进行考量是否符合逻辑、是否符合好的标准的时候，必须对先行的思维进行全方位、多视角的审视。在全面审视的过程中，始终注意反思自己或他人的思维过程是否合理、分析是否全面、评价是否客观、综合是否得当，不断章取义，不以个人爱好进行取舍，全面审查，使评判性思维能经受评判。

（3）评判性思维具有审慎开放的特征：运用评判性思维思考和解决问题过程中，应审慎地收集资料，分析、探寻问题发生的原因，同时，开放的让思维过程接受理性评估，听取和交流不同的观点，以做出正确、合理的结论。

（4）评判性思维具有多学科和多领域交叉的特征：评判性思维要求人们对已有的逻辑学理论进行反思，需要从该理论或系统外面对它进行观察，这样便产生了逻辑学与其他学科之间的交叉。在认知科学发展的今天，学科交叉非常广泛和必要，大力提倡逻辑学和心理学、逻辑学和语言学、心理学和语言学等的交叉，只有这样，才有可能比较全面地理解人类的认知过程。人们不仅要从逻辑学的立场来看待自己或他人的思维，更要从其他学科的立场来看待自己或他人的思维。

（二）创新思维

1. 概念　创新思维（creative thinking）是指以新颖独创的方法解决问题的思维过程，通常这种思维能突破常规思维的界限，以超常规的方法、视角去思考问题，提出与众不同的解决方案，从而产生新颖的、独到的、有价值的思维成果。创新思维是在一般思维的基础上发展起来的，是思维的最高级形式，是思维能力高度发展的体现，是人类认识世界、改造世界、创造世界的利器。它是创新人才智力结构的核心，是护理学科及个人不可或缺的要素。创新思维强调护理人员应具有开拓性和突破性，在解决问题时带有鲜明的主动性，这种思维与护理创造活动联系在一起，体现出新颖性和独特性，从而创造护理价值。如建立新的护理理论，产生新的护理发明，创建新的临床护理模式，临床护理人员对疑难杂症的治疗护理，护理管理人员开拓、改善管理流程等。多种多样的创新过程虽指向不同，但都体现着其核心：护理思维活动的创新或是思维成果的创新。

2. 特征　创新思维是人类智慧的集中体现，以新颖的思路或独特的方式来解决问题，从而产生创新成果。创新过程中的思维活动，一方面具有一般思维活动（解决问题）的特点，但又不同于一般的解决问题，创新思维以"奇"、"异"制胜。它不只是依靠现成的表象或有条件地描述，而是要在现成资料的基础上进行想象，加以构思，才能解决前人还未解决的问题。因此，创新思维具有自己的特征：

（1）独创性：独创性是指人们所揭示的事物现象、属性、特点及事物运动的规律或规律的运用必须是前所未有的，或者全部或者部分独创的特性。创新思维贵在创新，它在思路的选择、思考的技巧或者思维的结论等方面具有"与前不同、与众不同"的独到之处，体现了创新主体独具卓识，敢于质疑，力破陈规，锐意进取的精神境界。在护理实践中创新思维的独创性具体表现为：从护理理论上对前人的突破，从护理方法上的更新，更包含护理科技或护理创新发明的首创。第一届中华护理学会创新发明奖共有 50 项首创创新发明获奖，如北京协和医学院护理学院李峥等构建了中国传统文化视角下的和谐护理理论。

第一届中华护理学会创新发明奖（2016 年）

序号	奖项级别	创新发明项目	创新发明人
1	二等奖	一种上肢制动支架	陆欣欣
2	二等奖	卧床患者用的坐便器	王丽静
3	二等奖	吸引头清洗架	刘启华
4	二等奖	新型多功能护理桌	程婕
5	二等奖	牙科无菌化供给系统	俞雪芬

序号	奖项级别	创新发明项目	创新发明人
6	三等奖	临床常用加压沙袋与沙袋固定装置的研发与应用	高娜
7	三等奖	人工气道护理用系列器具	黄芳芳
8	三等奖	恒温灸具	吕艳
9	三等奖	人体器官保存运输箱	余文静
10	三等奖	一种 PICC 维护操作椅	胡元萍
11	三等奖	自动吸痰型人工气道及其构成的吸痰系统	孙勇
12	三等奖	一种杀菌型阴道模具	邓雪
13	三等奖	一款约束衣	杨明丽

（2）灵活性：灵活性是指创新思维强调根据不同的对象、条件和情况，具体问题具体分析，区别对待，灵活运用，反对一成不变的教条模式。灵活性是创新思维主体进行思维活动的基本要求，它打破了形式逻辑对思维活动的限制，强调无现成的思维方法和程序可循，思维的方式、方法、程序、途径都没有固定的框架。创新思维忌讳教条的、固定不变的思考模式，需要创新者因时、因人、因地制宜的对一个问题想出多种思路和多种解决方案，以扩大选择余地。创新思维灵活的多向思考为解决问题提供了多种可能性，要求人在考虑问题时要迅速从一个思路转向另一个思路，从一种意境转入另一种意境，多方位地探寻解决问题的方法。护理人员在工作中能及时变换思维的角度和方位，举一反三，触类旁通，从而形成多视觉、多方位解决问题的思维态势。

（3）综合性：综合性是指善于选取前人智慧宝库中的精华，通过巧妙结合，形成新的成果。创新思维不是一种简单的平面思维，而是一种复杂的立体思维，即运用各种知识、综合多种思维形式和方法的过程。创新思维形成于大量概念、事实和客观材料的综合，形成于多种思维形式、方法的交替和融合。创新思维在揭示事物变化规律的过程中，既可以是正向的、逆向的线性思维，也可以是纵向的、横向的平面思维。在创新思维过程中，既有归纳、演绎、分析、综合等逻辑思维，又有超越现实材料的科学遐想；既有长期的积累和经久的沉思，又有短时的突破和临时的顿悟。创新思维是一种具有综合、统摄性的高级思维形态，是建立在各种思维基础上的整体，是人类多方面智慧的体现。

（4）偶然性：偶然性是指在某一个时间节点上，思维因为某些偶然因素而诱发顿悟，新的观念、方法、程序、解决方案等在极短的时间里就脱颖而出。它是创新思维最可遇不可求的环节，也是创新思维最精彩、最迷人的灵光闪现。如 1908 年诺贝尔生理学/医学奖获得者——俄国著名科学家梅契尼科夫，当他独自在显微镜下观察一只透明星鱼幼虫细胞的生命时，忽然一个精彩的念头闪过脑际，这一类细胞能起到保护机体免受侵袭的作用，他深感这一点意义重大，兴奋不已，后来投入研究，因此获奖。

（三）发散思维

1. 概念　发散思维（divergent thinking），又称辐射思维、放射思维、扩散思维，是指大脑在思维时呈现的一种扩散状态的思维模式，它表现为思维视野广阔，思维呈现出多维发散状。发散思维从一点出发，向四面八方拓展，能够开阔视野，提高分析问题和解决问题的能力。

2. 特征

（1）流畅性：流畅性是指个体思维的进程流畅，观念自由发挥，没有阻碍，在短时间内能得到较多的思维结果。流畅性反映了发散思维在数量和速度上的高标准及要求，机智与流畅性密切相关，发散思维的流畅性有的人较强，有的人较弱，但经过科学地训练，大多数人均可以达到较流畅的程度。

（2）变通性：变通性是指个体能克服头脑中某种自己设置的僵化的思维框架，按照某一新的方向来思索问题的过程。在发散思维的变通性方面，个体之间的差别往往很大。发散思维能力强的人思想灵活、性格开放、作风随和、善于变通，能迅速转换思路，从而得到更多的思维结果。反之，发散思维能力低下的人思想僵化、性格偏执、作风生硬，导致思路狭窄，造成思维上的定势。

（3）独特性：独特性是指个体在发散思维中做出不同寻常的异于他人的新奇反应的能力。它是发散思维的灵魂和最高目标。一个人只有发散思维具有独特性，才能为创新思维提供有价值的东西。在实践中，使自己的发散思维具有独特性，是我们每个人追求的目标。

美丽动人的"惩罚"——校长惩罚的独特性

英国的亚皮丹博物馆中，有两幅藏画格外引人注目。其中一幅是骨髓图，另一幅是血液循环图。这两幅画出自当年的一名叫麦克劳德的小学生。麦克劳德小时候不仅顽皮，而且充满好奇心。有一天他突发奇想，想看看狗的内脏是什么样。于是，他和几个小伙伴偷了一条狗，宰杀后，开膛破肚把内脏一件件剥离，仔细观察。然而，这条狗是校长的宠物，校长发现自己心爱的小狗被打死了，非常伤心，也非常恼火，决定给予麦克劳德惩罚。

可谁都没想到校长的惩罚竟是让麦克劳德画一张狗的骨髓结构图和一张狗的血液循环图。麦克劳德自知罪责难逃，便认真地画好了两幅图，交给校长。校长看后非常满意，认为画得很好，对错误的认识较深刻，决定不再追究杀狗事件。这样的处理方法对我们颇有启发，既让学生认识到了错误，又保护了学生的好奇心，还给学生一次学习的机会。

后来，麦克劳德成为一名著名的解剖生理学家，并和别人合作发明了胰岛素，为此，他获得了1927年的诺贝尔医学奖。麦克劳德每每谈起成功的因素时，总是对校长的这次惩罚念念不忘。

（四）护理人员科学思维的培养

任何学科的发展都离不开科学思维方法，护理学科也是如此。护理学作为人类科学体系中一门独立的学科，要与其他学科同步发展，必须用科学思维方式引领护理学科的发展。因此，护理人员全方位、多角度的科学思维培养显得尤为重要。

1. 护生科学思维的培养　授人以鱼不如授人以渔，教给学生"学习知识的方法"、教给学生"猎枪"的教学思想已成为了护理教育工作者的共识。在教学中授人以渔的核心就是引导学生掌握科学的思维方法。因此在学校教育中，护理教师应该把科学思维培养贯穿于整个教学活动过程中，在教学中应注意教给学生分析解决问题的思路，主要立足于培养学生综合思维和更高层次抽象思维能力的思维方法，即把护理教师理解课堂教学内容的思路教给学生，把临床护理专家解决问题的思路教给学生，使学生领悟护理前辈及医学前辈发现和创造的思维轨迹，从中学到思维创新的方法。护生在校期间科学思维的培养包括对课程各有特色的认识和理解客观事物的思维方式及其验证思维是否正确的训练和培养，学校的办学理念、护理价值取向、各种课外活动对培养学生认识和理解事物的科学思维方法，使学生决策正确、思维不犯错误、完成任务合理、高效。因此，护理教育是否成功，不仅是看教给了学生多少护理知识、技能以及学校的护理文化底蕴、校园环境等对学生的熏陶，更是看科学思维是否能够科学合理地贯穿于教学过程和教学管理过程中。

2. 护士科学思维的培养　有了学校阶段科学思维的培养基础，在临床实践中再逐渐培养护士运用科学思维解决实际护理问题的能力。护理部可开设专门的课程，对不同年资护士有针对性地进行科学思维技能训练，使护士能够养成清晰性、相关性、一致性、正当性和预见性等良好的思维品质，如整体把握、系统思考，逆向思维、横向拓展，兼收并蓄、交叉渗透，案例分析、综合概括，定性描述、定量研究，重视基础、注意应用，立足当前、着眼未来，大胆怀疑、小心验证，超越现实、超越自己、超越权威等。各临床科室多途径构建科学思维文化，通过讲座、研讨、头脑风暴、竞赛等形式营造鼓励创新、积极主动、开放活跃的科室文化，潜移默化地培养、增强护理人员的科学思维。尝试构建具有护理学特色与各培养阶段相适应的课程体系，从低至高、持续不断地进行科学思维培养。

三、科学思维在临床护理的应用

21 世纪是科学技术迅猛发展的时代，知识更新日新月异，护理学科知识水平亦不断提高，临床护理工作的范围逐渐扩大，临床护理环境正变得日益复杂，面对纷繁复杂的临床现象和临床问题，需要护士正确应用科学思维、综合运用所学的专业知识、充分利用所掌握临床信息来分析判断患者的具体病情，从而为患者提供最佳的护理。科学思维在临床护理的应用主要有以下几方面：

（一）科学思维在临床护理实践中的应用

在临床护理实践中应用科学思维可以帮助护理人员进行有效的临床护理决策，创新临床护理决策和开阔视野、探寻不同的决策方案，为患者提供高质量的护理服务。临床护理的工作环境、患者的病情变化、健康状况等都处于不断变化中，只有在工作中贯穿评判性思维，才能帮助护理人员在复杂多变的情况下能动地、全面地分析各方面的因素，并在分析过程中不断地反思，运用合适的标准做出有充分理由的判断，对临床复杂护理问题进行有目的、有意义的判断、反思、推理及决策。创新思维、发散思维的应用使临床护理实践技术、标准、决策不断更新、改善和优化，为临床护理实践变革提供源源不断的动力。

（二）科学思维在临床护理教育中的应用

近年来，培养学生的科学思维成为 21 世纪国内外护理教育的重要研究课题，翻转课堂、PBL 教学、TBL 教学、情景模拟教学、体验式教学、创客教育等教学改革在课堂教学中创造了平等民主的师生关系与和谐生动的课堂氛围，学生积极参与、思考、质疑、争论，敢于大胆地向老师及同学提出自己的见解，从而培养了护理学生的科学思维。

（三）科学思维在临床护理管理中的应用

科学思维是护理管理者进行计划、组织、领导、控制、落实管理措施的重要保证，管理者需要根据护理工作的特点，对环境、人员、财物、事件、质量、时间、信息等诸多要素和环节进行有效的分析、判断，做出最满意的管理决策，提高护理管理效率，从而保障护理质量、患者安全及护士权益。同时不断与时俱进，创新管理流程，发散管理思维，持续改进护理管理质量。

（四）科学思维在临床护理研究中的应用

护理研究本身就是质疑、发散、创新的过程，目的是改进护理工作，改变经验性护理。成功的护理研究要求护理人员能够有效运用科学思维，进行质疑、假设、推理、求证。

第二节 循证思维与循证护理

一、循 证 思 维

循证是一种临床决策思维模式。循证思维（evidence-based thinking）是来源于循证医学的一种思维模式，即科学地获取有效的医学证据，通过辩证分析和逻辑推理，对疾病作出最佳诊疗措施的思维方式。其本质是如何获取证据、评价证据以及如何应用证据。

循证思维的核心思想是"审慎、客观、明确地使用获取的医学证据，对个体患者的诊疗做出决策"，这就要求医务人员的个人专业经验与来自系统研究的科学证据相结合，研究阶段是"求证"，实践阶段是"用证"。基于循证思维的学习是指医务人员在学习过程中，会产生有关疾病诊断、病因、预后和防治的信息需求，先将信息需求变成可回答的问题，再根据所提问题查寻当前可获得的、最佳的研究证据，对这些证据的真实性和临床应用性进行严格评价，结合患者的具体情况和专业知识来应用证据，最后对应用的效果和结局做出后效评价。

循证思维注重知识的系统性、人体的整体观，又不断产生问题，从而不断激励创新，是一个螺旋上升的学习过程，而且循证思维的成果在解决问题的同时又成为新的证据，由此推动临床医学和基础医学向前发展，充分体现了以问题为中心的思维。循证思维以解决临床问题为出发点，提出一整套在临床实践中发现问题，寻找证据，并评价和综合分析所得证据，最后正确使用证据，以指导疾病的诊断、治疗和预后的理论和方法，有助于培养医务人员树立正确、科学的医学观。

二、循证医学

（一）循证医学的概念

近年来，循证医学（evidence-based medicine，EBM）作为一种新的医学模式在国际临床领域迅速发展起来。1996 年，David L. Sackett 在英国医学杂志上提出 "evidence based medicine is the conscientious，explicit，and judicious use of current best evidence in making decisions about the care of individual patients"，意即 "慎重、准确、明智地应用所能获得的最好研究证据来确定患者治疗措施"。2000 年，Sackett 等将其更新为 "循证医学是整合最佳研究证据、临床经验和患者价值观的一门学科"。其核心思想是：任何医疗决策的确定都应基于客观的、经得起评价的临床科学研究证据；任何的诊治决策，必须建立在当前最好的研究证据、临床专业知识及患者的价值取向相结合的基础上。这句话强调最佳证据、专业知识和经验、患者需求三者完美的结合，并且三者缺一不可，相辅相成，共同构成循证思维的主体。医学的循证化要求广大的医务人员从多方面来把握疾病，把握医患关系，其结果是医生和患者形成诊治联盟，使患者获得最好的临床结果和生命质量。

（二）循证医学发展三阶段

循证医学的发展历经三个阶段：

1. 第一阶段　始于 1992 年，加拿大人针对 "如何评价临床多因性疾病及其综合性治疗的疗效" 而首先提出循证医学概念。循证医学提出之初，特别强调对随机对照试验（RCT）的研究结果进行系统评价。但时至今日，不难发现大样本多中心 RCT 数量很少，而且有些情况下根本不可能做 RCT。此外，临床研究中存在着大量设有对照组的临床试验（CCT）。基于这样的现实，循证医学专家们正在研究怎样把 CCT 研究成果中的有效成分拿出来的方法并予以权重。循证医学原来仅着眼于临床治疗，现在已逐渐扩展到诊断、中医药、外科和基础研究等各个领域。

2. 第二阶段　20 世纪 90 年代中后期（1996～1998 年），英国人运用循证医学理念、方法和证据进行政府决策，解决了公共卫生、公共产品、公共服务和公共体系中的问题，提出了循证卫生保健的概念，将高级别证据用于社区人群和大众。

3. 第三阶段　2000 年以后，在英国、澳大利亚及美国等发达国家，循证医学普遍应用到临床实践。循证医学与医学各个领域结合，产生了循证诊断、循证决策等分支领域；与临床各专业相结合产生了循证外科、循证内科等分支学科。中国 Cochrane 中心主任李幼平教授，根据循证医学的哲学理念，将其外延到各个需要证据决策的领域中，提出广义循证观，并定义广义的循证观三要素为：①凡事都需要循证决策；②要与时俱进，根据新出现的高级别证据不断补充和完善现有评价；③后效评价，止于至善。2003 年，在 Cochrane 年会上首次提出该概念，即被全世界循证医学同行认可。

（三）循证医学 "两核心"

循证医学两大核心是 "证据要分级，推荐有级别"。循证医学的证据要 "与时俱进"，不断更新。循证医学提出临床研究证据，而且按其质量和可靠程度可分为五级：即大样本多中心 RCT 或者收集这些 RCT 所做的系统评价和/或荟萃分析；单个的大样本 RCT；设有对照组的临床试验；无对照组的系统研究；专家意见、描述性研究和病案报告。

（四）循证医学 "三要素"

1. 实践循证医学的决策依据　当前获得的最佳的临床研究证据。

2. 实践循证医学的基础 临床医生的专业技能与临床经验。

3. 实践循证医学的独特优势 尊重患者的选择，将患者的需求、意愿提到很高的程度上。

（五）循证医学"四原则"

1. 基于问题的研究 从实际问题出发，将问题具体化为可以回答的科学问题，按照 PICOS 原则将问题拆分为：P（population）：关注什么样的人群或患者；I（intervention）：采取什么样的干预措施；C（compare）：对照措施是什么；O（outcomes）：结局指标有哪些；S（study）：纳入哪些研究设计。

2. 遵循证据的决策 科学证据永远是科学决策的重要依据和手段，但证据本身并不等于决策。决策是一个复杂的过程，往往受证据本身、决策环境、资源、决策者和用户偏好等多因素的影响。所做的决策一定是基于此前所有、当前可得的最佳证据。

3. 关注实践的结果 关注结果的科学性、实用性及可转化性。

4. 后效评价，止于至善 对实践的结果进行后效评价，追求最佳成本效果。

三、循 证 护 理

（一）循证护理的发展史

随着循证医学的产生与发展，受循证医学思想的影响和启发，循证护理悄然兴起并得以迅速发展，尤其是在英国、加拿大和美国，遵循证据的观念被不少护士所接受，循证护理研究得以相继开展，循证护理实践在不断地被尝试。1996 年，英国的 York 大学成立了全球第一个循证护理中心（NHSCRD）。1998 年，英国创办了《循证护理》杂志。1996 年，我国在四川大学华西医院首先开始对护理人员进行循证实践的相关培训，并将循证护理的方法应用于临床实践。2004 年 11 月，国内第一个循证护理中心在复旦大学护理学院成立，致力于推广循证护理实践，进行证据转化、证据传播、证据应用，翻译并传播"最佳护理实践临床指南"，以推动我国临床护理实践的发展。

（二）循证护理的概念

循证护理（evidence-based nursing，EBN）是一种护理观念，受循证医学的影响而产生，即护理人员在计划护理活动的过程中，审慎地、明确地、明智地将科研结论与临床经验、患者愿望三者完美的结合，获取证据，作为临床护理决策依据的过程。循证护理强调以临床实践中特定的、具体化的问题为出发点，将来自科学研究的证据与临床知识和经验、患者意愿三者相结合，将其更好的运用于临床实践中以提高照护水平和患者的满意度。

（三）循证护理三要素

循证护理包括以下三个要素：①可获得的最佳的护理研究依据；②护理人员的个人技能和临床经验；③患者的实际情况、价值观和愿望。树立以研究指导实践、以研究带动实践的观念，将三个要素有机地结合起来，护理学科才能取得发展和进步。同时，专业护理人员的经验积累也是护理实践不可缺少的财富。循证护理的基本出发点和整体护理的中心理念相同，即"以患者为中心，从患者的实际情况出发"。如果只注重统一化所谓的最佳行为，就会忽视个体化的护理。

（四）关于实证

实证必须是可探知的和可认同的。在《辞海》中，"实证"被定义为可以证明或推翻某一结论的证据、事实或者信念。首先，实证必须是可以被公众了解的现象，同时它还必须是获得公众的认同和接受的事实或原则。其次，在以实证为基础的实践中，实证指导研究证据、临床经验以及患者需求三者的有机结合。

1992 年，AHCPR 对临床实证进行分类，护理实证可分为以下四类：

一类实证：通过系统文献回顾（systematic literature review）或研究趋势分析（Meta analysis）

获得的多项随机控制实验性科研结果，科研设计严密，并有流行病学资料，可推荐给所有医院；

二类实证：通过至少一项随机控制的实验性科研获得的实证；

三类实证：通过类实验性科研获得的实证，科研设计比较严密，科研在不同场合得以重复，可推荐给符合条件的医院；

四类实证：通过定性研究或描述性研究获得的实证，或来源于护理专家的临床经验，或专家组的报告，可供医院参考。

护理学既是一门科学，又是一门艺术，这是由它独特的人文性决定的。在国外，定性研究在护理研究领域占有很大的比重，定性研究在发展护理专业的理论基础和学术内涵方面有着不可估量的作用。但相对于定量研究而言，定性研究因其主观性较大，对研究条件不加控制而往往认为所提供的实证不够有力。而定量研究中随机控制的实验性研究结果能提供最有力的实证，是循证卫生保健系统实践活动中设计最精密的、最能科学地反映干预效果的实证，被称为"最佳实证"。因此，"实证为基础的实践"应首先建立在对设计严密的实验性研究的系统回顾基础上。然而护理专业的实质决定了过分强调定量研究而轻视定性研究的价值将忽视护理学科的人文性、艺术性、伦理性，定性研究于护理学科同样重要，在某些领域也能提供护理实证。

（五）实践程序

循证护理在规范护理人员的行为方式的同时也规范了临床实践的思维方式。1995 年，为了提高护理人员的实践专业水平在美国建立了高级护理实践中心（the Center for Advanced Nursing Practice）。循证护理模式有相互关联的四部分组成：循证问题（evidence triggered）、循证支持（evidence supported）、循证观察（evidence observed）、循证应用（evidence based）。循证护理模式呈螺旋式动态发展，最终达到持续改进护理质量的目的。从护理长远的发展角度而言，循证护理模式比全面质量改进（total quality improvement）的模式意义更深远。EBN 模式将护士或一个工作群体的工作重点集中在实践进程中遵循实践理论与依据上，通过权威的资料来源收集实证资料，寻找最佳的护理行为，与此同时，在特定范围内设计、实施、评估护理干预，然后进行客观鉴定，确认是否达到最佳成效或是否需要进一步开展研究。

1. 循证问题阶段　循证问题阶段借助循证原因来判定理论与实践的一致性，包括实践问题与理论问题。循证的实践问题是指由工作人员提出的临床问题，而理论问题一般指与实践相关的前瞻性理论。某些情况下循证的实践与理论问题交织在一起，难以截然分开。循证问题阶段是对循证的实践及理论问题的说明，并对预研究课题提出不同看法，进而形成观点。

2. 循证支持阶段　循证支持阶段是在循证问题的基础上，对出现的循证进行综合分析，从而指导研究过程，达到最佳护理目标。具体包括：提出科研报告，进行文献查询，制定实践准则，推荐仪器设备，报道最佳实践，做出科研结论。

3. 循证观察阶段　循证观察阶段是运用适当的方式或测量手段设计完成初始实践方案。初始措施可以是临床研究、流行病学调查、发病率调查、生存质量调查、成本效益分析、患者及工作人员问卷调查等多种方式可重复或交替进行。如可在计划实施前进行需求评估、差异分析、发病率调查。实施循证护理前进行成本效益分析有非常重要的意义，是做出科研结果的一部分。随之进行的流行病学调查，可用来判定实践活动的影响及其稳定性。当实践活动涉及科研结果时，可首选系统效果评价，该法对资源管理、节约成本有益。

4. 应用循证阶段　应用循证阶段借助从循证支持阶段和观察阶段得出的结论进行批判性分析，其目的是确立护理干预是否是以循证为基础，是否能达到最佳护理实践。这个阶段的任务是及时评价实践结果，通过实践，提高学术水平，进而实现结果推广。

循证护理作为一种新的临床工作方法，将是当前护理发展的必然趋势。循证护理能使护士熟练准确地将所收集的证据运用于临床，进而指导临床护理工作，促进护理学科的成熟发展。其注重理论依据、旁征博引的理念有助于指导临床实践，并对不同领域循证为基础的思考提供了组织协调标准。它能激发团队精神与协作气氛，在更新完善护理人员知识水平，提高护理人员理解力与工作技能水平的同时，有效提高护理质量标准。

第三节　临床护理决策

随着当代社会经济的发展和医学、科技、健康、护理技术的进步，人们更加注重生命质量保障，进而对医疗、健康及护理服务需求日益增加，护理服务也被赋予新的内涵，护士在社会及整个医疗护理战线上的地位及作用日益凸显，这对现代护理工作提出了挑战，要求护士不仅仅要做一名健康照护者，更要做一名优秀的临床护理决策者。临床护理决策是临床护理实践的重要组成部分，护士对临床实践问题的有效决策是促进患者康复的重要保证。在临床护理实践中，护士必须通过循证思维、评判性思维、创新思维正确解决临床护理问题，满足患者康复的需要。有效的临床护理决策关系到临床护理干预的科学性、有效性，更关系到护理学科发展的独立性及专业性。

一、临床护理决策的定义

决策（decision-making）就是在组织外部环境及内部条件的约束下，为实现组织特定目标，从所拟定的众多备选方案中选出较为满意的方案，付诸实践的过程。决策最先出现于管理学的范畴中，它突出管理者对未来行动的谋划和决断，没有这种决断，就不存在决策。同时强调决策是从一系列备选方案中挑选出最满意方案的选择过程。若想使决策达到最优，必须具备以下条件：①易获得与决策有关的全部信息；②真正了解全部信息的价值，并据此拟出所有可能的方案；③准确预测每个方案在未来的执行结果。但现实中这些条件往往得不到满足，因此，决策遵循的是满意原则，而非最优原则。

临床决策（clinical decision）指临床医生诊治每一位患者时，从多种治疗方案中选择一种最适合患者的治疗方案，尽最大可能为每位患者选择最有效、最安全、最经济的诊治方案的过程。临床决策的步骤包括提出患者的问题，搜集相关资料，确定诊治目标，预测治疗效果，拟定多种方案，分析估计和优选最适合患者的诊治方案，实施、评价和反馈。临床医生决策能力的要素主要包括：发现问题能力、确定目标能力、决断方案能力、实施决策能力和评价反馈能力。

临床护理决策（clinical nursing decision）是护理人员在工作过程中运用科学思维方法，结合自身知识、技能和临床经验，根据要达到的护理目标拟定若干个可供选择的方案，从中做出决断并付诸实施的思维和行为过程。护理界对决策的研究始于 20 世纪 70 年代，临床护理决策具有决断性和选择性，主要是指在护理临床实践过程中做出的专业决策。护士在临床护理实践过程中面临着各种各样的决策，其贯穿于护理程序的始终，良好的临床护理决策影响临床护理干预的科学性及效能性。临床护理决策能力是护士临床综合技能的重要组成部分，临床护理决策能力的内涵包括护理人员对临床护理资料的评估、判断、拟订方案和选择消除不确定性，是思维和行动的结合，是一个完整的复杂流程。临床护理决策作为护理专业决策的关键组成部分是决策理论在护理临床过程中的具体实践。临床护理决策的类型包括确定型临床护理决策、风险型临床护理决策、不确定型临床护理决策三种。

二、临床护理决策的步骤

护理人员在临床护理决策过程中，为了达到最佳决策的目的，应根据临床护理决策的步骤，充分收集相关信息，正确分析患者情况，拟定多个备选护理方案，并预测护理临床问题的发展趋势，缜密地进行逻辑推理，以做出科学的护理决策。临床护理决策的步骤包括明确问题、陈述目标、选择方案、实施方案、评价和反馈。

（一）明确问题

明确问题是合理决策、科学解决问题的前提。临床护理决策的根本目的是要解决临床护理问题。临床护理决策前，护士应做好充分的前期准备：密切观察病情，有效地与患者、照顾者、医生等沟通，广泛收集信息和相关资源。在确定问题的过程中，护士要对患者存在的问题进行评判性分析，将患者的一系列问题放在具体临床情境中，明确患者的主要护理问题和可能存在的护理风险，及时、正确、仔细、全面地分析形成问题的原因，并确定主要问题，以便针对问题做出正确的干预决策。如急诊科接诊了一位车祸伤的患者，值班护士小丁观察到该患者表情痛苦、面色苍白、右下肢开放性外伤，出血不止，血压降低、脉搏细速，小丁判断患者出现了失血性休克、活动性出血、开放性外伤、疼痛、恐惧。

（二）陈述目标

科学决策的重要环节之一是陈述目标，没有目标的决策是盲目的决策。在临床护理决策时，问题一旦确定后，就应陈述通过决策工作所要达到的解决目标。决策目标作为选择行动方案的依据，对于决策的实施至关重要。护士陈述目标时要依据具体问题，充分考虑达到目标的详细评价标准。同时，决策者还应根据患者所处的具体临床情境，对决策目标进行排序，建立优先等级。

（三）选择方案

护士进行临床护理决策，选择最佳方案前，要紧紧围绕所要解决的问题和决策目标，充分收集信息及有用证据，搜寻各种可能的解决方案并对这些方案进行综合评价。

1. 拟定备选方案　护士根据决策目标和已经具备的各种护理条件，运用科学思维方法拟定多种方案作为备选方案。多方案抉择是科学决策的重要原则，一个方案无从比较其优劣，也无选择的余地。

2. 评估备选方案　每个可行方案都有其可取之处，也有其不利的一面，护士需根据客观原则对每个备选方案进行综合的分析，比较各个方案的利弊和优劣，通过分析和比较，做到决策时心中有数。在此过程中应注意调动患者的积极性，与患者充分沟通、合作，让患者参与共同选择。

3. 选择方案　在多种方案中，根据临床护理现实条件，采用一定的方法选择最满意的方案。

（四）实施方案

决策活动的最终目的是付诸实施，所作决策是否科学也有待在实施中进行检验。在实施方案阶段，护士需要根据选择的方案制订相应的详细计划来执行该决策，并根据进展情况预测可能出现的问题，预防、减少或克服实施方案过程中出现的困难。

（五）评价和反馈

决策执行中和执行后，护士对决策实施效果进行检查与核实，评价决策目标的实现程度和实施效果，评价决策的效果。

三、临床护理决策的影响因素

在临床护理实践工作中，由于临床情境、患者疾病等因素的突发性、多变性和复杂性，有很多因素影响临床护理决策。护士身处临床情境一线，与患者接触最多，既是健康照护者，更是临床护理决策者。因此，要求护士必须充分分析各种影响临床护理决策的因素，能够及时发现患者的病情变化，拟定最佳的临床护理决策，保证护理干预的科学性、有效性，保障患者安全与健康。临床护理决策的影响因素主要包括决策者因素、环境因素和情境因素三个方面。

（一）决策者因素

由于决策者自身的价值观、知识、经验、个性特征、情感特征和专业技能储备不同，导致决策的过程和结果也不尽相同。如年资高、职称高、专业知识扎实、专业技能熟练、工作经验丰富的护士,特别是专科护士在处理病情突变时,通常比刚工作的年轻护士更能及时、正确地做出护理决策。在临床护理决策过程中,护士应充分分析决策者因素对决策结果的影响,注意避免根据自己的价值观、喜好、风险倾向进行临床决策,努力提高专业知识、专科经验和专业技能储备,充分认识个性特征,完善和拓展情感特征,避免不利因素的干扰。

(二)环境因素

环境因素对临床护理决策方案的可行性和实施结果的影响是多方位、多角度的,主要包括医疗卫生政策、法律法规的限制,患者及家属的意见,医院环境、病室条件、抢救设备的影响,能否获得有关帮助和指导,以及他人对临床护理决策结果的支持和认可程度等等。如急性大出血的患者需要紧急输血而医院输血科无该患者可用的 A 型血时,中心血库距离医院的距离、交通状况、医院是否有自体血液回收机等因素都影响临床护理决策。护理人员在使用某种新药治疗中进行评判性思维时,获取该新药的相关知识、经验,可以通过查阅文献、向药师请教、向使用过该药的同行请教、查阅药物手册等方法,增加其决策的有效性,医院查阅文献的数据库是否方便、是否有专业药师、是否能方便联系到使用过该药的同行可能都会影响护士的决策。

(三)情境因素

情境因素包括与护理人员本人有关的情境因素、与决策本身有关的因素,以及决策时间的限制等,这些都会对临床护理决策造成影响。临床护理决策情境越复杂、越紧急,护理人员进行决策的难度就越大。如某天夜里,某三甲医院急诊室异常繁忙,有呼吸心跳停止正在进行心肺复苏的患者,开放性外伤需要马上进行包扎止血的患者,烦躁不安需要约束的患者(而家属反对约束,认为患者受虐待并当场与护士争吵),这时,接诊一名醉酒男子,护送该名醉酒男子的张大爷转身欲走,值班护士要求他交住院押金并留联系方式,否则不能走。张大爷甚是恼火,认为自己与醉酒男子素不相识,只是可怜他,怕他被冻死才好心送到医院。他醒来自然会交费,自己没有义务替他交押金。值班护士还是坚持不让张大爷走,说这是制度规定。在此情境中夜班护士工作繁忙、身心疲惫,决策情境复杂、患者多、病情危重,决策时间紧急均影响护士临床护理决策,导致决策难度增加。

四、临床护理决策能力的培养策略

临床护理决策能力是护士临床综合技能的重要组成部分,是专业素质在临床护理实践中的重要体现。合理有效的临床护理决策关乎患者的生命安全与健康,体现临床护理干预的科学性及有效性,对护理学科发展的独立性及专业护理实践的未来十分重要。因此,培养护士临床护理决策能力、有效提高护士的临床决策水平显得尤为重要。

(一)重视护士独立决策能力的培养

护士的临床护理决策能力可以通过学习得到培养、发展和提高,护理教育具有增强和激发护士成为有效临床决策者的潜力。高等护理教育肩负着培养高素质护理人才的重任,高等护理教育的培养目标之一是培养和发展护理学生的临床护理决策能力,包括学生发现问题的能力、明确目标的能力、决断方案能力、实施决策能力、评价反馈能力。在护理教育中应实施以全人护理为中心的护理理念,早期模拟临床培养评判性思维,循序渐进面向临床,以解决问题为中心进行教学,带教老师在带教中应在保证护理安全的前提下鼓励护生多一点主动,少一点被动,尽可能的独立处理一些护理问题,不要只是一味地盲从于老师及教条,形成相应的临床思维模式,培养独立判断和决策能力。护理工作的独立性、专业性在很大程度上有赖于护理活动中护士的独立决策能力,护士进入临床护理实践工作中,要注重临床护理思维基本功的训练,提升发现问题的能力、明确目标的能力、决断方案能力、实施决策能力和评价反馈能力。

（二）培养评判性思维能力

评判性思维是临床护理决策过程中不可或缺的科学思维方法，培养评判性思维能力是培养、发展、提升护士临床护理决策的有力措施，护理评判性思维能力的培养方法包括实践反思法、归纳性思维的教育模式教学法、苏格拉底询问法等方法。护理管理者要注意创造评判性思维氛围、提高护理教师的评判性思维能力、培养评判性思维的护理职业情感态度，从而发展护理评判性思维能力。

（三）发展循证护理能力

护士必须用科学的方法来指导临床护理决策，基于证据的循证护理强调科学的、设计严谨的护理研究结果作为护理决策的重要依据，即是一种科学的护理方法。因此，循证护理是临床护理决策过程中最常用的方法之一，能够大大提高临床护理决策的有效性。

（四）提升护理专业综合素养

1. 提升依法决策素养　与诊疗护理工作相关的法律、法规、政策和技术规范能为护士在法律规定的范围内进行临床护理决策提供依据。护士应主动学习这些法律、法规、政策和技术规范，注意有更新和颁布动态时要及时学习，并以此规范自己的行为，以做出更好的临床护理决策。

2. 运用护理程序　在临床护理决策过程中，护士应增强运用护理程序的能力和技巧。有计划、系统而科学地确认和解决患者现存的或潜在的健康问题，并综合、动态地评价和反馈。在对相关问题不了解的情况下，切忌盲目行动，注意积累相关知识，了解患者健康问题的症状、体征、常见原因、护理措施，以提高决策效率。

3. 运用多方资源　在日常的工作和学习中，护士还应学习他人的智慧，借鉴他人的成功经验，如向前辈、专家和同行学习，有意识地训练和提高自己的临床护理决策能力。

（五）开展临床护理决策能力的测评研究

在临床实践中护士面临各种各样的决策，决策贯穿于护理活动的始终。护士临床护理决策能力的客观测评是衡量有效临床决策能力的依据，编制合适的基于决策能力的客观科学评价工具尤为重要。目前临床护理决策评价工具大多引用国外的相关测评量表：如 Gover 的护理行为模拟工具（NPSI）、Jenkins 的护理临床决策量表（CDMNS）、Joseph 的实际决策工具（JADMI）、Puschner 的临床决策方式量表（CDMS）、Krista 的护理临床决策焦虑自信量表（NASC-CDM）。我国对护理临床决策能力的研究起步较晚，目前较为广泛应用的是 2003 年由第二军医大学叶春旭和其导师姜安丽教授编制的模拟情景法测量工具。研制适合我国护理人员的测评工具非常必要，根据我国护理教育的现状，测评方法可以从以下几个方面进行研究：标准需要统一，多中心大数据研究，评价工具适合我国护理国情且具有较好的操作性和适用范围。

（李昌秀）

思　考　题

（一）名词解释

评判性思维；循证护理；临床护理决策

（二）选择题（请选择一个最佳答案）

1.（　　）正式提出循证医学的概念

A. 1991 年　　　　　　　　　　B. 1996 年

C. 1992 年　　　　　　　　　　D. 1999 年

E. 1993 年

2. 下列哪种证据质量最高（　　　）

A. 专家意见　　　　　　　　　　B. 对照试验但未随机分组

C. 多个大样本随机对照试验　　　D. 所有随机对照试验的系统评价

E. 护理专家的临床经验

3. 循证护理临床实践要求遵循的基本步骤，首先是（　　　）

A. 全面搜集有关研究证据　　　　B. 严格评价研究证据

C. 针对具体患者提出临床问题　　D. 将研究结果用于指导具体患者的护理

E. 评价效果

4. 中国 Cochrane 中心成立于（　　　）

A. 成都　　　　　　　B. 北京　　　　　　　C. 上海

D. 广州　　　　　　　E. 天津

5. 循证护理要求人们在使用证据时的做法哪项是错误的（　　　）

A. 多分析多思考，评价其质量　　B. 证据就是至高无上的

C. 不断更新自己的护理行为　　　D. 结合患者的具体情况使用证据

E. 尊重患者的意愿

（三）简答题

1. 简述循证护理的实践程序。

2. 简述临床护理决策的步骤。

（四）案例分析题

某医科大学新建第二附属医院，新招刚毕业的护士较多，多个病房护士长向护理部反映，病房管理压力大，培训任务重。年轻护士虽然精力充沛、踏实肯干，但在对患者进行护理时，部分人员工作过于死板，主动解决问题的能力不足，缺乏创新思维、评判性思维及循证思维，独立决策能力有待提高。请问：

1. 如何结合我国护理教育的特点促进学生的科学思维能力的培养？

2. 如何提高临床护理决策能力？

第十四章 整体护理与护理程序

【学习目标】

识记 1. 能准确叙述整体护理的特点。2. 能正确阐述整体护理的内涵。3. 能正确描述收集资料的方法和内容。4. 能正确复述护理诊断排序的原则。5. 能正确列举护理诊断的分类、组成部分、陈述方式。6. 能正确描述制定护理目标和护理措施的要求。7. 能正确叙述护理记录的内容要求。

理解 1. 能正确解释整体护理、护理程序、护理诊断的概念。2. 能够区分主客观资料。3. 能够区分护理诊断、医疗诊断、合作性问题。

运用 1. 根据本章整体护理相关知识学习，通过对某医院具体科室的实地考察，能说明该科室整体护理实施的情况。2. 能够运用护理评估的方法与患者进行沟通并收集资料。3. 能够根据护理程序各个步骤的要求，对患者实施护理程序。

自 19 世纪南丁格尔创立护理学以来，现代护理学发展至今已经历了 100 多年的历史。护理学的知识体系不断发展完善，护理工作模式、护理服务范畴等方面发生了很大变化。其中护理的本质和宗旨——满足人类健康需求，始终未变。随着社会的发展，科学技术的进步，人民生活水平的提高，尤其是人们对健康需求的不断提高，加之中国与国际护理交流日益增强，整体护理在我国逐渐推行，护理程序和护理诊断作为整体护理的核心内容指导临床护理工作，成为中国护理事业建设发展中卓有成效的改革。

第一节 整 体 护 理

案例 14-1

2010 年卫生部在全国范围内开展"优质护理服务示范工程"活动，出台了《2010 年"优质护理服务示范工程"活动方案》，方案中要求重点做好六个方面 16 项工作：建立健全有关规章制度，明确岗位职责；切实落实基础护理职责，改善护理服务；深化"以患者为中心"的理念，丰富工作内涵；充实临床护士队伍，加强人力资源管理；完善临床护理质量管理，持续改进质量；高度重视临床护理工作，保障措施到位。请继续查阅具体的 16 项工作内容，

问题：

这些具体的工作内容中，有哪些体现了整体护理的内涵？

一、整体护理的提出背景与概念

整体护理（holistic nursing）是以现代护理观为指导，以护理程序为核心，将护理临床业务和护理管理的各个环节系统化的工作模式。

1980 年，美籍华裔护理专家李式鸾博士来中国讲学，将责任制护理引入我国。护理程序作为责任制护理的核心，为整体护理的开展奠定了良好的基础。但在临床护理实际工作中，由于种种原因，责任制护理的推行遇到一定的困难，具体体现在：对护理工作的理解仍停留在以疾病为中心的功能制护理阶段，没有严格按照护理程序工作；有些单位的责任制护理，并没有真正落实到患者身上；在行政管理上也没有将护理程序系统化；在护士的培养、分工、考核中仍以执行医嘱、具体的技术

操作为主等，导致责任制护理大多流于形式。

在 1986 年全国首届护理工作会议上，确定护理为一门独立的学科，需要尽快地建立、完善和发展护理学科的理论体系。当时在我国长期实行的功能制护理模式严重阻碍和限制了学科理论体系的发展。

1994 年，美籍华人袁剑云应邀多次来华讲学，经过国内护理学者和国外护理专家的共同努力，针对中国国情，提出尽快推行整体护理是我国护理改革的突破点。1995 年末，医政司通过联合国开发计划署护理援助项目，在北京协和医院建立了四个模式病房进行试点。中国医科大学附属第一医院在创建三级特等医院的试点工作中，提出促进以患者为中心的指导思想并建立了模式病房。这些医院的整体护理试点取得了一定的成效。

1996 年 7 月卫生部医政司下发了"关于建立整体护理协作网的通知"，首批有 78 所医院报名加入。整体护理协作网旨在以点带面，以协作网参加单位为主体，推动和深化护理模式改革，改革我国现行的旧的护理模式，研究探讨适合我国国情的整体护理模式。整体护理协作网的建立为推动我国整体护理工作的开展起到了深远的影响。

二、整体护理的特征

整体护理在我国的护理实践领域迈出了可喜的步伐，护理人员不断深化对整体护理的理解，在护理实践中转变自己的观念和行为。整体护理的特征包括：

1. 护理人员以护理哲理为信念，明确现代护理观，不断加强职业道德建设和树立专业形象。

2. 以护理程序为核心，扩大护理专业的自主权和独立性，临床护理工作做到环环相扣，协调一致，保障和促进护理质量的提高。

3. 体现护理人员独立为患者负责所应有的职责的组织结构，体现各级护理管理人员有效的护理管理。

4. 有助于各层次护理人员职能的充分发挥，为高学历、高职称的护理人才提供施展才华的平台。

5. 制定标准护理计划、标准教育计划和一系列的规范表格，使护理工作更加规范化、标准化、科学化。

6. 推动护理教育改革适应整体护理的需求，改革教育内容、方法和教学体系，注重预防保健、社会人文学科知识的教学，注重护理程序运用能力的培养。

7. 推动我国护理科研队伍的发展和护理专家队伍的壮大，使护理在我国真正成为一门独立的学科和独立的专业。

三、整体护理的内涵

护理的整体性，狭义上是指护理应把服务对象视为生物的、社会的、文化的、发展的人。广义上是指护理专业的整体性，是指护理行政与业务、护理管理与质量保证、护理教育与研究以及临床护理实践等各个环节都应紧密联系，相互配合，协调一致，以保证护理整体水平的全面提高。整体护理的内涵有：

1. 护理要面向整体的人　人是由身心、社会、文化等各方面组成的，其健康也受到各种因素影响，护理应关注人的各个方面。

2. 护理应面对人的整个生命过程　人的一切均需要护理，护理应对人的整个生命过程提供照顾，应贯穿人成长与发展的各个阶段，护士不仅要注重成人的疾病护理，还应重视母婴保健、青少年健康保健、老年护理、临终关怀服务，即从胚胎孕育到生命终结的全过程均应提供照顾。

3. 护理应关注疾病至健康全过程　护理是一门独立的应用性学科，护士肩负着为人类健康服务的重任。护士除重视在个体生病后为其提供减轻病痛、恢复健康的服务外，还应注重预防疾病、维护健康。

4. 护理应面对整个社会的人　为达到全民健康的目标，护理应对整个人群提供服务，要求护理人员不仅对服务对象个体给予照顾、帮助，还要将服务对象扩展到包括家庭、社区在内的整个人群。

5. 护理专业各个方面是一个整体　护理临床、护理管理、护理教育、护理研究等各个方面，以及护理人员之间、护理人员与服务对象之间、护理人员与其他医务人员之间，均应密切联系，全面加以考虑和提高，成为系统化、科学化的专业。

四、整体护理的发展

我国医疗卫生事业进入新的发展时期，整体护理为我国护理改革注入了新的活力，坚持"以患者为中心"，改革临床护理模式，实施责任制整体护理，广大护理人员以极大的热情投身到这场改革中，整体护理的思想无论在护理实践、护理管理，还是在护理教育、护理研究等方面都不断深入，护理服务的内涵和外延发生着深刻的变化，通过多年的实践，整体护理在我国得到了不断地深化和发展。

1. 护理实践方面　护理实践领域作为整体护理改革的先锋，全国各级医院逐渐开展整体护理。根据卫生部有关文件要求，各医院到 2000 年整体护理病房的普及率应达到 100%。尽管在整体护理开展过程中，各医院普遍存在护士人力短缺、护理工作任务繁重等情况，但绝大多数护理人员的护理观念正在转变，患者也体会到了整体护理实施给他们带来的好处。2010 年卫生部提出在全国卫生系统开展"优质护理服务示范工程"活动，为患者提供安全、优质、满意的护理服务，全面提高医院临床护理水平；卫生部和国家中医药管理局组织制定的《医院实施优质护理服务工作标准（试行）》中提出临床护理服务"实施责任制整体护理"，要求"病房实施责任制分工方式，责任护士为患者提供整体护理服务，履行基础护理、病情观察、治疗、沟通和健康指导等护理工作职责，使其对所负责的患者提供连续、全程的护理服务。"2016 年 11 月，国家卫生计生委印发全国护理事业发展规划（2016～2020 年），提出到 2020 年我国护理事业发展达到"责任制整体护理服务模式全面推行，护理专业内涵更加丰富，群众获得感显著提高。"

2. 护理管理方面　1996 年，卫生部在整体护理实施之初就建立了"全国整体护理协作网"，目的是以协作网参加单位为基地，改革现行护理模式，研究和探讨适合我国国情的整体护理模式，并在此基础上改进护理管理模式和护理质量评价体系，为各级卫生行政部门推广整体护理提供经验。整体护理的实施，首先要求护理管理者转变管理观念，适应整体护理的发展，各医院在整体护理的推行中，十分重视对各级管理者的培训，这对护理管理者形成整体护理观念起到了十分重要的作用。为实现以患者为中心的优质护理服务目标，各级护理管理者在护理人员安排上做出调整，调整现有护理岗位设置，合理配备各病房护理人员及护工，逐步完善各级人员职责。同时加强辅助支持系统的协调管理，采取了积极的措施，得到了医院各部门的大力支持和配合，解决护士所承担的非护理工作，保证护士的主要精力放在对患者的专业护理上。近年来，为进一步指导护理实践，规范护理行为，提高临床护理质量和技术水平，国家陆续出台了护理实践标准，如 2011 年 6 月卫生部和总后卫生部共同组织编写了《临床护理实践指南（2011 版）》，这是我国首部颁发的规范性文件，简明扼要地阐述了各项临床护理技术、实践知识及技能的重点内容和注意事项，不仅明确了临床护理的技术要点，而且更加注重对患者的专业评估、病情观察、人文关怀和健康指导，这些均是整体护理在临床业务管理中的应用。

3. 护理教育方面　实施整体护理，要求护理人员不仅具备自然科学知识、医学基础知识，还需具备丰富的人文、社会学知识；要求护理人员有对患者健康情况进行全面评估和对健康问题进行诊断的能力，这对护理人员的知识、技能以及综合素质提出了更高的要求。护士的继续教育和在职教育得以重视，通过各种形式的学习，弥补护士有关整体护理的相关知识，如健康教育、护理程序、护理理论、沟通交流等。整体护理的开展，还有力地促进了高等教育的蓬勃发展，我国在恢复护理学专业本科层次的基础上，陆续开展护理学专业研究生教育，为实施整体护理培养高层次的护理人才。为了使培养的护理学专业学生能适应整体护理发展的新趋势，各级护理院校纷纷进行的教学改革，调整课程设置，增加人文社会学内容、删减或合并医学基础课程。同时各级院校还注意教学方法的改进，将护理程序的应用贯穿在教学过程中，改变灌输式教学为启发式教学，提高学生在整体护理中发现和解决患者健康问题的能力。

4. 护理研究方面　随着整体护理在全国的迅速开展，对整体护理有关理论的探讨、疾病整体护理实施、与整体护理相适应的护理管理、健康教育、心理护理等方面的研究广泛开展。这些研究对整体护理理论和实践的完善、深入起到了积极的推动作用。

第二节　护 理 程 序

> **案例 14-2**
> 　　王某，女，20岁，大学生，突发"转移性右下腹疼痛"2小时入院，诊断：急性阑尾炎。急诊行阑尾切除术。术后当日，麻醉已醒，患者诉切口疼痛难忍，查体：腹软，切口压痛。此时，正临近大学英语四级考试，王某非常想和同学一起参加此次考试。因发病紧急，王某即在当地就诊，父母接到通知后正在从外地赶来医院的路上。
> **问题：**
> 　　1. 对王某进行护理评估，应收集哪些方面的资料？采用何种方法？
> 　　2. 王某目前主要的护理诊断是什么？如何陈述？

护士肩负着人类健康的重大使命，护理工作需要有科学的方法，护理程序的应用使得护士工作有了系统而科学的依据，有计划、有步骤、系统地开展护理工作，成为保证护理质量和服务对象健康的基础。

一、护理程序概述

护理程序（nursing process）是一种有计划、系统而科学的护理工作方法，目的是确认和解决护理对象现存的或潜在的健康问题。

1955年，护理学家 Lydia E. Hall 首先提出护理程序的概念，她认为护理是按程序进行的工作，是一种观察、测量、收集资料及分析结果的科学工作方法。20世纪50年代末，护理学家奥瑞姆将护理程序描述为三个步骤：诊断与处理，设计一个护理系统和计划实施照顾，产生和管理护理系统。1967年护理学家们确定护理程序包括评估、计划、实施及评价四个步骤。1973年，北美护理诊断协会在第一次会议上，提出将护理诊断纳入评估中。1973年，美国护士会确定护理程序包括评估、诊断、计划、实施及评价五个步骤，并将其列入护理实践标准。

二、护理程序的理论基础

护理程序的理论基础来源于与护理有关的各学科理论，如系统论、需要层次论、信息论和解决问题论等，各种理论相互关联，相互支持。

1. 系统论组成了护理程序的框架　护理程序作为一个开放系统、动态系统，与周围环境相互作用。护理程序中的输入护理对象的健康状况、护士的知识和技能水平、医疗设施等，经过评估和科学决策，制定最优的护理计划并实施；输出为实施护理计划后，服务对象达到的身心状况和健康水平，评价预期健康目标实现的程度，并进行信息反馈。

2. 需要层次论为估计患者健康状况预见患者的需要提供了理论依据　需要理论可以用于收集和整理服务对象的资料，为确定服务对象身心需要提供理论依据，按照需要层次的划分，排列护理诊断的顺序，确定护理的重点。

3. 信息论赋予护士与患者交流能力和技巧的知识　从而确保护理程序的最佳运行。

4. 解决问题论为确认患者健康问题提供帮助　寻求解决问题的最佳方案及评价效果奠定了方法论的基础。

三、护理程序的五个步骤

（一）护理评估

护理评估（nursing assessment）指有组织地、系统地收集资料，并进行分析和判断的过程。护理评估贯穿于护理程序的全过程。包括生理、心理、社会文化、发展、精神。目的是确定护理对象的健康问题或需要。

1. 评估的内容

（1）一般情况：个人资料、现病史、既往史、家族史、过敏史等。

（2）生活状况、自理程度。

（3）健康检查：症状、体征、辅助检查结果。

（4）心理、社会资料。

2. 收集资料的方法

（1）观察：通过视、听、嗅觉获取资料并判断其价值的过程。为客观资料，勿加入主观意见。有顺序和重点，可以与其他方法同时进行。观察能力同护士的知识与经验有关。通过实践中的培养、锻炼可以得到发展和提高。

（2）交谈：通过交谈可以收集与健康相关的资料，获得护理对象的相关信息，建立良好的护患关系。

1）交谈的分类：①直接提问交谈，又称闭式提问，目的是获得特定的资料；适用于时间有限或交流困难的患者或资料核实；不足之处在于得到的信息局限，不利于与患者沟通；要求事先要设计好问题，拟好提纲。②启发式交谈，又称开放式提问，目的是获得更多的资料；适用于谈话的开头，转换话题，与患者沟通，建立良好关系；缺点是耗费时间。要求是需要沟通交流的技巧，患者回答问题时，注意倾听，善于抓住重要的信息。

2）交谈的阶段：开始阶段的目的是与患者建立友善的关系，告诉患者谈话的目的、时间等。主体阶段则按预期目标收集资料，运用开放式提问，熟练运用沟通技巧。结束阶段应感谢患者的配合，小结谈话内容或告知患者下一步的治疗护理安排。

案例 14-3

交谈的开始、结束阶段

护士：（面带微笑）下午好，我是小王，是您的责任护士。

患者：（点头）您好。

护士：我想了解一下您这次发病的情况和您以前的身体情况，不会占用您很长时间。

患者：（坐起身来，表情痛苦）好吧。

护士：（上前扶着患者的双肩）我知道您现在还很疼，就躺着说吧。

> 患者：（感激地看着护士，在护士的帮助下躺下）谢谢你。
>
> ……
>
> 护士：好了，就到这里。谢谢您。看来您以前身体很健康，这次是突然发病的。您先休息一下，医生一会儿会向您交代手术的情况。我想只要您配合治疗会很快康复的。
>
> 患者：（点头，目送护士离去）谢谢你。

（3）体格检查：是运用望、触、叩、听、嗅等体格检查手段和技术对护理对象的生命体征及各系统进行检查而收集资料的方法。应以护理为重点，有别于医生的体格检查。

（4）查阅病历和文献资料：使观察、交谈和体检重点突出，避免重复。

3. 资料的分类

（1）主观资料（subjective data）：患者对其健康问题的体验、认识，是患者本人的描述，包括患者的知觉、情感、价值、信念、态度、对个人健康状态和生活状况的感知，也包括亲属的代诉，即临床症状。

（2）客观资料（objective data）：护士通过观察、交谈、体检、仪器检查及实验室检查等方法获取的资料，能够被观察或检测到，即体征、辅助检查结果、行为等。

4. 收集资料的途径 护理对象是主要来源，也最有价值；还可以通过护理对象的家属及与护理对象关系密切的人；其他医务人员；病历及各种检查报告；文献资料等方式获取。

5. 护理评估的步骤

（1）收集资料：即评估的内容。

（2）整理资料：按照护理概念框架进行资料的整理，如北美护理诊断协会（NANDA）的九种人类反应型态（交换、沟通、关系、价值、选择、移动、感知、认识、感觉等），可以直接找出健康问题。并且 Gordon 十一项功能性健康型态（健康的认识及健康管理型态，营养—代谢型态，排泄型态，运动—锻炼型态，睡眠—休息型态，感觉—认知型态，自我形象及自我概念型态，角色—关系型态，性—生殖型态，压力—适应型态，价值—信仰型态等）与临床实际联系紧密；或者按照非护理概念框架整理资料，如人类基本需要理论，便于直接分清主次；或者按照身体各系统。

（3）核实资料：检查资料是否全面，确定有无遗漏；核实是否正确，可以比较主客观资料，客观资料证实主观资料，及时向患者澄清含糊不清的资料。

（4）记录资料：实事求是，避免含糊不清的表达，使用可测量的词语。客观资料使用医学术语，主观资料采用患者的语言。字迹清晰、内容简洁、避免错别字。按照一定的格式进行记录。

（二）护理诊断

护理诊断（nursing diagnosis）是关于个人、家庭或社区对现存和潜在的健康问题以及生命过程的反应的临床判断，是护士为达到预期目标选择护理措施的基础，这些目标是护理职能可以达到的。1950 年 Mchmanus 首先提出"护理诊断"。Virginia Fry 1953 年提出：欲使护理专业得到发展，首要的工作是制定护理诊断，制定个体化的护理计划。1973 年美国护士学会（ANA）开始引用，1982 年成立 NANDA，对健康问题进行归类、统一命名。NANDA 专门确定、修订、增补护理诊断的工作，每两年修订一次，详见附录 NANDA 护理诊断一览表（2015~2017）。

1. 护理诊断的种类

（1）现存的护理诊断（actual diagnosis）：现存健康问题的反应，可以找到相关的症状和体征，多数为此种。如：营养失调：高于机体需要量。

（2）潜在的护理诊断（potential diagnosis）：存在危险因素，护理对象较其他人更容易出现的健康问题诊断。如：有组织完整性受损的危险，有体液不足的危险。

（3）健康的护理诊断（healthy diagnosis）：与更高健康水平有关的护理诊断，健康人群可以用到。如：有家庭应对增强的趋势。

2. 护理诊断的组成部分

（1）名称：是对护理对象就其健康状态或疾病产生反应的概括性描述。如：焦虑、有窒息的危险。

（2）定义：是对护理诊断的一种清晰、精确的描述，并以此与其他护理诊断相区别。如"妥协性家庭应对无效"定义是当被照顾者处理和控制健康挑战需要帮助时，通常最主要提供支持的人物（家庭成员或挚友）所提供的支持、安慰、协助或鼓励不足、无效或妥协。

（3）诊断依据：是做出护理诊断的临床判断标准。即症状、体征，危险因素。主要依据必须存在，是护理诊断成立的必要条件；次要依据起支持的作用，不一定存在。

（4）相关因素：包括相关因素（现存的护理诊断）、危险因素（潜在的护理诊断）。注意：针对一个护理诊断，相关因素可以有一个或多个；相关因素不同，采取的护理措施也不同，只有找到正确的原因，才能采取正确的措施。相关因素包括多方面（病理生理、心理、治疗、情景、年龄等）。如：手术后的腹痛，可能与手术创伤有关（对症护理），也可能与腹腔炎症有关（抗炎处理）。

3. 护理诊断的陈述方式　包括：问题（problem /P），症状和体征（symptoms and signs/S），原因（etiology/E）。

（1）三部分陈述：PSE 公式，用于现存的护理诊断。如：急性疼痛：腹痛：与手术创伤有关。

（2）二部分陈述：PE 公式，用于潜在的护理诊断，如：有受伤的危险：与血红蛋白降低有关。

（3）一部分陈述：P 公式，用于健康的护理诊断，如：有家庭应对增强的趋势。

4. 医疗诊断、护理诊断、潜在并发症的区别　医疗诊断是对疾病、病理的说明，疾病的治疗，纠正功能和结构的异常。护理诊断是疾病对患者所带来的身、心、社会文化等方面问题的说明，解决疾病给患者带来的现存和潜在的问题，护士独立采取措施解决问题。合作性问题（collaborative problem）是需要护士监护病情变化，需要医嘱和护理措施来共同解决。陈述方式为"潜在并发症（PC）：××"，并非所有的并发症均是护理诊断（表 14-1，表 14-2）。

表 14-1　护理诊断与医护合作性问题的区别

项目	护理诊断	医护合作性问题
决定治疗者	护理人员	医生与护士合作处理
陈述的方式	胸痛：与心肌缺血	潜在并发症：心律失常
预期目标	需要为患者确定预期目标	不需要确定预期目标
护理措施	减轻、消除、预防	预防、监测并发症的发生

表 14-2　护理诊断与医疗诊断的区别

护理诊断	医疗诊断
描述个人对疾病的状态、进程的反应	描述一特殊的疾病进程
中心是人	中心是病
随患者的反应变化而变化	在疾病过程中保持不变
适用于个人或团体	只适用于个体的疾病

5. 形成护理诊断的过程　简单地说，首先分析资料，进而找出患者的健康问题及原因，最后形成护理诊断。护士需要具备专业知识和评判性思维能力。

6. 提出护理诊断的注意事项　①护理诊断名称应明确、简单。②一个护理诊断只能针对一个护理问题。③护理诊断的相关因素、危险因素，关系到护理措施。④贯彻整体观点，全面，一个患者可能多个护理诊断。⑤避免使用引起法律纠纷的词语，避免价值判断。应使用"与……

有关"的表达方式；"知识缺乏"的陈述特殊："知识缺乏：缺乏……方面的知识"。避免将临床表现当作相关因素，如"疼痛：胸痛：与心绞痛有关"（错误）；"疼痛：胸痛：与心肌缺血、缺氧有关"（正确）。

（三）护理计划

护理计划（nursing planning）是对患者所存在的问题，列出护理诊断的次序，提出护理目标及护士所要采取的护理措施的一种书面说明。

1. 护理计划过程　①护理诊断排序；②确定护理目标；③确定护理措施；④护理计划成文。

2. 目的及意义　为护理活动提供详细的书面指南；提供因人而异的个体化护理；向护理人员提供了一种互相沟通的方法，保证了护理的连续性；有利于保证护理质量及护理效果的评价；有利于患者及家属参与护理活动；提供了法律保障，同时为护理科研和教学提供依据，提高护士的业务水平和能力。

3. 计划的种类　包括入院时护理计划；住院时护理计划；出院时护理计划。

4. 制定护理计划的过程

（1）排列护理诊断的优先次序

1）首优问题：危及生命，立即解决。如：体液不足。

2）中优问题：对健康构成威胁，需要解决。如：便秘、有感染的危险。

3）次优问题：不是此次发病带来的问题。发展和生活变化而产生的问题，不急迫或仅需很少帮助。如：父母不称职。

排序原则：按 Maslow 层次理论的顺序先满足生理需要，首先解决危及生命的问题；顺序的安排要反映患者的需要；现存的问题应优先解决（也有例外，如知识缺乏）；分析判断护理诊断之间的关系，先因后果（如"疼痛：与手术切口有关"、"尿潴留：与切口疼痛、排尿姿势不当有关"）。注意：根据病情的进展，顺序可变；可以同时解决几个问题，重点在"首优"。

（2）制定护理目标：护理目标是护士期望护理对象在接受护理照顾后健康状态或行为的改变。意义在于指导护理措施的制定，为评价提供标准。

1）目标的分类：远期目标在一周以上完成，例如：患者在三周内说出糖尿病的自我护理措施。近期目标在一周内完成，例如：患者在一周内学会正确自测血糖；患者在一周内学会正确注射胰岛素。

2）目标的陈述方式：主语是护理对象或其身体的一部分或家属，可省略。谓语是完成的动作，即行为动词。行为标准是护理对象达到的标准或水平。条件状语指完成目标所具备的条件状况。评价时间指达到目标需要的时间。例如：七天内患者借助拐杖行走每天 2 次，每次 10 分钟。又如：患者的右臂在一周内抬高至与躯干 45°。

3）制定目标的原则

A. 主语必须是患者，而非护士，反映护理活动引起的患者的行为改变。例如：出院前教产妇给新生儿洗澡（错误）。出院前产妇能够给新生儿洗澡（正确）。

B. 针对性：一个护理目标对应一个行为动词。例如：2 天后患者能做到有效的咳嗽并每日饮水 1500ml（错误）。2 天后患者能做到有效的咳嗽（正确）。

C. 切实可行：行为、条件、时间、结果可行。例如：体温过高：与肺部感染有关。护理目标：三日内患者体温降至正常（错误）。发热期间患者主诉舒适感增加（正确）。

D. 具体（可测量、可评价）：行为标准明确。例如：一周后患者进食自理能力增强（错误）。一周后患者能用健侧手进食（正确）。

E. 有时间限制：标明时间。

F. 有依据：相关理论知识、患者具体情况等。

（3）制定护理措施：护理措施是护士为帮助护理对象达到预定目标所采取的方法。制定护理措施的依据是科学理论知识和经验。

1）护理措施的类型：独立性的护理措施指护士不需要他人的指导，独立从事的护理活动，如：生活指导。依赖性的护理措施指遵医嘱采取的活动，如遵医嘱用药。相互依赖（协作性）的护理措施：与其他医务人员一同完成的护理活动，例如：预防感染需要医生用药和护理无菌操作。

2）制定护理措施的注意事项：①科学性，即有理论依据、确保安全。②针对性，即目标明确。③可行性，即患者、环境、护士等均可行。④具体细致，明确 5W（who，what，when，where，how）。⑤协调性，与治疗计划一致、患者同意。

（4）护理计划成文：将护理诊断、预期结果、措施等各种信息按一定规格组成而形成的护理文件，用以指导和评价护理活动。

（四）护理实施

护理实施（nursing implementation）是执行和完成护理计划的过程。包括：执行计划和记录。

1. 实施过程　实施前做好充分的准备，即明确 5W。实施，落实护理计划，综合运用各种能力、知识、技能，安全、及时、有效。

2. 护理记录　有多种记录方法，如以问题为中心的记录（subjective objective assessment plan intervention evaluation），要点记录表格（data actualize response），问题、干预、评价系统记录格式（problem intervention evaluation）。

PIO 记录方式：问题（problem/P），护理诊断/合作性问题。措施（intervention/I），已经实施的措施。结果（outcome/O），实施护理措施后患者的反应。

案例 14-4

护理记录的书写思路：患者有什么问题（P）？护士做了什么（I）？患者的反应如何（O）？有无新情况出现？

2 月 1 日 8：00

患者主诉切口疼痛。予舒适体位，操作轻，协助患者翻身、咳嗽等，指导患者采用放松技术。

护士签名

2 月 1 日 10：00

患者主诉疼痛减轻。

护士签名

（五）护理评价

护理评价（nursing evaluation）是将护理对象的健康状态与护理计划中的预期结果进行比较并做出评定、修改的过程。评价已发现的问题是否解决，同时评估新出现的问题。

1. 建立评价标准　即预期目标。

2. 收集资料　收集实施护理措施后护理对象的反应。

3. 与预期目标对比分析

4. 重审护理计划

（1）分析原因：重审前四个步骤，收集资料是否准确、全面？护理诊断是否正确？资料收集有无错误？是否严格按照诊断依据？相关因素正确否？是否混淆了"有……的危险"护理诊断和"潜在并发症"？目标是否正确？。护理措施设计是否得当？执行是否有效？患者配合否？

（2）修改护理计划：目标实现的护理诊断予以停止。错误的护理诊断予以删除。新出现、未发现的护理诊断给予增加。目标部分或未实现的护理诊断进行修订。

5. 评价方式 包括护士自我评价，护理对象评价，护士长检查评定，组织同行评价，领导评价。过程评价的对象是护士，评价内容是整个护理活动的质量。结果评价的对象是护理对象，评价内容是健康状态的改善。

（尹 兵）

思 考 题

（一）名词解释

护理程序；护理诊断

（二）选择题（请选择一个最佳答案）

1. 贯穿护理程序始终的步骤是（　　　）

A. 评估　　　　B. 诊断　　　　C. 计划　　　　D. 实施　　　　E. 评价

2. 护理评估收集资料时最主要的来源是（　　　）

A. 护理对象　B. 家属　　　C. 文献资料　D. 其他医护人员　E.检查报告

3. 下列患者健康资料中，属于主观资料的是（　　　）

A. 行为　　　　B. 症状　　　　C. 体征　　　　D. 血化验结果　　　E. 心电图检查结果

4. 合作性问题的处理中，护士主要的职责是（　　　）

A. 确定护理诊断　　　　　　B. 解决健康问题　　　　　　　C. 发现生命过程中的反应

D. 监测病情　　　　　　　　E. 与医生合作

5. 下列排列护理诊断的原则，正确的是（　　　）

A. 对患者精神、躯体造成极大痛苦的问题优先解决

B. 患者高层次的需要应优先解决

C. 根据患者病情，护理诊断排序一旦确定，不宜轻易改变

D. 有时潜在的护理诊断要优先于现存的护理诊断

E. 患者期待的问题应优先解决

6. 下列护理目标陈述最恰当的是（　　　）

A. 5 天后患者的患侧上肢能够抬到最高

B. 出院前教患者进行胰岛素的注射

C. 2 天后患者能行走并饮水 2000ml/天

D. 1 周后患者自理能力增强

E. 患者出院后能够自行正确更换引流袋

第十五章　护理实践中的伦理和法律

【学习目标】

识记　1. 能正确简述医疗卫生法的特点及构成。2. 能清晰简述护理伦理学的基本原则。3. 能准确说出护理实践中的法律问题。

理解　1. 能解释下列概念：伦理、道德、护理伦理学、医疗事故。2. 用实例说明护士在护理实践中法律责任的主要内容。3. 阐述医疗事故的分级、医疗事故的预防及处置。

运用　1. 应用护理伦理学基本原则讨论护理实践中的伦理问题。2. 讨论人类辅助生殖技术引发的伦理争论。

护理工作的任务是解决人们的健康问题和提高生命质量，保证护理工作质量的同时应掌握工作中涉及的伦理和法律问题。因此学习和掌握护理伦理和法律的相关知识，可以使护士了解与自身工作相关的职业道德及法律规范，解决护理实践中的伦理法律问题，提高护理工作质量。

> **案例 15-1**
> 王某，女，未婚，因阴道出血过多而住院，医生询问病史，其主诉说出血是月经量过多，而且去年也发生过几次。正在该科实习的护士李某和她关系密切。在一次闲聊中谈及病情，王某说："你能为我绝对保密吗？"在李某保证为她保密的前提下，她说因未婚先孕，自己服了流产药物造成出血不止。
> **问题：**请对此临床个案进行伦理分析，李某是否应为王某保密？

第一节　护理实践的伦理规范

护理伦理是护理人员在执行护理工作的过程中调整医护患三者关系及其与社会之间关系的行为准则和规范的总和，其目的是在护理实践中，护理人员能依据护理伦理的要求进行思考和分析问题，选择符合护理伦理的言行，使护理工作始终坚持为人类身心健康服务的根本宗旨。

一、概　述

医院是社会的缩影，涉及各种生命及伦理情境。医学模式的转变使护理观念、职责范围作用与功能都发生了相应的变化，要求护士临床实践具有相对独立性和自主性。护理专业学生应学习和研究护理伦理，树立正确的医学观和道德观，掌握伦理、道德的基本知识，养成良好的职业精神和人文素养。

（一）基本概念

1. 道德　是一种社会意识形态，是调整人与人、人与社会之间相互关系的行为规范的总和。道德是在社会生活实践中形成的，由一定的社会经济关系决定，依靠社会舆论、传统习俗和人们的内心信念来维系。道德作为一个社会现象，是由道德意识、道德关系和道德实践活动三个要素构成的有机整体。道德意识是对一定社会道德必然性的认识，由道德规范意识和道德思想意识两个因素构成；道德关系是指在一定的道德意识、原则和规范的支配下形成的，并以某种特有的活动方式存在的特殊的、相对稳定的社会关系体系，是不以人的意志为转移的，是社会中稳定关系的一个侧面。主要表现在人与人、个人与群体、群体与群体之间的三个层次关系；道德活动是指人们依据一定的道德观念、原则和规范所进行的各种具有善恶意义的行动，包括道德行为选择、道德评价、道德教育、道德修养等形式。三个要素相互联系、相互制约。道德意识是道德关系形成的思想前提，是道德活动的支配力量；道德关系是道德意识的现实表现，它以道德活动为载体，规定人们的道德活动；道德活动是道德意识形成的现实基础，又是道德关系得以表现、保持、变化和更新的重要条件。

2. 伦理　在我国"伦理"一词最早出现于《礼记·乐记》中，表述为"乐者，通伦理也"。古代有代表性的解释为："伦"指人伦，是指人的血缘辈分关系，转义为人与人之间的关系；"理即治玉"，指整理玉石的纹路，引申为事物的条理、道理和规则。因此，伦理是指人与人之间用道德手段调节，处理人与人之间关系应遵循的道德和规范。

3. 护理伦理　护理伦理是运用伦理学的原理和道德原则来解决和调整护理实践中人与人之间、人与社会之间的护理道德意识、规范和行为的准则。

（二）护理伦理的主要内容

1. 护理道德基本理论　包括护理道德的起源、本质、发展规律和特点以及社会作用，护理道德的基础理论，护理道德与护理学、医学、医学模式和护理模式转变以及与卫生事业发展的关系等内容。

2. 护理道德规范体系　包括护理道德的基本原则、基本范畴；护理人员与其他医务人员之间的基本道德规范和要求；护理人员在临床医疗、护理、预防保健等方面的道德规范；护理人员在基础护理、专科护理及临终患者护理中的具体道德规范。

3. 护理道德实践活动　包括护理伦理决策、监督、评价、考核、教育和修养等过程。

4. 护理道德实际难题　主要是护理实践中，因推行新技术或拓展新领域而产生的难以解决的道德问题。如辅助生殖技术、基因技术、器官移植、卫生资源分配、处理安乐死等产生与传统道德发生冲突的系列问题。

（三）护理伦理的基本原则

护理伦理基本原则是在护理活动中调整护理人员与患者、护理人员与其他医护人员、护理人员与社会相互关系的最基本指导原则。它贯穿于护理实践的全过程，指导护理人员树立正确的护理道德观念，选择良好的护理道德行为，进行护理伦理评价和教育。护理伦理的基本原则包括自主原则、有利原则、不伤害原则、公正原则、知情同意等。

1. 自主原则（autonomy）　自主是指自我选择、自由行动或依照个人的意愿进行自我管理和决策。医护实践中的自主原则是指医护人员在为患者提供医疗照护活动之前，事先向患者说明医疗照护活动的目的、作用、费用及所有可能的结果、副作用、可能带来的不便等，并征求患者的意见，由患者进行自主选择。自主原则只适用于能做出理性选择的人。对于自主能力减弱或没有自主能力的患者，如婴幼儿、严重智障者、昏迷患者等，则不应授予自主权，需要加以保护、监督与协助。对患者非理性的行为加以控制，避免造成的伤害，这种干预是正当的，因为这种行动不是自主的行动。

2. 有利原则（beneficence）　强调一切为患者的利益着想、避免或消除对患者的伤害是护士最主要的职责之一。临床实践应注意不应过度以有利原则为前提而损害患者的自主权。如一位患骨肉瘤的患者需要截肢以除去原发的病灶，避免癌细胞的扩散而危及生命。该患者无法忍受截肢后身体缺陷的痛苦而拒绝手术，护士决不可因手术对该病治疗符合有利的原则而实施手术，应尽可能劝说患者接受手术，如患者仍然不肯手术，则应尊重患者的选择。

3. 不伤害原则（nonmaleficence）　即不做有害于患者身心的事，突出强调了护士的个人品德，应做到有同情心、仁慈、和蔼，不可讽刺、挖苦、嘲笑，甚至责骂患者。另外，在一些特殊情况下，尽管护士不赞成或反对患者的伦理观或行为，但不能成为拒绝护理患者的理由。例如，当护士面对一名罪犯时，就应从无害原则出发，给患者以必需的护理，而不能拒绝或停止患者的护理。

4. 公正原则（justice） 公正即公平、正直、合情合理、不偏私。医疗护理实践中的公正原则是基于正义与公道、以公平合理的态度对待患者、家属等所有相关的人员。在工作中对待患者应不分种族、肤色、年龄、职业、社会地位、经济状况、文化水平、亲疏恩怨，做到一视同仁、平等对待。临床实践中做到维护患者的人格尊严，要以同样热忱的服务态度对待每位患者；满足任何患者的正当愿望和合理要求；让每个公民享受公正的医疗保健权利及卫生资源。

5. 知情同意（informed consent） 知情同意包含了知情和同意两部分密切关联的内容。"知情"主要指医护人员向患者及家属提供疾病的诊断结果、治疗、效果、可能出现的不良反应、相关的诊疗费用等一切医疗信息和资料，核心是让患者真正的知晓。"同意"在医疗护理实践中，治疗、检查等均须获得患者的允许。知情同意必须符合三个条件：一是患者必须对所接受的诊断、治疗或护理完全知情，了解其原因、方法、优点及缺点、可能出现的反应或副作用等；二是必须建立在完全自愿的基础上，任何强迫患者同意或患者由于害怕报复而同意的均不属于知情同意；三是患者或家属是在完全清楚、有能力做出判断及决定的情况下同意的。从伦理学上来说，患者的主体地位是由其自主权体现的，每个人有权决定自己是否接受某项治疗或护理措施，必须对治疗或护理措施十分知情。同意以知情为前提，以自主为条件。只有在患者处于自由选择的地位、有同意的合法权利，对做出决定有充分的理解力和有做出决定的充分认知时，患者的知情才被认可。

（四）护理伦理的基本范畴

护理伦理的基本范畴是指反映护理道德现象的最一般、最普遍的概念，如权利、义务、情感、良心、审慎、保密、慎独等。

1. 权利 护理伦理中的权利是指患者对医疗卫生事业享有的权力和利益以及护理人员在护理工作中应有的权力和利益。主要包括患者的权利和护理人员的权利。护士的权利实质是维护、保证患者的医疗权利和健康权利的实现。

2. 义务 义务是指个人对他人、社会及集体应履行的道德责任和使命。其本身是一种客观的外在的使命、职责和任务，它意味着无条件地去履行自己的职责，受经济关系、阶级关系及社会关系的影响和制约。道德义务本身是一种自觉履行的责任，它只有成为个人的内心要求时，才能变成行动。护理道德中的义务，是指护士自觉地履行防病治病、救死扶伤，维护人们健康的道德责任。护理道德责任主要是为人们的健康负责，包括保持健康、预防疾病、恢复健康及临终过程中达到平静的死亡。护士在自觉履行道德义务时，自身道德境界也得到了不断地升华。

3. 情感 情感是指人对客观事物所产生的内心体验的自然流露，是人们对客观事物和周围环境的一种感觉反映和态度体验，通常表现为喜、怒、哀、乐、悲、恐、惊等，道德情感是根据社会道德行为准则和规范评价自己或别人的言行所产生的情感，是个人道德意识的外在表现。护理道德情感是护理人员根据一定的护理道德准则，在处理护患关系、评价护理行为时所产生的一种情绪体验，其形成和发展受一定社会物质条件的制约，也与人的认识、信念、世界观以及传统道德文化的影响有关。护理人员在护理活动中，应具有事业责任情感、同情情感和理智情感。无论自己在现实生活中的处境、情绪如何，只要面对患者，就应表现出角色特有的对患者的同情、关心、真诚相助、冷静理智等情感。

4. 良心 良心是指人们在履行对他人、对社会的义务过程中，对自己行为应负的道德责任的一种主观认识和自我评价能力，是一种内在的、被人们自觉意识到并隐藏于内心深处的使命和责任感。护理道德良心是护理人员在对患者和社会的服务中，对自己的职业行为所负有的道德责任感和自我评价能力，是一定的护理道德观念、情感、意志和信念在个人意识中的统一。护理职业特点要求在任何情况下都选择最有利于患者的护理措施，及时调节、控制及评价自己的行为，不做任何有损于患者的事情，特别在单独护理婴幼儿、老人或失去知觉的患者时，更应受良心的监督。

5. 审慎 审慎是指护理人员在内心树立起来的，在行动上付诸实践的详尽周密的思考与小心谨慎的服务,是护理人员对患者和社会履行义务的高度责任心和事业心的具体体现和每个护理工作者不可缺少的道德修养,其内容包括语言审慎和行为审慎。护理人员的语言既要有科学性、教育性、更要有艺术性,护理人员与患者交谈时,尊重患者的人格,善于运用积极性的语言给患者合理的解释、鼓励和暗示,帮助患者树立战胜疾病的信心。护理人员在工作前应周密细致的选择医疗和护理措施,工作中严肃认真、小心谨慎,遇到复杂病情和危重患者能果断、准确处理,防止意外发生。

6. 保密 保密是指护理人员要保守患者的秘密和隐私,以及对其采取保护性措施,包括保守患者的秘密、保护患者的隐私。在特殊情况下,患者的某些病情和可能出现的不良后果,因治疗和护理需要而告知患者亲属、对患者保密。

> **案例 15-1 分析**
>
> 　　保守患者秘密是护士的义务,也是一种职业道德。但是保密是有条件的,只有当保守患者的秘密不会对患者健康和生命安全构成威胁时才符合伦理要求。案例中李某如果保守患者王某的秘密就会对其造成巨大的伤害,因此不能保密。李某最好是尽力劝导王某将事情告知主管医生,以免耽误治疗。

7. 慎独 “慎”就是小心谨慎、随时戒备;“独”就是独处,独自行事,即严格控制自己的欲望,不靠他人监督。护理道德慎独是指护士在个人独处时,仍能自觉地坚持护理道德信念,恪守护理道德规范。护理人员在工作中提高道德修养的自觉性,持之以恒,打消“侥幸”心理,在繁忙的工作中坚持以“慎独”精神要求自己。

二、护理伦理守则

护理工作肩负着人们健康维持和提高生命质量的责任,护理人员在护理实践中必须遵守行业内公认的伦理守则,合乎伦理开展护理服务。

(一)国际护理学会护士伦理守则

1953 年国际护士协会制定了《国际护士伦理守则》(*The ICN Code of Ethics for Nurses*)。该守则分别于 1965 年和 1973 年做了两次修改。包含的主要内容有:增进健康、预防疾病、恢复健康和减轻痛苦四方面基本任务护理,从本质上说就是尊重人的生命,尊重人的尊严和尊重人的权利,不论国籍、种族、信仰、肤色、年龄、性别、政治或社会地位,一律不受限制。护士对个人、家庭和社会提供卫生服务,并与有关的群体进行协作。

1. 护士与个人 护士的主要任务是向那些要求护理的人负责。护士做护理时,要尊重个人的信仰、价值观和风俗习惯。由于患者出于对护士的信任而提供的情况,要注意保密。

2. 护士与临床实践 护士个人执行的任务就是护理实践,必须坚持学习,做一个称职的护士。护士要在特殊情况下仍保持高标准护理。护士在接受或代行一项任务时,必须对自己的资格作出判断。护士在作为一种职业力量起作用时,个人行动必须时刻保持能反映职业荣誉的标准。

3. 护士与社会 护士要和其他公民一起分担任务,发起并支持满足公众的卫生和社会需要的行动。护士在护理及其他方面,应与共事的成员保持合作共事关系。当护理工作受到共事成员或任何其他人威胁的时候,护士要采取适当措施保卫个人。

4. 护士与职业 在护理工作与护理教育中心,在决定或补充某些理想的标准时,护士起主要作用。在培养职业知识核心方面,护士起积极作用。护士通过职业社团,参与建立和保持护理工作中公平的社会和经济方面的工作条件。

(二)中华护理学会《护士守则》

2008 年中华护理学会制定并颁布了《护士守则》。该守则主要内容是:

1. 护士应当奉行救死扶伤的人道主义精神，履行保护生命、减轻痛苦、增进健康的专业职责。

2. 应当对患者一视同仁，尊重患者，维护患者的健康权益。

3. 应当为患者提供医学照顾，协助完成诊疗计划，开展健康指导，提供心理支持。

4. 应当履行岗位职责，工作严谨、慎独，对个人护理判断及执业行为负责。

5. 应当关心爱护患者，保护患者的隐私。

6. 发现患者的生命安全受到威胁时，应当积极采取保护措施。

7. 应当积极参与公共卫生和健康促进活动，参与突发事件的医疗救护。

8. 应当加强学习，提高执业能力，适应医学科学和护理专业的发展。

9. 应当积极加入护理专业团体，参与促进护理专业发展的活动。

10. 应当与其他医务工作者建立良好关系，密切配合、团结协作。

伦理守则是任何一个专业不可缺少的核心价值观的标志，护理伦理守则是护士队伍与患者及公众间的一种社会契约。是护士根据社会的价值观和需要，提供护理服务的行动指南，还包含了护理专业不可缺少的核心价值。

三、护理实践中的常见伦理困惑与处理

（一）人类辅助生殖技术

1. 人类辅助生殖技术的含义　人类辅助生殖技术是指用人工技术及方法代替人类自然生殖的某一中间环节或整个过程的技术。现阶段人类辅助生殖技术主要有三种形式：人工授精、体外受精、代孕母亲。所谓人工授精是指用人工方法将精液注入女性体内以取代性交途径使其妊娠的一种方法。体外受精又称试管婴儿，是指用人工的方法使卵子与精子在体外结合，培养成早期胚胎后，再植入子宫内发育的技术。体外受精主要解决女性因输卵管异常而引起的不育。代孕母亲是指代人妊娠的妇女，用自己的卵子自然受精后妊娠，或用自己卵子人工授精后妊娠，或利用他人的受精卵植入自己的子宫妊娠，所生的孩子必须归还给委托者，根据胎儿与孕母之间有无遗传关系将代孕母亲分为遗传性代理孕母和非遗传性代理孕母。

2. 人类辅助生殖技术引发的伦理问题

（1）对婚姻和家庭的影响：传统的婚姻关系通过自然有性生殖方式生育子女，使子女与父母之间有血缘关系。体外受精引起的婚姻、家庭道德问题比人工授精更加突出。体外受精涉及五种人关系：①丈夫的精子与妻子的卵子；②丈夫的精子与非妻子的卵子；③非丈夫的精子与妻子的卵子；④非丈夫的精子与非妻子的卵子；⑤受精卵移植到第三者——代理母亲子宫内代妊娠。将可能的母亲分为：遗传母亲、孕育母亲、养育母亲；父亲则分遗传父亲和养育父亲两种。遗传父母、孕育母亲均属于"生物父母"。而养育父母属于"社会父母"。如果强调父母与子女之间生物学联系的传统观念不变，就容易使夫妻、父母与子女的关系遭到破坏，造成家庭结构不稳定。养育比提供遗传物质更重要，也比提供胚胎营养场所更重要。强调社会父母是道德和法律上的合法父母，这样才能保证试管婴儿的家庭和睦、幸福。如果夫妇都有生殖能力，因好奇或没时间，就通过体外受精、供体人工授精、代理母亲得到子女，这种不负责任的态度可能会影响夫妻关系和亲子关系，并给社会安定带来一定的威胁，所以必须合理使用这项技术。

（2）代孕母亲的伦理问题：监护权存在争议。代孕母亲在孕育过程中会对腹中的婴儿产生母爱，促使她与契约母亲争夺婴儿的监护权。如果生下的婴儿在身体上存在缺陷，双方当事人可能会相互推卸责任。无论是监护权的争夺还是放弃，婴儿的利益都不能得到切实的保护，对无辜的新生命都是不公平的。代孕母亲会造成亲属关系和伦理观念的混乱。美国一妇女因女儿没有子宫无法怀孕，母亲愿意代替女儿怀孕。医生把她女儿的卵子取出后同其女婿的精子结合，把受精卵植入到该母亲的子宫内，孩子生下后不久代理母亲与女儿争夺抚养权。这孩子究竟是这位母亲的外孙还是子女？同样姐姐也可为妹妹当代理母亲，如此错综复杂的代理母亲和受体之间的关系，导致婴儿在家庭中地位的不确定性严重扰乱家庭中的伦理关系。有的代孕者不是出于人道主义而是从中得到金钱，把子宫变成赚钱的制造婴儿的机器或"出租子宫"，这是违背伦理的。西方多个国家（瑞典、法国、澳大利亚等）及欧洲议会均颁布法令禁止代孕母亲，这一立法不仅是社会伦理道德的必然反映，也是法律制度的客观要求。我国《人类辅助生殖技术管理办法》和 2003 年重新修订的《人类辅助生殖技术和人类精子库伦理原则》中明确规定：医疗机构和医务人员不得实施任何形式的代孕技术。

（3）非婚妇女进行人工授精问题：许多国家和学者主张限制或禁止非婚女性采取医学辅助生育手段生育子女，如挪威、瑞典、法国等。我国从 2003 年 10 月 1 日起，卫生部重新修订的《人类辅助生殖技术规范》开始施行，明确规定了医疗机构在实施试管婴儿技术中，禁止给单身妇女实施人类辅助生殖技术。这样对独身女性生育试管婴儿关闭了大门，无疑是符合伦理和法律要求的。但也有少数人持相反的态度，他们认为妇女有选择自由生育的权利，如在英国，允许给单身女性实施医学辅助生育技术。总而言之，为了后代的幸福，单身女性应慎重对待此问题。

3. 人类辅助生殖技术处理的伦理原则

（1）知情同意原则：对要求实施辅助生殖技术的夫妻，应了解实施该技术的程序、成功的可能性、风险性及接受随访的必要性，签订知情同意书。对捐赠精子、卵子者应告知其有关权利与义务，不应追问接受者与出生后代的相关信息等，并签订知情同意书。

（2）维护供受双方利益、后代权益的原则：捐赠精子、卵子、胚胎者对出生的后代没有任何权利，也不承担任何义务。通过辅助生殖技术出生的孩子享有与正常受孕出生孩子同等的法律地位。接受方夫妇作为孩子的父母，承担其抚养和教育的义务。为避免后代之间的近亲结婚，一个供精者只能提供 5 名妇女受孕，且必须来源于人类精子库。不得实施非医学需要的性别选择，以免造成人口性别比例失衡。

（3）互盲和保密的原则：凡是利用捐赠精子、卵子、胚胎实施的辅助生殖技术，捐赠者、供受方、参与的工作人员、出生后的孩子等所有涉及人之间保持互盲；医疗机构和医务人员对捐赠者和接受者的信息应保密。

（4）伦理监督的原则：实施人类辅助生殖技术的机构应建立生殖伦理委员会，对技术运用中出现的伦理问题进行审查、监督、咨询、论证和建议。

（二）器官移植技术

1. 器官移植的含义 器官移植是指通过手术等方法，将他人有活力的器官移植给患者，以替换其已经损伤、病态的或已经衰竭的器官，使生命个体重新获得正常的生理机能。是目前人类治疗终末期器官衰竭的最佳方式。根据供体不同，可分为尸体供体、活体供体、胎儿供体、动物供体等器官移植。

2. 器官移植的伦理问题 器官移植是生物医学工程领域中具有划时代意义的技术，对挽救终末期器官功能衰竭患者的生命具有重要意义。然而，器官移植技术应用的同时也冲击着人们的传统观念，并引起了许多伦理争论和社会问题。

（1）尸体器官来源的伦理问题：目前器官移植中的供体器官尤其是不能再生的单器官主要来源于尸体。在我国，受旧习俗和传统观念的影响，所谓"身体发肤，受之父母，不得毁伤，孝之始也"。捐献器官是不孝之举，保持身体的完整至关重要，即使死亡后也须是"完尸"，因此死亡后愿意捐献遗体（或器官）的人或同意捐献亲人遗体或器官的人是非常少的。在我国主要来源于死刑犯的器官，在国际上是有争议的。

（2）活体移植的伦理问题：活体器官移植伦理道德问题较为敏感，器官捐献者要绝对自愿。供者是在没有任何威胁利诱的情景下做出同意的承诺，其原则是不危及供体的生命和健康。器官一般来源于有血缘关系的亲属、无血缘关系的配偶及无偿献出器官的健康者，提供的器官必须是成对生长的健康器官或是代偿能力极强的部分器官，如肾、骨髓、皮肤、肠或肝脏等。在器官移植中存在的伦理问题主要表现在知情同意方面，活体移植无论对受体还是供体都存在着很大的风险，需要医护人员做好充分的知情同意。

（3）器官商业化问题：在人们的传统观念中，人体器官是不能买卖的，器官移植术中的器官来源于捐献。由于供体器官来源较少，等待器官移植的人很多，就可能使人体器官成为抢手的高价商品。供体器官的商品化，是严重违背人道主义的不道德行为。从伦理学角度是不赞成器官商品化的，应该遵循器官移植的非商品化原则。

（4）器官的分配问题：人体器官是一种稀有资源，在目前可供器官稀少的情况下，面临着受体选择的伦理道德问题。受体选择的医学标准和原则采取的是综合性原则，主要依据国家或社会的道德规范价值，并根据供体和受体的具体情况而定。伦理学家们普遍认为，应从三个方面来考虑：①医学标准。即由医务人员根据医学发展水平作为判断标准，主要是适应证及禁忌证；②社会标准。是根据医学标准仍不能确定受者的情况下才使用的标准，依据受者社会价值的大小来确定获得器官的资格。包括患者过去的社会贡献，患者未来对社会的价值，患者在家庭中的地位和作用及经济支付能力、年龄等；③随机性标准。是一种补充标准，在上述标准仍不能确定受者的情况下，根据随机的先后次序来加以选择。

（5）异种器官移植问题：异种移植是指将器官组织从一个物种机体内取出，植入到另一物种的机体内，通常以动物的细胞、组织、器官为代用物，直接植入到人体，替换患者丧失功能而无法挽救的器官。异种器官移植可能改变人的行为甚至思想。据报道，患者在接受移植后发生性情、饮食习惯的改变。人类同种器官移植有可能导致人的个性的变化，人们担心异种器官移植将会践踏人性尊严。

3. 开展器官移植技术处理的伦理原则

（1）知情同意原则：知情同意是器官移植所要遵循的首要伦理原则。知情同意对于供者就是自愿捐献；"知情同意"对于受体而言，包括患者有权接受或拒绝器官移植、对治疗过程积极配合和对医生的自由委托、移植器官之前有权了解器官来源、可供选择的医疗方案的利弊和风险等信息的全面了解做出最终选择。目前一般来源于受者的配偶、有血缘关系的亲属和自愿无偿献出器官的健康者。

（2）生命价值原则：尊重生命是器官移植必须遵循的伦理准则。它强调生命神圣和生命价值的统一，要求人们要尊重受体生命神圣性的同时，还应考虑受体术后的生存时限及生活质量。

（3）公平公正原则：公正是现代社会一个基本要求。在可供移植器官少而需求多的情况下公平公正尤为重要。应制定相应的医学及社会标准来分配器官，并建立伦理委员会做出分配决定，避免仅考虑经济能力和社会地位。

（4）严禁器官商品化：器官移植立法是人类文明进步的标志，我国出台了《人体器官移植条例》规定，人体及其各部分均不能成为商业交易的对象。器官移植是人类的一种自愿互救行为，体现高尚的人道主义精神。买卖人体器官构成犯罪的，依法追究刑事责任。医务人员坚决不参加任何形式的有关器官移植的商业活动，以履行医务人员对供者、受者的社会责任，减少器官移植引发的道德问题和难题。

（三）安乐死

1. 安乐死的含义　安乐死在一些权威词典解释有两层含义：一是无痛苦的死亡，安然地去世；二是无痛致死术，即是指对那些患有不治之症，死亡已经逼近而且非常痛苦的患者，使用药物或其他方式以实现尽可能在无痛苦状态下结束生命的一种临终处置。

2. 安乐死的伦理学问题　中国对于安乐死的争论起始于20世纪80年代中叶，安乐死的提出和实施，冲击了伦理道德观念，使伦理道德和法律面临新问题，安乐死的争论集中在主动安乐死，主要围绕人是否有选择死亡的权利，目前有两种不同的观点：支持安乐死和反对安乐死。

（1）支持安乐死：在理论上支持安乐死的理由主要有：①患者有决定选择死亡的权利，社会应该尊重患者的权利；②维持一个无生命质量和生命价值的生命是没有意义的，延长生命等于增加患者死前的痛苦；③安乐死反映了人类追求无痛苦的、有尊严的死亡愿望，是对人性自由的更大解放，是社会文明的体现；④安乐死在客观上可节约卫生资源。但不能因为能有效地节约有限的资源，而提出支持安乐死，这是不人道的。

（2）反对安乐死：一般来说，反对的观点主要归纳为：①生命是神圣的，人有生的权利。在任何情况下都不能主动促其死亡，否则违背人道原则；②难以确定一个人是否真的想死，可能是不忍疼痛所致的一时性的不理智的决定，也可能是迫于经济的因素而并非真实意愿；③救死扶伤、治病救人是医务人员的职责。对患者积极救治，不管患者处于什么状态，结束患者的生命都与医护人员职责不符；④使患者摆脱痛苦的办法很多，可以通过止痛、心理疏导、临终关怀等办法来让患者在临终前处于"安详、无痛"状态，同样尊重了患者的生命尊严而且符合医护人员的职业要求；⑤可能是错误诊断，使患者丧失了自然转归的机会。

总之，安乐死是一个涉及社会意识、文化背景、政治、经济、法律、科学发展及风俗习惯等诸多方面的问题，在中国社会乃至整个世界引发了广泛的观念冲突。

第二节　与护理实践相关的法律政策

护理人员对服务对象实施护理的过程中，经常与服务对象的权益发生矛盾和冲突，存在很多的现存和潜在的法律问题。护士应学习法律的相关知识，确保在为服务对象实施护理时符合法律规范的要求，避免医疗纠纷及事故的发生。

一、概　　述

法律是由国家立法机关制定的规范人们行为的准则，其严肃性、公正性及强制性是其他手段都无法取代的。随着人们的法制观念日益增强，人们必须学习相关的法律知识，才能更好地知法、守法，受到法律保护。

（一）法律的概念

法律（law）是由国家制定和认可，由国家强制力保证实施，在其统辖范围内对所有社会成员具有普遍约束力的行为规范。法律有狭义和广义之分，狭义的法律是由国家立法机关制定的规范性文件；广义上的法律是除了国家立法机关制定的规范性文件外，还包括国家行政机关制定的行政法规、地方国家权力机关制定的地方性法规等。

（二）法律的分类

依照不同的标准或角度，法律有不同的分类体系。依据法律形式的某些外部特征来划分，可分为以下几类。

1. 国内法和国际法　从法律制定的主体和不同的使用范围划分，法律可分为国内法和国际法。国内法是由本国制定和认可，适用该国主权管辖范围内的法律。国际法是由不同主权国家参与制定或公认，适用于调整国家之间相互关系的法律。

2. 根本法和普通法　依据法律效力的强弱和制定的程序不同，可分为根本法和普通法。根本法又称宪法，是国家的根本大法，具有最高法律效力。规定国家制度、公民的基本权利和义务、国家机构的设置等内容，一般由国家的立法机关或专门的机关制定（全国人民代表大会）。普通法规定国家的某项制度或调整某类社会关系，由有立法权的机关按普通立法程序制定和颁布，如民法、刑法、行政法等。

3. 一般法和特别法　依据法律效力范围不同分为一般法和特别法。一般法适用于全国范围，对全国公民都有效，如民法、刑法等。特别法适用于特定的人和事，在特定地区、特定的时间内有效或对特定公民有效，如教师法、经济特区条例、戒严法等。

4. 实体法和程序法 依据法律规定的内容不同分为实体法和程序法。实体法规定公民的权利和义务，如民法、婚姻法、刑法。程序法是为保证实体法规定的权利和义务的实现而制定的规定诉讼程序上的法律，如刑事诉讼法、民事诉讼法等。

（三）法律的特征

1. 法律是国家强制力保证实施的规范 任何社会规范需要一定的强制力保证实施，否则就不能成为一种社会规范。在国家权力管辖范围内，不论是自然人还是社会组织，都要守法，不可违抗法律规范，任何违法行为都要受到国家法制的惩罚，追究法律责任。

2. 法律是国家制定或认可的行为规范 法律的制定是有一定预见性的经验总结，承认已有的规范有法律效力。法律由国家制定或认可，具有国家意志性，与国家权力、权威有不可分割的联系。

3. 法律是规定人们权利和义务的社会规范 法律明确地规定了社会成员的权利和义务。因此，权利受到法律的保护，他人不得侵犯；义务必须履行，否则法律强制执行。

4. 法律是调整人们行为的规范 法律规定人们可以做什么、应该做什么、禁止做什么而成为规范。它既是评价人们行为是否合法的标准，也是警戒或制裁违法行为的依据和准绳。

二、中国医疗卫生法规

医疗卫生法是我国法律体系的一个重要组成部分，是以保护公民健康权利为宗旨，保证公民享有国家规定的健康权和治疗权的相关法律法规。其内容涉及生活环境、疾病防治技术、爱国卫生运动等，调节手段多样，将防治疾病、保护健康的客观规律加以法制化，以求得最大限度的趋利避害。

（一）医疗卫生法的概念

医疗卫生法是国家制定或认可，并以国家强制力保障实施的关于医疗卫生领域法律规范的总和。它通过对人们在医疗卫生和医疗实践中各种权利与义务的规定和调整，以保持良好的医疗法律关系，保证医疗卫生秩序的科学发展。

（二）医疗卫生法的构成

医疗卫生法是卫生法律规范的具体表现形式，效力等级由制定或认可机关决定。根据我国宪法和法律的规定，我国医疗卫生法主要有以下几种。

1. 宪法中有关卫生方面的规定 宪法是我国卫生法律、法规的立法依据，对医疗法规的制定提出了总体的要求。如宪法中第 21 条规定国家发展医疗卫生事业，发展现代医药和我国传统医药，鼓励和支持农村集体经济组织、国家企业事业组织和街道组织举办各种医疗卫生设施，开展群众性的卫生活动，保护人民健康。第 45 条规定中华人民共和国公民在年老、疾病或者丧失劳动能力的情况下，有从国家和社会获得物质帮助的权利。国家发展为公民享受这些权利所需要的社会保险、社会救济和医疗卫生事业。

2. 卫生法律和其他法律中的有关规定 指由全国人民代表大会及其常务委员会制定的卫生方面的专门法律，其效力低于宪法，如《中华人民共和国食品卫生法》《中华人民共和国药品管理法》《中华人民共和国国境卫生检疫法》《中华人民共和国传染病防治法》等。

3. 医疗卫生行政法规、法令、规则、条例 由国务院制定颁布的有关卫生方面的专门行政法规、法令、规则、条例等。如《医疗事故处理条例》《公共场所卫生管理条例》《精神药品管理办法》《中华人民共和国传染病防治实施办法》等。

4. 地方性卫生法规 地方卫生法规指省级人民代表大会及其常务委员会、省会所在地的市或经国务院批准的较大市的人民代表大会及其常务委员会依法制定批准的，可在本行政区域内发生法律效力的有关卫生方面的规范性文件，如《上海市医疗事故处理暂行规定》等。

5. 国际法中有关医疗卫生方面国际条约 我国参加签署和承认国际上有关卫生方面有关的

公约和法规。如 1969 年颁布的《国际卫生条例》、1971 年《精神药品公约（1971 年）》等，此类国际公约一经申请加入，即对我国产生法律约束力。

（三）医疗事故及处理

医疗事故及处理是当前社会的一个热点问题，为社会各界所关注。为更好保护医患双方合法权益，有助于公平、公正地处理医疗纠纷和事故，国务院颁布了《医疗事故处理条例》，于 2002 年 9 月 1 日起公布施行。这一规定就医疗事故的范围、鉴定、赔偿和处理作了详细的规定。分总则、医疗事故的预防与处置、医疗事故的技术鉴定、医疗事故的行政处理与监督、医疗事故的赔偿、罚则、附则。

1. 概念　医疗事故（medical malpractice）指医疗机构及其医务人员在医疗活动中，违反医疗卫生管理法律、行政法规、部门规章和诊疗护理规范、常规，因过失而造成患者人身损害的事故。

2. 构成要素

（1）责任主体是医疗机构及其医务人员："医疗机构"是指按照国务院 1994 年 2 月发布的《医疗机构管理条例》取得《医疗机构执业许可证》的机构。"医务人员"是指依法取得执业资格的医疗卫生专业技术人员，如医师和护士等。即依法取得执业许可或者执业资格的医疗机构和医务人员在其合法的医疗活动中发生事故。

（2）行为的违法性：从医疗实践看，最常用、最直接的是医疗机构及其医务人员违反关于医疗机构、医疗行为管理的规章、诊疗、护理规范、常规。医疗事故是在医疗过程中发生的，由医务人员过失造成的，行为必须是违法的。

（3）过失造成患者人身损害：包含两个含义，一是"过失"造成的，过失是行为人由于疏忽大意和过于自信的两种心理状态造成的危害后果。过失与故意的属性有本质上的区别。医疗事故属于过失，不是故意。即在诊疗活动中，医务人员有过失行为，而不是有伤害患者的主观故意；二是造成患者"人身损害"的后果。医疗机构及其医务人员在提供诊疗服务过程中不仅存在违反医疗卫生管理法律、行政法规、部门规章和诊疗护理规范等行为，而且其违法性的行为给患者造成法定的人身伤害。这是判断是否为医疗事故至关重要的一点。

（4）过失行为和损害之间存在因果关系：医疗机构及其医务人员的过失行为与后果之间有无因果关系，是确定和处理医疗事故的重要环节。过失行为与危害结果之间必须有直接的因果关系，否则不能认定为医疗事故。医疗机构及其医务人员虽然存在过失行为，但没有给患者造成损害后果或虽然有损害后果但医疗机构及其医务人员没有过失责任均不能定为医疗事故。有下列情形之一的不属于医疗事故：①在紧急情况下为抢救垂危患者生命而采取紧急医学措施造成不良后果的；②在医疗活动中由于患者病情异常或体质特殊而发生医疗意外的；③在现有医学科学技术条件下，发生无法预料或不能防范的不良后果的；④无过错输血感染造成不良后果的；⑤因患者原因延误诊疗导致不良后果的；⑥因不可抗力造成不良后果的。

3. 医疗事故的分级　根据对患者人身造成的损害程度，医疗事故可分为四级：

一级医疗事故：造成患者死亡、重度残疾的；

二级医疗事故：造成患者中度残疾、器官组织损伤导致严重功能障碍的；

三级医疗事故：造成患者轻度残疾、器官组织损伤导致一般功能障碍的；

四级医疗事故：造成患者明显人身损害的其他后果的。

四级医疗事故的划分，相对地扩大了医疗事故的范围，对于保护患者的正当权益，增强医疗机构及医务人员的工作责任感有重要的意义。

4. 医疗事故的预防　医疗机构应制定防范、处理医疗事故的预案，预防医疗事故的发生，减轻医疗事故的损害。医疗机构及其医务人员在医疗活动中，严格遵守医疗卫生管理法律、行政法规、部门规章和诊疗护理规范、常规，恪守医疗服务职业道德。按照国务院卫生行政部门规定的要求，书写并妥善保管病历资料；患者有权复印或者复制其门诊病历、住院志、体温单、医嘱单、化验单

（检验报告）、医学影像检查资料、特殊检查同意书、手术同意书、手术及麻醉记录单、病理资料、护理记录以及国务院卫生行政部门规定的其他病历资料；严禁涂改、伪造、隐匿、销毁或者抢夺病历资料；在医疗活动中，医疗机构及其医务人员应当将患者的病情、医疗措施、医疗风险等如实告知患者，及时解答其咨询，应避免对患者产生不利后果。

5. 医疗事故的处置 当发生或发现医疗事故时，应及时正确处理。

（1）医疗事故的报告制度：医务人员在医疗活动中发生或者发现医疗事故、可能引起医疗事故的医疗过失行为及发生医疗事故争议的，立即向所在科室负责人报告，科室负责人应当及时向本地医疗机构负责医疗服务质量监控的部门或者专（兼）职人员报告；负责医疗服务质量监控的部门或者专（兼）职人员接到报告后，应立即进行调查、核实，将有关情况如实向本地医疗机构的负责人报告，并向患者通报、解释。发生重大过失行为的，医疗机构应在 12 小时以内向当地卫生行政部门报告。

（2）医疗事故的技术鉴定：条例规定了医疗事故技术鉴定的法定机构是各级医学会。启动医疗事故鉴定程序有两种方式，一是卫生行政部门移交鉴定；二是医患双方共同委托鉴定。医学会组织专家鉴定组，依照医疗卫生管理法律、行政法规、部门规章和诊疗护理规范、常规，运用医学科学原理和专业知识，独立进行医疗事故技术鉴定。

（3）医疗事故的行政处理及监督：卫生行政部门根据相关的法律、法规，对发生医疗事故的医疗机构和医务人员做出行政处理，包括行政处罚和行政处分。卫生行政部门对参加鉴定的人员资格和专业类别、鉴定程序进行审核，必要时，可以组织调查，听取医疗事故争议双方当事人的意见。

（4）医疗事故的赔偿与处罚：当发生医疗事故的赔偿等民事责任争议后，医疗机构和患者可以采取医患双方平等、自愿协商，自行解决争议；也可通过医患双方当事人向卫生行政部门提出调解申请请求，卫生行政部门对赔偿问题进行调解。医疗机构和患者可以直接向人民法院提起民事诉讼。医疗事故的赔偿应当考虑医疗事故的等级、医疗过失行为在医疗事故损害后果中的责任程度、医疗事故损害后果与患者原有疾病状况之间的关系。根据医疗事故的等级和情节，卫生行政部门给予发生医疗事故的医疗机构警告，情节严重者，限期停业整顿或吊销执业许可证，对于负有责任的医务人员依法给予处分或追究刑事责任。

三、护士执业与护理管理的法规依据

护士必须在法规规范的范围内进行执业活动。护理法是关于护理人员的资格、权力、责任和行为规范的法律法规，是以法律的形式对护理人员在教育培训和实践方面所涉及的问题予以规定。

（一）护理立法的历史与现状

20 世纪初，开始以法律的形式对护理人员在教育培训和实践方面所涉及的问题加以限制。为了消除护理工作的混乱现象，保证医疗护理质量的提高，促进护理向专业化方向发展，世界各国先后颁布了护理法，促进护理管理法制化。

1. 世界各国护理立法的历史与现状 英国于 1919 年率先颁布了护理法。荷兰于 1921 年颁布了护理法，随后，芬兰、意大利、美国、加拿大、波兰等国也相继颁布了护理法。在亚洲，日本于 1948 年正式公布了护士法。在以后的 50 多年里，许多国家纷纷颁布了护理法。1953 年，世界卫生组织发表了第一份有关护理立法的研究报告。1968 年，国际护士会成立了护理立法委员会，制定了世界护理法上划时代的纲领性文件——《制定护理法规的参考指导大纲》，为各国的护理立法提供了系统而权威性的指导。近年来，各国护理法进行了不断的修改和完善，已逐步形成一整套与本国卫生事业管理相适应的专门法规，成为指导护理教育和护理实践的法定纲领，对推动本国护理管理走向法制化起到了重要作用。

2. 我国护理立法的历史与现状 我国的护理法隶属于卫生法规系统。新中国成立后，国家先后颁布法令、指示、暂行规定、办法、条例等。由于初期没有建立考试、注册、职业管理制度，未经正规学习培训的人员涌入护理队伍，护理教育发展迟缓，影响了护理事业的发展，使医疗护理质量难以保证。党的十一届三中全会以后，我国的卫生立法进入新的时期，护理学科的法制建设得到了加强和完善。

1979 年，卫生部颁发《卫生技术人员职称及晋升条例（试行）》《关于护理工作的意见》。

1981 年，卫生部颁发《关于在"卫生技术人员职称及晋升条例（试行）"中增设主管护士职称等几个问题的通知》。

1982 年，卫生部颁布的《全国医院工作条例》第九条强调了医院要加强对护理工作的领导，并对护理工作提出了较为具体的要求。

1982 年，卫生部颁发《医院工作制度》和《医院工作人员职责》，明确提出了护理工作制度，对医院各类护理人员的职责也进行了明确规定。

1993 年，卫生部颁发《中华人民共和国护士管理法》。

1997 年，卫生部颁发《关于进一步加强护理工作的通知》《继续护理学教育试行办法》。

2008 年，国务院颁发《护士条例》，从护士的执业资格、权利义务、医疗机构的相关职责等多方面对护理工作进行了规定。

（二）护理法的种类及内容

1. 护理法的种类 根据护理法立法机关的不同，我们可以把护理法分为以下几大类：

（1）是国家主管部门通过立法机构制定的法律法令。可以是国家卫生法的一个部分，也可以是根据国家卫生基本法制定的护理专业法。

（2）是各级政府或地方主管部门根据卫生法制定的法规。

（3）是政府授权各专业团体自行制定的有关会员资格的认可标准和护理实践的规定、章程、条例等。

除上述以外，如劳动法、教育法、职业安全法及医院本身所制定的规章制度对护理实践也具有重要影响。

2. 护理法的基本内容 护理法的基本内容主要包括总纲、护理教育、护士注册、护理服务等四大部分。

（1）总纲：阐明护理法的法律地位、护理立法的基本目标、立法程序的规定、护理的定义、护理工作的宗旨与人类健康的关系及其社会价值等。

（2）护理教育：包括教育种类、教育宗旨、专业设置、编制标准、审批程序、注册和取消注册的标准与程序等。也包括对要求入学的护士条件、护校学制、课程设置、课时安排计划、考试程序以及护校一整套科学评价的规定等。

（3）护士注册：包括注册种类、注册机构、本国或非本国护理人员申请注册的标准和程序，授予从事护理服务的资格或准予注册的标准等详细规定。

（4）护理服务：包括护理人员的分类命名、各类护理人员的职责范围、权利义务、管理系统以及各项专业工作规范、各类护理人员应达标准的专业能力、护理服务的伦理学问题等，还包括对违反这些规定的护理人员进行处理的程序和标准等。

（三）护理立法的意义

1. 促进护理管理法制化 通过护理法实施，将护理管理纳入了法制化轨道，使一切护理活动及行为均以法律为准绳，保证了护理工作的安全，提高了护理质量。

2. 促进护理学科的发展 护理立法使护理专业向专业化、科学化方向发展，为护理专业人才培养和护理活动的开展制定了法制化的规范和标准。护理法规定了护士资格、注册、执业范围等要求，促进了护理工作的安全性及护理质量的提高。

3. 维护护士的权益 护理立法使护理人员的地位、作用和职责范围有了明确的法律依据，使护理人员在履行自己的法定职责时得到法律的保护，增加安全感，从而提高护理质量。

4. 维护服务对象的正当权益　护理法规定了护士的义务和责任，护士不得以任何借口拒绝护理或者抢救患者。对违反护理准则的行为，服务对象有权依据法律条款追究当事人的法律责任，从而最大限度地保护服务对象的合法权益。

（四）与护士执业相关的法律法规——护士条例

《护士条例》于 2008 年 5 月 12 日起施行，填补了我国护理立法的空白，对维护护士的合法权益，规范护士行为，促进护理事业的发展，保障人体健康和医疗安全具有重要意义。通过建立护士资格考试制度和护士执业资格许可制度来加强护士管理，提高护士队伍素质和护理工作质量，保护患者和护士的合法权益。

1. 护士执业注册

（1）注册管理机构：国务院卫生主管部门负责全国护士执业注册监督管理工作。省、自治区、直辖市人民政府行政部门是护士执业注册的主管部门，负责本行政区域的护士执业注册管理。

（2）护士执业注册的基本条件：按照《护士条例》的要求，申请护士执业注册应具备以下四个条件：①具有完全民事行为能力。②在中等职业学校、高等学校完成教育部和卫生部规定的普通全日制 3 年以上的护理、助产专业课程的学习，包括在教学、综合医院完成 8 个月以上护理临床实习，并取得相应学历证书。普通全日制是完全脱产在校学习，不包括半脱产或在职的学历，因此专业教育方式上排除函授、电大、自考、成教等形式。③通过国务院卫生主管部门组织的护士执业资格考试。④符合《护士执业注册管理办法》规定的健康标准：A.无精神病史；B.无色盲、色弱、双耳听力障碍；C.无影响履行护理职责的疾病、残疾或功能障碍。

（3）护士执业注册的申请与管理：为规范护士执业注册管理，原卫生部也于 2008 年 5 月 4 日颁布中华人民共和国卫生命令第 59 号，根据《护士条例》制定并通过《护士执业注册管理办法》，于 2008 年 5 月 12 起施行，《护士执业注册管理办法》规定护士执业注册的工作程序，包括护士首次执业注册、护士变更执业注册、护士延续执业注册、护士重新执业注册、护士注销执业注册。明确指出各级卫生行政部门是护士执业注册的主管部门及发证机关，负责行政区域内护士执业注册管理工作及各级医疗卫生单位护士执业注册的具体工作。

1）首次护士执业注册：护士首次执业注册是通过护士执业资格考试之日起 3 年内提出执业注册申请，提交学历证书、专业学习中的临床实习证明、护士执业资格考试成绩合格证明以及医疗卫生机构拟聘用的相关材料接受审核。护士执业注册有效期为 5 年。

2）变更护士执业注册：护士执业地点发生变化时，应办理执业注册变更。承担卫生行政部门交办或者批准的任务以及履行医疗卫生机构职责的护理活动，经医疗卫生机构批准的进修、学术交流的，不需要办理变更手续。变更执业注册需提交护士变更注册申请审核表和申请人的《护士执业证书》，受理及注册机关应在 7 个工作日内为其办理变更手续，护士变更注册后其执业许可期限也为 5 年。

3）延续护士执业注册：护士执业注册证书有效期将在某一时间到期（即行政许可时间），如继续从事护理工作，需要向卫生行政部门提出延续申请，申请应于有效期届满前 30 日提出申请。

4）重新护士执业注册：对注册有效期届满未延续注册的、受吊销《护士执业证书》处罚的自吊销之日起满 2 年的护理人员，需要重新进行执业注册。

5）注销护士执业注册：注销护士执业注册是基于特定事实的出现，由卫生行政部门依照法定程序收回护士执业证书。该证书自注销决定生效之日起失去效力，护士不能继续执业，继续执业属于违法。注销护士执业注册的特定情形包括未申请延续护士执业注册、延续执业注册的申请未被批准而造成护士执业注册有效期届满未延续的、护士死亡或者身体健康等原因丧失行为能力。

（4）其他规定：县级以上地方人民政府主管部门应建立本行政区域护士执业良好记录和不良记录，并将该记录记入护士执业信息系统。护士执业良好记录主要反映护士在执业活动中勤勉工作，规范服务，认真履行法定义务等情况，包括护士受到的奖励、表彰以及完成政府指令性任务的情况。护士执业不良记录主要是护士在执业活动中不履行职责或不正确履行职责的情况，护士因违反条例以及其他法律、法规、规章或者诊疗技术规范的规定受到行政处罚、处分的情况。

2. 护士的权利与义务

（1）护士的权利：是指护士在工作中应有的权力和利益，主要包括以下权利：

1）在执业活动中拥有人格尊严、人身安全不受侵犯的权利。《护士条例》第3条规定，护士人格尊严、人身安全不受侵犯。护士依法履行职责，受法律保护，这是保障护理工作有序进行的基本条件。

2）护理人员有权在执业范围内进行护理诊断、治疗、实施护理计划。《护士条例》第15条规定：护士有获得疾病诊疗、护理相关信息的权利和其他与履行护理职责相关的权利。

3）维护个人正当利益的权利：护士有维护个人正当利益的权利。包括从事相关的医学科学研究，参加学术交流和与本专业有关的学术团体；参加规范化培训、继续医学教育和专业进修；按照国家有关规定获取工资报酬、享受福利待遇、参加社会保险；获得与其所从事的护理工作相适应的卫生防护、医疗保健服务。

4）对患者的特殊干涉权：特殊干涉权是指医护人员在特殊情况下，有权限制患者的自主权利，以确保患者自身、他人和社会的权益。护士只能在维护患者健康和社会利益的前提下，在特定条件和范围内使用干涉权。如危重患者要求了解自己疾病的真相，如了解后可能不利于诊治或产生不良影响时，医护人员有权隐瞒真相；精神病患者、自杀未遂者及某些烈性传染病患者拒绝治疗时，依法行使特殊干涉权，对其实施必要的隔离或强迫他们接受治疗；如果患者在没有行为能力时拒绝治疗，且可能带来严重后果，医护人员有特殊干涉权阻止此后果的发生。

（2）护士的义务：是特定的角色要求，即护士应当承担的职责。

1）依法执业：护士在执业过程中应严格遵守法律、法规、规章和诊疗技术规范的规定，是护士执业的根本准则。它涵盖了护士执业的基本要求，通过法律、法规、规章和诊疗技术规范的约束，护士应履行对患者、患者家属以及社会服务的义务。

2）紧急救治患者：护士在执业活动中，发现患者病情危急情形，根据具体情况通知医师或实施必要的紧急救护。

3）准确查对、执行医嘱：发现医嘱违反法律、法规、规章或者诊疗技术规范等，应及时向该医师提出质疑；必要时向该医师所在科室的负责人或者医疗卫生机构负责医疗服务管理的人员报告。

4）知情告知：患者有知情的权利，医护人员有告知的义务。在医疗活动中，医疗机构及其医务人员应当将患者的病情、医疗措施、医疗风险等如实告知患者，及时解答其咨询，应避免对患者产生不利后果的信息。此外，护士的解释要以患者能理解为前提，做到语言准确、通俗易懂，以表达对患者知情同意权的尊重。

5）保护患者隐私：护士应当尊重、关心、爱护患者，保护患者的隐私，不泄露其个人信息、私人活动或私人领域、病理生理缺陷、有损个人名誉的疾病等。根据条例，护士对保护患者的隐私负有义务和责任，这实质上是对患者人格和权利的尊重，有利于与患者建立相互信任、以诚相待的护患关系。

6）积极参加公共卫生应急事件救护：护士有义务参与公共卫生和疾病预防控制工作。发生自然灾害、公共卫生事件等严重威胁公众生命健康的突发事件，护士应服从县级以上人民政府卫生主管部门或者所在医疗卫生机构的安排，参加医疗救护。

3. 医疗卫生机构的职责 为强化医疗机构在护士执业中的作用，护士条例规定医疗卫生机构的职责，内容如下：

（1）按照国务院卫生主管部门规定的标准配备护理人员。

（2）保障护士合法权益。包括：①为护士提供卫生防护用品，并采取有效卫生防护措施和医疗保健措施；②执行国家有关工资、福利待遇等规定，按照国家有关规定为在从事护理工作的护士足额缴纳社会保险费用；③对在艰苦边远地区工作，或者从事直接接触有毒有害物质、有感染传染病危险工作的护士，医疗卫生机构应当按照国家有关规定给予津贴；④制定、实施护士在职培训计划，并保证护士接受培训，根据临床专科护理发展和专科护理岗位的需要，开展对护士的专科护理培训。

（3）加强护士管理。包括：①设置专门机构或者配备专（兼）职人员负责护理管理工作；不允许未取得护士执业证书的人员、未依照条例规定办理执业地点变更手续的护士以及护士执业注册有效期届满未延续执业注册的护士在本机构从事诊疗技术规范规定的护理活动；在教学、综合医院进行护理临床实习的人员应当在护士指导下开展有关工作；②建立护士岗位责任制并进行监督检查。护士因不履行职责或者违反职业道德受到投诉的，应进行调查，经查证属实的，医疗卫生机构应当对其做出处理，并将调查处理情况告知投诉人。

案例 15-2

患儿李某，3 岁，麻痹性肠梗阻，行胃肠减压术及输液支持治疗。医生查房后口头医嘱："有尿后氯化钾 10ml 推入管内。"待患儿有尿后，护士未再追问，即将 15% 氯化钾 10ml 直接推入静脉输液管内，致使患儿心搏骤停，抢救无效死亡，

问题：请对医务人员的行为做出伦理分析。

---

4. 护士执业中的相关法律责任

（1）医疗卫生机构违反本条例规定，护士的配备数量低于规定的护士配备标准的；允许未取得护士执业证书的人员或未依照规定办理执业地点变更手续、延续执业注册有效期的护士从事诊疗技术规范规定的护理活动的，由县级以上地方人民政府卫生主管部门责令限期改正，给予警告；逾期不改正的，将会受到核减其诊疗科目或暂停其 6 个月以上 1 年以下执业活动的处理。

（2）医疗卫生机构未执行国家有关工资、福利待遇等规定的；对从事护理工作的护士，未按照国家有关规定足额缴纳社会保险费用的；没有为护士提供卫生防护用品或未采取有效的卫生防护及医疗保健措施的；对在艰苦边远地区工作，或者从事直接接触有毒有害物质、有感染传染病危险工作的护士，未按照国家有关规定给予津贴的，将会受到有关法律、行政法规的规定的处罚。

（3）护士执业过程中，违反法定义务应当承担法律责任。护士在执业活动中有下列情形之一的，由县级以上地方人民政府卫生主管部门依据职责分工责令改正，给予警告；情节严重的，暂停其 6个月以上 1 年以下执业活动，直至由原发证部门吊销其护士执业证书。

1）发现患者病情危急未立即通知医师的。

2）发现医嘱违反法律、法规、规章或者诊疗技术规范的规定，未依照本条例第 17 条的规定提出或者报告的。

3）泄露患者隐私的。

4）发生自然灾害、公共卫生事件等严重威胁公众生命健康的突发事件，不服从安排参加医疗救护的；护士在执业活动中造成医疗事故的，依照医疗事故处理的有关规定承担法律责任。

（五）护理违法的责任

1. 行政责任　行政责任指个人或者单位违反行政管理的法律规定所应当承担的法律责任。分为医疗卫生行政处罚和医疗卫生行政处分。行政处罚主要是对违纪单位根据违纪的行为程度做出警告、罚款、行政拘留、没收违法所得、没收非法财物、责令停产停业、暂扣或者吊销许可证、暂扣或者吊销执照等。行政处分是医疗卫生行政机关对违反法律、法规的下属工作人员实施的纪律惩罚，由轻到重是警告、记过、记大过、降级、开除等行政处分。

2. 民事责任　指个人或组织侵犯他人的人身、财产权的民事不法行为所应当承担的法律责任。责任形式有财产责任和非财产责任，包括赔偿损失、支付违约金、支付精神损害赔偿金、停止

侵害、返还财产以及恢复名誉、消除影响、赔礼道歉等，这些可以单独适用，也可以合并适用。

3. 刑事责任　指违反刑事法律规定的个人或者单位所应当承担的法律责任。包括管制、拘役、有期徒刑、无期徒刑和死刑五种主刑，以及剥夺政治权利、罚金和没收财产三种附加刑。附加刑可以单独适用，也可以与主刑合并适用。

四、护理实践中常见的法律问题

在护理实践中，每个合格的护理人员都必须遵守职业道德和工作中的规章制度，掌握专业的规范要求，如果在实践中违反医疗护理规章制度及技术规范，将承担一定的法律责任。

（一）护士的法律责任

1. 临床护理记录　临床护理记录作为医疗文件的重要组成部分，具有重要的法律意义，如发生医疗纠纷或患者涉嫌刑事案件时，真实完整的护理记录可提供诊疗的真实经过，为法律提供重要证据。护士应按照医疗机构文件书写要求认真做好记录，保证记录的内容客观、真实、准确、及时、规范。记录时文字工整，字迹清晰，表述准确，书写过程中出现错字时，用双线划在错字上，保留原记录清楚、可辨，并注明修改时间，修改人签名。不得采用刮、粘、涂等方法掩盖或去除原来的字迹；因抢救患者未能及时书写记录时，在抢救结束后 6 小时内补记，并就此情况加以说明；实习护士、试用期护士、未取得护士资格证书或未经注册护士书写的护理记录，由具有合法执业资格的护士审阅并签名，需修改时用红笔修改并签名。

2. 处理及执行医嘱　医嘱是护士对患者实施治疗措施的法律依据。护士在执行医嘱时应掌握各项医疗护理操作的目的、方法、药物作用及不良反应。处理医嘱时应严格认真查对，准确无误后即刻执行。有意篡改医嘱或无故不执行医嘱均为违法行为。对有疑问的医嘱，应向医生求证其准确性。如发现医嘱有明显的错误，护士可拒绝执行，报告护士长或上级主管领导。明知医嘱有错误，护士没有提出质疑或由于疏忽大意而没有发现其错误，给患者造成严重的后果，护士和医生共同承担法律责任。

3. 实施护理操作　在护理实践工作中，有很多操作需要独立完成或委派他人完成。独立完成护理活动时，应明确自己的职责范围和工作规范。若超出自己职能范围或没有遵照规范要求进行护理时，对服务对象产生伤害的，护理人员将承担法律责任。委派他人实施护理措施时，需评估被委派人是否有胜任此项工作的资格、能力及知识水平。否则如出现不良后果，委派者也将承担法律责任。

4. 药品及物品管理　药品应根据其种类与性质妥善放置，设专人保管，尤其是麻醉药品。麻醉药品主要指鸦片、哌替啶及吗啡等药物。这类药物临床上限用于手术后、晚期癌症及一些危重患者的对症治疗，专柜加锁专人负责保管。护士只能凭医嘱领取和使用这些药物。手术室及某些科室存放这类备用药，护士随意窃取、盗卖或使用此类药品，即可构成贩毒、吸毒罪。所有药品应定期检查质量，如发现变色、过期，药瓶的标签与瓶内药物不符，标签污染模糊等不得使用，以免产生严重后果。此外，护理人员在工作中也接触各种医疗用品和设备，保管使用病房的物品或保管服务对象的一些物品时，如果护理人员利用职务之便，将这些物品或药品据为己有，可被起诉犯有盗窃公共财产罪。

（二）护生的法律责任

护生在进入临床实习前，应明确自己的法定职责，严格按照学校及实习医院的要求和专业团体的规范操作制度进行临床护理实践工作。从法律角度来讲，护生只能在专业教师或执业护士的指导或监督下，按照护理操作规程对患者实施护理。如果脱离执业护士或专业教师的监督指导，损害了患者的利益，护生将承担法律责任。护生的法律责任包括：

1. 为临床实习做好充分准备。护生在进入临床实习前应努力学习，掌握扎实的理论基础，熟练的操作技能，才能尽快地适应实习护士的角色。

2. 如果对某项操作不熟悉或没有准备好应与带教护士做好沟通。

3. 熟悉所在实习医院的医疗护理政策和操作规程。

4. 及时向带教护士汇报患者的病情变化。

在临床实践过程中，护生要为自己的行为负责，带教护士对护生负有指导和监督的责任。如护生在对所指派工作没有准备好，或所指派的操作超过护生的能力范围，或带教护士没有给予合理、审慎的临床指导的情况下，发生了护理差错或事故，其带教护士也要负法律责任。

（三）护理工作中的违法与犯罪

1. 侵权与犯罪　侵权指侵害国家、集体或他人的财产和人身权利，包括生命权、隐私权、名誉权、知识产权等而造成他方损失的行为。由于护理工作行为具有一定的侵袭性，操作中的行为失误可导致患者的生命及健康受到损害，工作中会有潜在的侵权行为的发生，因此护理人员在工作中严格要求自己，尽职尽责为患者服务。犯罪是危害社会、触犯国家刑律、应当受到法律惩处的行为。可根据行为人主观心理状态而分为故意犯罪和过失犯罪。故意犯罪是明知道自己的行为会发生危害社会的结果，并且希望或放任这种结果发生，因而构成犯罪。过失犯罪是当预见自己的行为可能发生危害社会的结果，因疏忽大意而没有预见或已经预见而轻信能够避免，发生不良结果而构成的犯罪。例如，护士为某患者输血，应常规进行"三查八对"，但由于自信而没有进行查对，将他人异型血液直接输入该患者体内，患者发生严重溶血反应导致死亡，属于过失犯罪行为。

2. 疏忽大意与渎职罪　疏忽大意指行为人应当预见自己的行为可能发生危害社会的结果，但因疏忽大意而没有预见，以致发生危害社会的后果。这种过失给患者带来一定程度的损失和痛苦，但并不严重，属于失职，不构成犯罪。它是临床护理过程中最常见的过失。如错误给药、热水袋烫伤等。如果程度严重导致伤残或死亡，则属于犯罪。

3. 收礼与受贿　受贿罪是指国家工作人员利用职务上的便利，为行贿人谋取私利，而非法索取、接受其财务或不正当利益的行为。救死扶伤是护理人员的神圣职守，应提倡奉献精神，更不应借工作之便谋取额外报酬。但患者在疾病治愈后，由于对护士在工作中周到的服务为表达感激之情赠送纪念物品，不属于贿赂范畴。但护士若主动向患者或家属示意并收取大额的红包、物品等不义之财，则犯有索贿、受贿罪。

案例 15-2 分析

1. 此案例中医务人员的行为违背了伦理道德。案例中的护士在医嘱给药途径不明确的情况下，"忠实"地执行医嘱，违背了"认真负责、精益求精"的护理道德规范和"团结协作，相互监督"的医护关系伦理要求，酿成病人患者死亡的惨剧。护士违反了无伤害原则和有利原则。

2. 案例中的医生同样负有责任，因为他违反了卫生部"医嘱制度"中"除在抢救或手术中外，不得下达口头医嘱。下达医嘱，护士需复诵一遍，经医生查对药物后执行，医生要及时补记医嘱"的规定。

3. 医护双方为了维护病人患者利益，防止差错事故的发生，必须互相制约和监督。当护士执行医嘱时，一旦发现医嘱有误或不清楚应当询问清楚后再执行。护士应该钻研业务，熟悉临床常用药物的药理作用及药用途径，认真负责地开展工作。

五、护理实践中法律问题的防范与处理

护理工作与广大人民群众的健康息息相关，护理实践中应防患于未然，加强护理人员的法律意识、依法执业、开展执业保险等。

（一）强化法制观念，做到学法、知法和守法

医疗护理法律、法规文件，是医护人员遵章守纪的重要保证。护士应充分地认识到，在护理实践中护理行为时刻都受到法律的制约，犯有严重过失将会触犯法律，承担法律责任。护理人员要及时认真不断学习有关法律法规，掌握相关的法律知识和内容，熟悉自己的权利和义务，明确法律与护理工作的关系，不断强化法制观念，做到学法、知法和守法。对容易引起医患、护患纠纷的现象及问题要给予特别的关注。

（二）加强信息沟通，防止法律纠纷的发生

护士在进行护理操作过程中，尊重患者的人格、尊严、信仰及价值观，坦诚地与患者沟通，积极主动地为患者着想，以自己的专业知识和能力以及良好的工作作风，赢得患者的理解和支持，有效防范和减少法律纠纷的发生。护理人员应经常与其他有关医务人员做好解释沟通工作，及时准确地交流患者治疗护理的情况和资料，在交流过程中进一步明确模糊不清的问题，确保服务对象的安全，减少医疗纠纷的发生。

（三）规范职业行为，严格遵守护理操作标准

护理人员在工作中严格执行专业团体规范要求，遵守护理操作规程及质量标准，依法执业，持证上岗。在工作中规范护理行为，不断学习并掌握新的护理操作规程与质量标准要求，以保证患者的安全。在执行医嘱过程中，对有疑问的医嘱应及时请示并报告，对疑难问题及时请教，不擅自处理，规范做好各项护理记录，防止法律纠纷的发生。

（四）强化机制建设，建立有保障的工作环境

医疗机构要严格按照《护士条例》规定，按标准配备护理人员，落实护士的权利和义务，履行医疗卫生机构职责，设立风险处理部门，建立防范机制，及时有效地预防和处理危险性的问题，预防和减少法律问题风险的出现。

（五）参加职业保险，减轻工作压力

职业保险指从业者定期向保险公司缴纳保险费，如在职业保险范围内发生责任事故，则由保险公司承担对受损害者的赔偿。目前世界上多数国家的护士都参加了这种职业责任保险。如果由于疏忽大意对患者造成损害时，他们可以从以下几个方面获益：①保险公司在政策范围内为其提供法定代理人，保证其受到法庭的公正审判；②保险公司可在败诉以后为其支付巨额赔偿金，以减轻个人经济上的损失；③受损害者能得到及时合理的经济补偿，从而减轻从业者在道义上的负罪感。职业保险是护理人员保护自己从业及切身利益的重要措施之一。随着护患纠纷不断增多，医疗事故一次性结算方式加重了护士的职务风险。护士参加职业保险对其护患纠纷司法处理、减轻败诉的支付负担等方面都有一定的积极作用。

（杨丽艳）

思 考 题

（一）名词解释

伦理；道德；护理伦理学；医疗事故

（二）选择题（请选择一个最佳答案）

1. 《护士条例》颁布于（　　　）

A. 2002 年　　　　　B. 2004 年　　　　　C. 2006 年　　　　　D. 2008 年　　　　　E. 2010 年

2. 申请护士执业注册者，必须先获得（　　　）

A. 护理专业毕业文凭　　　　　B.《中华人民共和国护士执业证书》

C. 健康检查证明   D. 护士执业职格考试合格证书

E. 身份证明

3. 对患者享有知情同意权的正确理解是（　　　）

A. 完全知情，只需签字同意   B. 不一定知情，只需签字同意

C. 完全知情，无需签字同意   D. 患者与家属具有同等行使权力

E. 只需家属签字同意即可

4. 医生在治疗中确诊一名患者为肝癌，他妥当的做法应是（　　　）

A. 对患者绝对保密

B. 同时向患者本人及家属宣布病情危重程度

C. 征求家属意见，尊重患者意愿，向患者家属如实交代病情

D. 将诊断书直接交给患者本人

E. 对家属绝对保密

5. 医疗事故的处理程序不包括（　　　）

A. 凡发生医疗事故或事件，当时的医务人员应立即向本医疗单位的科室负责人报告

B. 发生医疗事故或事件的医疗单位，应指派专人妥善保管有关的各种原始资料

C. 医疗单位对发生的医疗事故或事件，应立即进行调查、处理，并报告上级卫生行政部门

D. 凡发生医疗事故，临床诊断不能明确死亡原因的，都必须进行尸检，尸检应在患者死亡24小时以内进行

E. 凡发生医疗事故或事件，科室负责人应及时向本医疗单位负责人报告

6. 护士发现医师医嘱可能存在错误，但仍然执行错误医嘱，对患者造成严重后果，该后果的法律责任承担者是（　　　）

A. 开写医嘱的医师   B. 执行医嘱的护士   C. 医师和护士共同承担

D. 医师和护士无需承担责任   E. 医疗机构承担责任

7. 对于医疗卫生机构中发生的殴打护士情形，进行行政处罚的机关是（　　　）

A. 医疗卫生机构保卫部门   B. 卫生管理机构   C. 医疗卫生机构

D. 公安机关   E. 劳动保障部机构

8. 以下属于医疗事故的是（　　　）

A. 在紧急情况下为抢救垂危患者生命而采取紧急医疗措施造成不良后果

B. 无过错输血感染造成不良后果   C. 药物不良反应造成不良后果

D. 因患方原因延误诊疗导致不良后果   E. 患者行动不慎造成不良后果

（三）案例分析题

王某，男，70岁，某病区6床患者，因患慢性支气管炎并发肺部感染、肺气肿入院。经抗感染、对症治疗后病情明显好转。住院后第三天下午4点，护士未严格执行"三查七对"，将5床患者的青霉素给王某进行肌内注射。推药大约0.2ml时发现错误，立即停止注射，但未向医生及护士长汇报，也未采取补救措施。5分钟后，护士发现王某面色苍白、口唇青紫、呼吸困难，出现了过敏反应，立即呼叫医生抢救，但患者终因抢救无效死亡。请对护士的行为进行伦理分析。

第十六章　护理安全与防护

【学习目标】

识记　1. 能正确阐述护士职业损伤的危险因素及防护方法。2. 能正确叙述保护具的使用范围和使用原则。3. 能正确列举医院常见不安全的因素和影响患者安全的因素。4. 能正确阐述患者安全的评估方法与防护措施。

理解　1. 能举例说明影响护理安全的问题。2. 能理解护士职业安全、护士职业暴露、护士职业风险、护士职业防护、患者安全及其相关概念。

运用　1. 运用所学知识针对护士职业安全防护提出有效的防护措施。2. 根据患者的需要，正确运用保护具保证患者的安全。3. 运用所学知识，通过网络概括发达国家护理职业防护的先进做法。

医院是聚集各种高新技术的健康服务场所，同时也是一个危险因素非常集中的场所。护理安全不仅涉及护理工作中患者的安全问题，也涉及在医院这样复杂、潜伏着大量危险因素的环境中工作的护士的安全问题。医院安全一直是世界各国高度关注的问题，护理安全是医院安全的重要组成部分。护士在为患者提供护理服务的过程中，护患双方均可能受到危险因素的影响。因此，护士应不断强化其职业的安全防护意识，掌握并控制消除危险因素，以保障患者和自身的安全与健康。

第一节　护士职业安全与防护

医院是一个救死扶伤的场所，护士在履行职责的同时面临着职业暴露的危险。由于患者所患疾病的复杂性、多样性、不确定性以及某些诊疗、护理技术会对人体造成危害，护士有可能受到生物、物理、化学、心理、社会等不安全因素的影响。护士可通过采取积极、科学的防范措施进行自我防护，有效地规避职业风险，以保障自身职业安全。

> **案例 16-1**
> 护士李某，毕业后在医院内科轮转，由于病房患者特别多，且输液量大，护士一直都在忙着换药。李护士为一名患者拔针后，将头皮针顺手刺入输液管时，另外一名患者呼叫李护士，李护士回头看这位患者时，头皮针正好刺到了李护士的手，导致针刺伤的发生。
> **问题：**
> 1. 请问该护士应如何处理？
> 2. 发生问题的原因是什么？
> 3. 医院应如何采取防护措施预防上述情况的发生？

一、概　　述

（一）相关概念

1. 护理职业安全（nursing occupational safety）　是指为保障护士自身安全，采取适当、有效的防护措施以避免护士受到职业性危害因素的影响，防止发生职业损伤的一系列管理规定及防护措施。

2. 护理职业暴露（nursing occupational exposure） 是指护士在从事护理工作中接触有毒、有害物质或传染病病原体，从而可能损害健康或危及生命的一种状态。

3. 护理职业防护（nursing occupational protection） 是指护士在工作过程中采取有效措施，以保护自身免受职业暴露中的危险因素的侵袭或将所受伤害降到最低程度。

4. 护理职业风险（nursing occupational risk） 是指护士在工作过程中可能发生的一切不安全事件。

（二）影响护理安全的问题

近年来，我国护理学界加强了对护士职业健康与安全问题的研究。护士每天都要做大量的护理和治疗操作，时刻面临着被各种体液传播疾病感染的风险以及高密度、高强度护理工作造成运动系统损害的风险，而且护士编制短缺和工作场所暴力对护士身心健康与安全也造成了危害。护理的工作环境经常不安全。这是因为：

1. 一般周围环境被人类生活和工业活动产生的废物所污染。

2. 化学、生物、物理、噪声、放射线、重复而单调的工作等风险因素。

3. 医疗技术缺乏维护，以及不完备的应用技术培训。

4. 缺乏防护服装和安全设备。

5. 轮换值班打乱日常的生活规律。

6. 临床环境充斥着复杂的医学社会文化和经济因素。护士需要在情感、社会、心理和精神等方面，满足患者越来越多的要求。

7. 医院暴力，包括性骚扰，甚至性侵害。

8. 与医疗有关的设备、材料和房屋设计的工效学不尽合理。

9. 资源分配不足，如护士短缺、财务资源不足等。

10. 隔离，如社区护士到患者家里提供护理服务。

（三）护理职业防护的意义

1. 提高护士职业生命质量 护理职业防护既可以避免职业性有害因素对护士造成身体上的伤害，又可以减轻不良的心理-社会因素对其造成心理上的压力，还可以控制环境及行为不当引发的不安全因素，从而维护其健康的生活状态，提高其职业生命质量。

2. 科学规避护理职业风险 通过护理职业防护知识、技能的学习与培训，可以提高护士的职业防护意识，使其在工作中严格履行职业规范要求，有效控制职业性有害因素，科学规避护理职业风险。

3. 营造和谐安全的工作氛围 和谐安全的护理职场环境可使护士产生心理上的愉悦感及职业的安全感、认同感和自豪感，使其心理压力得到缓解、精神卫生状况得到改善，从而提高其职业的适应能力。

二、护士职业损伤危险因素

（一）生物性因素

生物性因素（biological factor）主要指护士在从事规范的诊疗、护理工作过程中沾染、损伤、意外吸入或食入的病原微生物或含有病原微生物的污染物。临床中生物性危害因素主要包括细菌、病毒、支原体等微生物。这些微生物既可以存在于患者的血液、尿液、粪便、痰液、引流物、脓液等各种分泌物和排泄物中，也可以存在于患者所用过的各种衣物和器具中，主要通过血液、呼吸道、消化道、皮肤接触等途径导致护士感染，如血源性疾病可通过被污染的注射器及其他利器刺伤、割伤，或通过眼、鼻、口腔黏膜及破损皮肤直接接触而感染。致病与否取决于病原微生物的侵袭力、毒素类型、侵入机体的数量、侵入途径及护士的免疫力。

（二）物理性因素

物理性因素（physical factor）是在临床护理工作中，造成护理职业损伤常见的物理性因素有锐器伤、职业性肌肉骨骼疾病、辐射损伤、温度损伤与噪音等。

1. 锐器伤 最常见的一种物理性损伤。锐器伤是指由医疗锐器，如注射器针头、手术刀片、玻璃安瓿、各种穿刺针、缝合针等造成的伤害，引起皮肤深部受伤、出血的皮肤损伤而感染。锐器伤易导致细菌和病毒的感染，其中最为常见、危害最大的是乙型肝炎、丙型肝炎及艾滋病。被污染的针头刺伤后，乙型肝炎病毒（HBV）的感染率为 6%～30%，丙型肝炎病毒（HCV）感染率为 1.8%，人类免疫缺陷病毒（HIV）感染率为 0.3%。锐器伤中最常见为针刺伤，其次为破碎的玻璃及安瓿。这些都会给护士造成身体及心理上的伤害，并造成对工作的焦虑和恐惧。

2. 职业性肌肉骨骼疾病 是指由于职业活动中的不良姿势、静态负荷、体力负荷、重复性操作、抬举物体频率和振动等原因引起的肌肉或骨骼的损伤。临床护士由于工作性质的原因，常需做较大强度的体力劳动，如搬运患者、协助患者翻身、抬重物、推手术车等。同时，护士在日常工作中也常需做弯腰、扭身等动作，使得腰部负荷较重，腰肌长期处于过度牵伸状态，可导致腰椎间盘突出、腰肌劳损、腰背痛等病症。如手术室护士工作中较长时间处于相对固定姿势，易引起颈部肌肉肌腱疲劳，甚至颈椎病等；病房护士每日为患者穿刺输液经常需要弯腰、低头等。此外，护士长时间站立，易引起下肢静脉曲张。

3. 辐射损伤 包括电离辐射和非电离辐射损伤。医院常见的辐射有 X 线、CT、核磁检查和治疗或接触紫外线、激光等。护士若在工作过程中防护不当，也会造成皮肤损伤、眼球晶状体浑浊，严重者会引起血液系统功能障碍、致癌或胎儿致畸。如随着泌尿外科、神经外科、眼外科新业务的开展，手术时采用激光，均对皮肤和眼球造成光化效应损害；导管室的护士在手术过程中需密切观察患者病情变化，几乎完全暴露在 X 线剂量较大的辐射场中进行护理操作，且暴露时间长。

4. 温度损伤 常见的温度损伤有热水袋、热水瓶等引起的烫伤；冰袋、制冷袋等所致的冻伤；氧气、酒精及其他液化气体所致的烧伤；烤灯、高频电刀等所引起的灼伤。如用于灭菌的高压蒸汽锅温度高达 134℃，干热灭菌锅温度高达 180℃，消毒清洗机、烘干机温度也在 90℃ 左右，开启设备舱门卸载物品时，操作不当极易发生烫伤。

5. 噪音 主要来自于麻醉机、电动吸引器、电刀、监护仪、呼吸机的机械声、报警声、电话声、哭闹声、患者的呻吟声等噪音。长期在噪声下工作易引起疲劳、烦躁、头痛和听力下降等。噪声严重污染的科室有手术室、急诊室、供应室。如国内手术室平均噪声是 60～65 分贝，长时间暴露于噪声下易引起护理人员身体损害。

（三）化学性因素

化学性因素（chemical factor）是指护士在从事诊疗、护理过程中以多种途径接触到的化学物质。最为常见的是接触多种消毒剂、抗肿瘤化疗药物、麻醉废气等，护士经常接触这些物质可造成一定程度的潜在损害。

1. 化学消毒剂 化学消毒剂包括挥发性的化学消毒剂和接触性的化学消毒剂。

挥发性化学消毒剂有醛类（甲醛、戊二醛）、环氧乙烷、含氯制剂（84 消毒液、氯己定）、过氧乙酸、甲苯等。接触性消毒剂如戊二醛、过氯乙酸等。挥发性化学消毒剂对人体的皮肤、黏膜、呼吸道、神经系统均有一定程度的影响。调查证明：1.0 ppm 浓度的甲醛可刺激皮肤、眼、鼻、咽喉及肺，直接损害呼吸道黏膜引起支气管炎、哮喘病、皮炎等。高浓度的甲醛可刺激黏膜引起职业性哮喘，急性大量接触更可致肺水肿，同时能使细胞突变、致癌、致畸，甲醛还有致敏、诱变、致癌作用。

接触性化学消毒剂戊二醛可引起皮炎、过敏、结膜炎及鼻窦炎，长时间吸入混有高浓度的戊二醛的空气或直接接触戊二醛、含氯消毒液，可引起皮肤灼伤、结膜炎、鼻窦炎、头痛、头晕、胸闷、气促、咽喉干痒、色素沉着等症状，严重时可引起职业性哮喘。

2. 化疗药物　主要用于肿瘤的治疗，如环磷酰胺、甲氨蝶呤、5-氟尿嘧啶、阿霉素等。长期接触化疗药物，若防护不当可通过皮肤、呼吸道、消化道等途径入侵对护士造成潜在危害，可引起红斑、溃疡、脱发症状、月经紊乱、头晕、头痛、恶心、流产率增加，严重者会出现致癌、致畸、染色体畸变率增高等。

3. 麻醉废气　麻醉气体主要有：乙醚、笑气（N_2O）、氟烷、安氟醚、异氟醚等。吸入性麻醉气体可以污染手术室空气，主要是氨氟醚、异氟醚等，它可从麻醉机的面罩活瓣、螺纹管等衔接处漏出后弥散，污染手术室的空气。微量的麻醉废气可对护士的听力、记忆力、理解力、读数能力及操作能力等产生影响，甚至可引起自发性流产、胎儿畸形和生育能力下降。一氧化氮、安氟醚等常用麻醉药物在相对密封的环境中弥散接触，可对中枢神经系统带来伤害。

（四）心理社会性因素

心理社会性因素（psychosocial factor）是指护理工作对护士造成的心理、社会方面的不良影响。导致护士出现职业心理问题的因素主要有：临床人员工作紧张、工作量过大、频繁倒班、人体生物钟发生紊乱、缺乏尊重、患者的痛苦与死亡等情景的刺激、抢救情境造成心理紧张、担心医疗事故护理差错的发生、医患纠纷时潜在的暴力损害、社会上存在对护理工作的偏见等，均可能引起护士发生各种职业心理问题，如紧张、抑郁、焦虑、职业倦怠、心身耗竭等心理反应。

三、护士职业损伤的防护

（一）生物性损伤的防护

1. 切断传播途径，执行标准预防

（1）洗手：接触每个患者前后及脱手套后，尤其在接触血液、体液、排泄物及污染物后，必须洗手。

（2）戴手套：当接触血液、体液、排泄物、破损的皮肤或黏膜、行体腔及血管的侵入性操作、处理被污染的物品和锐器时均应戴手套；若手有破损还仍需接触患者的血液及体液的操作时，必须戴双层手套。

（3）戴口罩、护目镜或呼吸防护器：操作中，若患者的体液、血液、分泌物等可能飞溅到医护人员的眼、口、鼻时，应戴具有防渗透性能的口罩、护目镜。若为呼吸道传播的甲类传染患者进行气管切开等有创操作时，操作者还应戴全面型呼吸防护器。

（4）穿隔离衣：身体可能被患者的血液、体液、分泌物等污染时应穿隔离衣，必要时穿鞋套。

2. 预防血液性传染疾病的发生　为防止血液性传染疾病的感染和传播，使用和处理针头、手术刀片、安瓿等锐器时应严格执行操作规程。选用安全性能好的护理用品，如使用一次性自动回缩自毁式注射器（图16-1）。

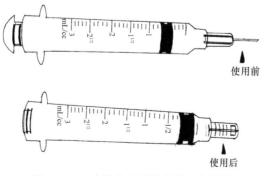

使用前

使用后

图 16-1　一次性自动回缩自毁式注射器

3. 规范处理医疗废物及排泄物

（1）分类收集：医疗废物采取分类收集原则，按照类别分别置于防渗漏、防锐器穿透的专用包装物或者密闭的容器内，且外面有明显的警示标识和警示说明，注明医疗废物产生单位、产生日期、类别等。

（2）规范盛装：包装物或容器内盛装医疗废物达到3/4时，应当使用有效的封口方式，使封口紧实、严密。放入包装物或容器内的感染性废物、病理性废物、损伤性废物不得取出。

（3）专人管理：医疗废物由接受过相关法律和安全防护技术等知识培训的专门管理人员管理，按规定穿工作服、戴口罩、帽子及橡胶手套进行医疗废物的收集、运送并分类处理。

（4）规范排污：排泄物、分泌物等污物倒入专用密闭容器内经消毒后方可排入下水道或污水池。

4. 定期进行免疫接种和体检　建立护士健康档案定期健康检查，如护士乙肝表面抗原及抗体呈阴性须接种乙肝疫苗，接种后3个月检测是否产生抗体，抗体阴性者予以加强免疫，接种乙肝疫苗的预防有效率可达96%～99%。

（二）物理性损伤的防护

1. 锐器伤防护　最为常见，包括针头所致刺伤、刀片所致的切割伤等，多发生在分离注射器、双手回套针帽、处置用过的针头、拔针时误刺伤自己及侵入性操作不熟练等。锐器伤防护的主要原则是加强职业防护教育，规范操作，提高防护意识，完善防护措施。

（1）加强教育：管理者重视对护士职业防护的培训，建立预防锐器伤制度，加强新护士上岗前的职业防护教育，使之认识到锐器伤的危害，提高自我防护意识，自觉采取防护措施，确保职业安全。

（2）纠正危险行为：①抽吸药液后立即用单手（禁止双手）回套针帽；②掰安瓿时应垫无菌纱布；③传递手术器械（如刀、剪、针等）时，可用小托盘传递；④静脉加药时取下针头，通过三通管加入；⑤禁止双手分离污染的注射器和针头；⑥使用后的锐器直接投入符合国际标准的锐器盒内，封好的锐器盒需有醒目的标识，不得与其他医疗废物混放；⑦禁止直接接触医疗垃圾。

（3）预防为重：

1）执行接触患者血液、体液的操作时，要戴手套。

2）尽可能使用带有安全装置的注射器和输液器，如一次性无针头输液管路等无针连接系统。

3）对不配合的患者注射时应有助手协助，如昏迷躁动患者、患儿。

4）操作中始终保持警惕，避免与他人交谈。

5）禁止回套使用后的一次性针头的针帽。

6）禁止用手直接接触使用后的针头、刀片等锐器。

7）使用后的锐器应直接放入耐穿刺防渗透的锐器盒。锐器盒装置2/3满即停止使用。

（4）发生锐器伤的处理方法：

1）立即从近心端向远心端将伤口周围的血液尽可能挤出，禁止进行伤口局部挤压。之后用肥皂水清洗，再用流动水进行冲洗。

2）受伤部位的伤口冲洗后，用消毒液如75%的乙醇溶液或0.5%碘伏进行消毒或浸泡3分钟，待干后贴上无菌敷贴。

3）立即抽血做相关病毒血清学检查，确定是否存在感染，必要时注射疫苗和免疫球蛋白，并随访观察。

4）一旦发生职业暴露，除上述处理措施外，立即报告医院感染管理科同时填写职业暴露调查表。

发生血液传播疾病暴露后的检测与用药

可疑暴露于HBV感染血液、体液时，护士若乙肝表面抗体阳性，并且以前接种过乙肝疫苗，可进行复查，不做特殊处理；若乙肝表面抗体阴性，或未接种过乙肝疫苗，24h内注射乙肝免疫高价球蛋白（400U），同时进行血液乙肝标志物检查，阴性者皮下注射乙肝疫苗，在伤后24h内及第1、6个月注射乙肝疫苗，第3、6、12个月随访检测。

可疑暴露于HCV感染血液、体液时，目前尚无疫苗和肯定有效的预防性治疗措施，只强调加强局部伤口的处理，定期随访，一旦感染，争取早期发现。专家建议暴露2~4周后做HCV-RNA检查，一旦呈阳性，需进行抗病毒治疗。在受伤当天、第3周、第3、6个月随访检测。

可疑暴露于HIV感染血液、体液时，短时间内口服大剂量AZT（叠氮脱氧核苷），尽快于暴露后检测HIV抗体，然后周期性复查（经专家评估后立即在4h内，最迟不超过24h预防性用药，且在受伤当天、第6、12周、第6、12个月进行HIV抗体检测，医学观察一年。

2. 职业性肌肉骨骼疾病防护

（1）加强身体锻炼、增强体质：可通过健美操、广播体操、瑜伽等方式坚持锻炼，以提高组织的柔韧性，关节的灵活性，加强腰部锻炼，尤其是腰背肌、腰椎活动度的锻炼，改善局部的血液循环，预防椎间盘的退变及下肢静脉曲张。

（2）保持正确的姿势：如避免长时间同一姿势站立或弯腰等。弯腰搬重物时，腰部伸直，双脚分开，屈髋下蹲，后髋及膝部用力，挺腰搬起重物。站立时，双下肢轮流支撑体重，适当垫脚，促进小腿肌肉的收缩及静脉回流。工作间隙期适当变换体位，如尽量抬高下肢或锻炼下肢，促进血液回流。

（3）注意劳动保护：如工作时佩戴腰围以加强腰部的稳定性，休息时解下，避免造成腰肌萎缩，穿软底鞋、弹力袜可预防下肢静脉曲张。

（4）养成良好的生活习惯：选用硬度和厚度适宜的床垫。营养均衡，多摄取富含维生素B和维生素E的食物，以营养神经改善血液循环。

（5）避免过重工作负荷：在工作中合理排班，实施弹性排班和轮班的方法，避免护士工作强度过大、一次性工作时间过长加重身体负荷，减轻护士的工作压力。

3. 辐射损伤防护

（1）按规程执行操作：用于放射性检查的房间安装铅门和防铅装置，凡参与配合的人员必须穿铅衣、戴护目镜。操作时关闭房门，在门上挂"透视"、"激光"字样的标识牌。

（2）利用防辐射原理降低辐射：在不影响诊疗效果的前提下，工作人员和患者所受的放射量，尽可能保持较低量，所谓ALARA原则。可通过时间、距离和防护屏来实现。①时间：接触光束时间越长，接受放射的量就越大，一般可通过轮班和使用光栅将剂量减至最低。延长两次照射的间隔时间也会减少吸收剂量。护士在术中要注意合理安排护理操作，把患者的准备、操作用物与药品的准备工作有计划的放在非曝光时间完成；②距离：离X线光源双倍距离，可减少3/4的剂量。用物合理放置，使用起来方便快捷，在条件允许的情况下，尽量远离辐射源，减少不必要的射线接触。如果需护士陪伴患者，护士就应想到使用防护板，在照射患者过程中，远离患者；③防护屏：含铅防护屏仅对二次照射和辐射提供保护作用，但却不是绝对的，射线或多或少能穿透铅屏。

（3）剂量限制：被照射的工作人员必须进行剂量监测。1986年颁发的《中华人民共和国辐射防护标准》，规定放射工作人员所受的年剂量当量不超过50 000usV，辐射防护剂量率不超过28usV/n。导管室的护士在手术间进行操作时佩戴个人射线剂量监测卡，每3个月或半年送防卫所测定一次，检查是否照射剂量超标，及时发现问题并做好工作时间的调整。

（4）定期检测仪器：定期检测和保养各种仪器设备，发生事故及时处理。

4. 温度损伤防护

（1）护士在应用冷、热疗法时，应严格按照操作规程进行，注意听取患者的主诉及观察局部皮肤变化，如有不适及时处理。

（2）对于易燃易爆物品应强化管理，并加强防火教育，制定防火措施，护士应熟练掌握各种灭火器的使用方法。

（3）医院内的电路及各种电器设备应定期进行检查维修。

5. 噪音损伤防护

（1）提高对噪音的认识：重点科室安置噪声监测仪，动态显示室内噪声值，时刻提醒医护人员降低噪音。

（2）设备的保养和设计：及时淘汰陈旧仪器，引进功能好、噪音小的新仪器。对科室使用的仪器、设备定期进行普查、检修，如器械台、电动吸引器、麻醉机、推车等的活动部件上润滑剂，尽量减少其推、拉的次数，减少异常噪声。对新建工作间应从声学设计角度考虑采用隔音设备。

（3）医疗和护理行为的改进：呼吸机监测仪合理设置报警线，呼吸机和吸引器等不用时及时关闭。及时巡视患者、及时发现并解决仪器问题，尽量减少报警提示。高频电刀使用中开启消音器消除噪音。

（4）限制不必要的交谈：尽量减少探视及参观。工作人员做到四轻：即说话轻、走路轻、操作轻、关门轻。在条件允许的科室可适当设置舒缓的背景音乐。

（三）化学性损伤的防护

1. 化学消毒剂使用防护

（1）规范、正确地保存各种消毒剂、麻醉剂、药品等。必要时戴防护手套、呼吸防护装置、护目镜，穿防护衣等，及时、彻底洗手。

（2）严格遵守操作要求：①操作中严格掌握化学消毒剂有效浓度和剂量，现用现配。如84消毒液喷洒消毒时，做到准确配置，30分钟后及时通风换气。②避免直接接触，易挥发性消毒剂要密闭保存，消毒剂放置在阴凉通风处，以防泄漏造成环境污染。戊二醛浸泡物品时，应将戊二醛存放于有盖的容器内，且室内应有良好的通风设备，防止气体泄露污染空气；空气熏蒸消毒时严禁人员进入；甲醛消毒灭菌，必须在无菌箱中进行，消毒后注意开窗通风，去除残留的甲醛气体。③消毒物品的使用：环氧乙烷消毒物品须待环氧乙烷气体散尽后使用；戊二醛浸泡物品须用无菌生理盐水冲洗干净后再使用；空气熏蒸消毒后，按规定进行室内通风，减少药物在室内的残留浓度，必须通风2小时，使刺激性气味降到最低程度。④消毒剂如不慎溅到皮肤上或眼睛里，应立即用清洁流水反复冲洗5～15分钟。

2. 化疗药物使用防护

（1）提供安全的防护用品和设备：配置化疗药物时应具备如下条件：①建立专门的静脉药物配置中心，并配置空气净化装置；②配置垂直层流装置的Ⅱ级或Ⅲ级生物安全柜，防止有毒气体的溢出和再循环；③操作台覆盖一次性防渗透的防护垫，以吸附溅出的药液，减少工作台面的污染。

（2）配备专业的化疗护士：①执行化疗的护士需经过专门的职业训练，增强职业防护意识，并主动实施各种防护措施；②化疗护士应加强身体锻炼，每隔6个月应检查肝功能，血常规及免疫功能等，发现问题及时调离或治疗；③护士怀孕，哺乳期间避免接触化疗药物，以免发生胎儿畸形、流产，影响胎儿发育等。

（3）遵守化疗药物配置要求

1）配药前洗手，主动佩戴各种防护用具。

2）割安瓿前轻弹其颈部，使药物降至瓶底，打开安瓿时垫无菌纱布，避免药液、药粉飞溅并防止划破手套。

3）溶解药物时，溶媒应沿瓶壁缓慢注入瓶底，稀释及抽取瓶装药物时，应插入双针头保持瓶内稳定的压力。

4）抽取药液后，先在瓶内排气再拔针；化疗药物加入瓶装液体后抽尽瓶内空气，以免瓶内压力过大药液溢于空气中。

5）抽取药物的剂量以不超过注射器容量的 3/4 为宜。

6）操作完毕后脱去所有防护用具，严格彻底冲洗双手，以减少药物的毒性作用。

7）操作后用 75% 的乙醇溶液擦拭操作柜内部。

（4）化疗药物给药注意事项：

1）给药时应戴双层手套、护目镜。

2）静脉输液给药装置不使用带有排气孔的输液器，必须使用时应在排气孔处固定纱布，以吸出漏出的药液。

3）确保注射器、输液器接头处连接紧密，防止药液外漏。

4）排气时，备好无菌乙醇溶液棉片或棉球并放在针头周围避免药液外流。

5）执行操作时将纱布环绕在所有挤压点处，以防药液外漏。

6）操作时高度尽量与腰平齐，避免在头部以上操作或向上探身做连接动作，以免药物外漏溅到眼睛或皮肤。

7）从茂菲滴管加药时，先将无菌纱布包裹在滴管开口处再加药，速度不宜过快，以免药液从管口溢出。

8）输液完毕，拔针时应戴橡胶手套。

（5）规范处理化疗药物污染：为防止化疗药物的污染扩散应做到：①化疗药物外溅后立即标明污染范围，避免其他人员接触；②若药液溢到桌面或地上，应用纱布吸附药液；若为药粉则用湿纱布擦抹，防止药物粉尘飞扬；配药后均应拖地面；③如不慎将药液溅到皮肤或眼睛里，应立即用肥皂水或等渗洁眼液彻底冲洗；若不慎溅到工作服上，应立即更换。

（6）妥善处理污染废弃物：污染物品的处理要求包括：①接触过化疗药物的废安瓿、一次性注射器、输液器等要放置在有特别标记的密封的防漏、防刺破的容器中，由专人及时焚烧处理，避免污染空气；②所有污染物，一次性物品必须焚化处理，非一次性物要与其他物品分装、标记，高温处理；③处理 48 小时内接受过化疗患者的分泌物、排泄物、血液等时，必须穿隔离衣、戴手套，避免污染。④有化疗药物的污水，应在医院污水处理系统中专门处理后才可排入城市污水系统。

3. 麻醉废气防护

（1）尽量选用精密循环紧闭式麻醉机，降低麻醉废气污染，同时使用废弃排污装置。

（2）定期检测设备性能，防止气源管道漏气，规范麻醉机的正确操作和防护方法。

（3）加强工作人员的自身防护，护士应戴高效过滤口罩，特别是孕期或哺乳期妇女。

（4）选择全封闭的麻醉机，添加麻醉剂时要防漏，全麻过程中废气排放管道应通向室外或使用二氧化碳吸附剂吸附废气，管道连接要紧密防漏气。

（5）改善手术室的通风条件。室内有风净化设备，术中层流系统持续净化室内空气，减少医务人员吸入有害气体。

（四）心理社会损伤防护

1. 营造良好的工作氛围　护士管理者应与护士多交流沟通，了解其身心状况并适时干预，减轻其工作疲惫感。创造无责备、非惩罚的工作氛围，适时为护士提供机会进修学习，并给优秀者以表彰和奖励，激发其工作热情，增强职业价值感。定期组织娱乐活动，营造和谐、良好的人际关系，缓解工作压力。

2. 合理安排工作时间　护理人员配备要充足，尽可能避免超负荷工作，注意人力资源的合理安排，采用弹性排班，以保证护士的休息和体力。

3. 培养积极的生活态度　注意合理的饮食营养和休息，保持乐观向上的情绪，加强体育锻炼，增强自身抵抗力，保持身体健康。学会自我调适，如换位思考、准确定位等，积极应对不良的心理社会因素所致的危害，必要时积极寻求专业帮助和社会支持。

4. 注重劳逸结合　护士应合理安排自己的生活和工作，注意劳逸结合，学会自我精神放松的方法，有利于防止职业倦怠和焦虑。

5. 加强业务学习　定期组织护士进行新知识、新技能的培训，自身不断进取，提高综合素质，减轻因知识技术更新所带来的心理压力，并得到社会的尊重和认可。

第二节　患者安全

患者安全是一个严肃的全球公共卫生问题。据估计，在发达国家，每 10 名患者就有 1 人在接受医院治疗时受到伤害。在发达国家和发展中国家，既定时间内每 100 名住院患者中罹患卫生保健相关感染的人数分别为 7 人和 10 人。全世界每年有上亿患者受到影响，越来越多的人现在认识到患者安全是全民健康覆盖的一个关键方面。

案例 16-2

周先生，65 岁，身高 170cm，体重 60kg，白内障 12 年，因老年性白内障导致视力下降（左眼 0.3，右眼 0.2），于某日晨 9：00 在局麻下行"人工晶体置入术"，术后安返病房。由于子女工作繁忙，只有 68 岁的老伴一人照顾患者。

问题：

1. 请问该患者可能存在哪些安全问题？

2. 作为护士应如何预防患者发生损伤？

一、概　述

（一）概念

1. 患者安全　由于研究背景和目的的不同，不同的学术研究和组织机构对患者安全有着不同的概念界定。WHO 于 2009 年将患者安全（patient safety）定义为："患者安全是指将卫生保健相关的不必要伤害减少到可接受的最低程度的风险控制过程。"同时指出，这种可接受的最低程度的风险是指在医疗保健现有的、可获得的知识、资源和情境条件下经控制所能达到的水平。

2. 患者安全的相关概念　为避免过多的术语和概念界定给研究和实践带来的困惑，2009 年，WHO 公布了专家组经过为期 3 年的研究获得的"患者安全国际分类"的研究报告，对涉及患者安全的相关概念或术语进行了界定：

（1）医疗相关损害（healthcare-associated harm）：指在制定医疗服务计划或提供医疗服务期间发生的由医疗服务直接引起或间接相关的损害。

（2）损害（harm）：指机体结构不完整或功能不正常和（或）疾病、损伤、不适、残障或死亡等导致对个体生理、心理和社会的有害影响。损害的程度包括：

1）无损害（none harm）：患者未出现相关症状或体征，也不需要进行相应治疗。

2）轻微损害（mild harm）：患者出现轻微的相关症状或功能丧失，或出现轻微的或暂时的中度损害，不需要或只需轻微的治疗干预，如需额外的观察或轻微的治疗。

3）中度损害（moderate harm）：患者出现相关症状并需要治疗干预，或需延长住院时间，或导致终身或长期的功能丧失，如需再次手术或治疗。

4）严重损害（severe harm）：患者出现相关症状，需要执行抢救生命的措施，或需大手术或医疗干预，减少期望寿命或导致严重的永久性或长期的损伤或功能丧失。

5）死亡（death）：排除其他相关原因，患者因安全意外导致短期内死亡。

（3）意外（incident）：是指引起或可能引起对患者的不必要伤害的事件或情境。意外可源于医院设施、医疗仪器设备、临床管理、临床医疗护理实践、文书记录、医院内感染、药物或输液、血制品、医患双方行为等。意外包括：

1）可能的风险情境（a reportable circumstance）：如忙碌的急诊就是一个易于发生意外安全事件的可能的风险环境。

2）潜在失误（near miss）：如护士备错药，但在发给患者之前被发现。

3）无损害意外（no harm incident）：指失误发生于患者但未给患者造成伤害，如护士发错药，患者服下了错误的药，但这种药没有对患者造成损害。

4）有损害意外（harmful incident）：也称不良事件（adverse event），是指意外事件发生于患者且对患者造成了伤害，如护士输错药物导致患者出现过敏性休克。

（4）失误（error）：是指未能执行事先计划的正确的救治措施，或者执行了错误的措施，导致患者受伤害的风险增加。

（二）患者安全的发展

1991年，美国"哈佛医疗实践研究"报告的发表，正式向各国医疗机构和卫生政策制定者昭示了患者安全问题的范围和程度。该研究的样本是从纽约州随机抽取的51家医院中进一步随机抽取的30 000多份刚出院患者的病历。住院患者遭受某种不良事件的比例为3.7%，其中本来是可以预防的不良事件高达58%。美国科罗拉多州和犹他州医院为样本的研究结果再次确认，2.9%的住院患者遭受了不良事件，其中53%是可以预防的。另外来自澳大利亚的一项健康服务质量研究，同样对患者的医疗记录进行了分析，发现16.6%的住院患者曾遭受过不良事件。

1999年，美国医学研究院发表了一项震惊全球卫生保健体系、在患者安全领域具有里程碑式意义的报告——《孰能无错：建立一个更为安全的卫生体系》（To Err is Human: Building A safety Health System）。报告中指出美国每年估计有9.8万人死于可预防的医疗差错事故，患者安全问题在世界各国引发了广泛的关注和研究。

2001年12月，WHO执行委员会就患者安全问题组织了广泛讨论，形成了一份题为"患者安全：卫生保健的质量"的决议，指出患者安全问题及医疗不良事件在全球范围都广泛存在。

2002年3月23日，WHO秘书处将该决议作为提案向第55届世界卫生大会提交。2002年5月18日，第55届世界卫生大会通过该提案，敦促各会员国对患者安全给予最密切的关注。

2004年10月27日，世界卫生组织召集各国卫生部高级官员和医学专家在日内瓦共同发起"患者安全世界联盟"运动，正式宣布正式成立"患者安全世界联盟"，目的是在全世界协调、传播和加快改善患者安全，减少医疗服务过程中的不安全因素，以确保患者安全。世界卫生组织的报告指出：平均每10名患者中就有1名患者受医疗服务不安全因素的影响。诊疗服务中的不安全情况不但给患者带来了痛苦，还给政府公共卫生财政支出增加了负担，导致更多的经济损失，因此增强保证患者安全刻不容缓。此后，WHO会同世界各国政府和非政府患者安全组织，先后开展并发布"世界患者安全行动计划"及"患者安全研究报告"，组织开展患者安全专题研究，推出患者安全实践指南，设立患者安全研究专项基金等活动，为促进全球患者安全的研究和实践起到了积极的引领和推动作用。

二、影响患者安全的因素

（一）卫生系统因素

卫生政策、法规、卫生体制是从宏观层面影响卫生服务从而影响患者安全。2006年10月，中国医院协会在卫生部医政司的指导下首次颁布了《2007年患者安全目标》。患者安全目标是倡导和推动患者安全活动最有效的方式之一，是绝大多数国家的通行做法。我国积极响应世界卫生组织、世界患者安全联盟工作。中国医师协会从2006年起连续发布患者安全目标:2007年、2008年、2009~

2010 年、2011~2012 年、2014~2015 年、2017 年六次发表患者安全目标，为促进构建我国患者安全保障体系起到了积极的推动作用。

中国医院协会患者安全目标（2017 版）

目标一　正确识别患者身份

目标二　强化手术安全核查

目标三　确保用药安全

目标四　减少医院相关性感染

目标五　落实临床"危急值"管理制度

目标六　加强医务人员有效沟通

目标七　防范与减少意外伤害

目标八　鼓励患者参与患者安全（出现三次）

目标九　主动报告患者安全事件

目标十　加强医学装备及信息系统安全管理

本次发布的安全目标与之前一版相比，增加了"鼓励患者参与患者安全"和"加强医学装备及信息系统安全管理"两个条目。

（二）医院管理因素

1. 患者安全文化　患者安全文化（patient safety culture）是指医疗机构为实现患者安全而形成的员工共同的态度、信念、价值观及行为方式。美国卫生与人类服务部（US Department of Health and Human Services）下属的卫生保健研究和质量机构（Agency for Health care Research and Quality，AHRQ）在其开发的针对组织安全文化的调查问卷中明确定义了患者安全文化应包括的十项内容：

（1）管理者有关促进患者安全的期望和行为。

（2）组织层面的学习。

（3）部门内部的团队合作。

（4）开放性的沟通。

（5）有关医疗差错的反馈和沟通。

（6）对医疗差错的非惩罚性反应。

（7）人员配备。

（8）对患者安全的管理支持。

（9）跨部门的团队合作。

（10）交接班和转诊。

2. 医疗产品和设备安全　按照国家规定标准购买和使用医疗卫生产品和设备，医院必须实施严格的医药卫生产品相关管理制度，保障医药卫生产品的质量安全，这是保障患者安全的基本要求。

3. 医院环境设置　医院的基础设施物品配置、设备性能等也是影响患者安全的因素，如医院手术室的设置合理有利于防止交叉感染的发生；医院设置防滑地板、卫生间设置紧急按钮等，可预防患者发生安全意外。

（三）医务人员因素

医务人员应有患者安全文化的意识和态度，同时医务人员应严格按照临床操作规程进行诊疗和护理工作，以保证患者的安全，如护士在输液时规范核查患者身份和药物，有利于防止用药错误的发生。医务人员除按照操作规程进行诊疗和护理之外，医护人员的身心状态也会影响患者安全，如护士工作压力大、疲劳、家庭因素导致的负性心理情绪等均可能对患者安全造成不良影响。

（四）患者因素

患者个人因素也可影响患者对安全的认知、态度和行为，如患者的个人性格、病情、既往就医经历、对环境的熟悉程度等，继而影响患者安全。如有的患者对医院环境不适应，陌生的环境容易产生焦虑害怕等心理反应，缺乏安全感。精神病患者出现精神症状，抑郁患者和癌症患者，可能出现自杀倾向。

（五）社会和文化因素

群众的健康意识、公众对医疗服务的预期、卫生资源的可及性、医疗经济负担、医患关系、护患关系等社会和文化因素也会对患者安全产生一定的影响。

三、医院常见不安全因素

医院常见的导致患者不安全的因素包括物理性、化学性、生物性、心理性和医源性五类。

（一）物理性损伤

物理性损伤（physical harms）是由于各种物理因素对人体造成的损害，包括：

1. 机械性损伤 跌倒和坠床是医院最常见的机械性损伤。如地面湿滑造成患者跌倒，躁动患者未使用保护具而造成坠床。

2. 温度性损伤 包括烫伤、冻伤、灼伤和烧伤等。如使用热水袋温度过高引起烫伤；使用冰袋不当引起的冻伤；各种仪器使用时（如烤灯、高频电刀等）所致的灼伤；医院中易燃易爆物品（如氧气、乙醇等）所致的烧伤等。

3. 压力性损伤 是指在医疗护理过程中受到压力性因素所致患者全身或局部的损伤，主要包括：长期卧床导致骶尾部压疮；使用石膏或夹板固定过紧，导致局部压疮；输液不慎导致肺水肿、液体外渗；高压氧舱治疗不当导致气压伤等。

4. 辐射性损伤 包括电离辐射和核辐射损伤。如紫外线灯消毒时未对患者进行保护引起角膜损伤；各种放射性治疗（如深部 X 线、钴照射治疗等）疗法使用不当。

（二）化学性损伤

化学性损伤（chemical harms）是各种药物在应用于治疗疾病时，可产生非预期或过度强烈的反应，即药物的不良反应，从而可能对患者造成一定程度的伤害。若使用药物不当，包括因药物治疗或没有给予特定药物而造成的患者事故性损伤，称为药物不良事件（adverse drug event，ADE），主要包括：混淆药名（如注射用血塞通，注射用血栓通）；已知的药物过敏反应或其他不良反应；不正确的给药浓度、剂量、方法、途径、时间、速度，甚至遗漏给药等，这些都会给患者造成不同程度的化学性损伤。

（三）生物性损伤

生物性损伤（biological harms）包括病原微生物及昆虫对患者造成的损伤。病原微生物可引起医院感染的发生，如切口感染、呼吸道感染、皮肤感染等。昆虫引起的损伤多见于卫生条件差的医院，如医院中存在蚊、蝇、虱、蚤、蟑螂等。蚊子叮咬可造成流行性乙型脑炎、疟疾、登革出血热等疾病的传播。

（四）心理性损伤

心理性损伤（psychological harms）是由神经系统受到损害或精神受到打击，而感到不愉快引起的。影响患者心理反应的因素有：患者对疾病的认识和态度、患者与家属的沟通交流、医护人员对患者的行为、态度等。护士应重视对患者的心理护理，注意自己的言行，防止不准确的信息传递，造成患者对疾病治疗等方面的误解而引起情绪波动。

（五）医源性损伤

医源性损伤（iatrogenic harms）是由于医护人员言语及行为上的不慎或操作不当、失误而造成患者心理或生理上的损害。如个别护理人员对患者不尊重，缺乏同情心，使患者心理上难以接受而造成痛苦；护理人员为患者输入化疗药物导致外渗，引起患者局部组织坏死，最后病情加重。

四、患者安全的评估与防护

医院工作环境及服务对象的特殊性、复杂性使得患者可能会受到一些危害因素的影响，进而造成患者损伤。因此，护士必须能够准确、动态地评估医院环境及患者个体可能存在的危险因素，及时采取积极、有效的防护措施，确保患者安全。

（一）患者安全的评估

1. 患者个体危险因素的评估

（1）患者的个人特点：包括年龄、性别、教育背景、个性等。年龄影响个体对环境认知能力，因而也影响个体采取适当的行动来保护自己。如儿童在成长期，由于好奇、安全意识差，容易发生意外事件；老年人各器官功能减退，视力下降导致视物不清时也容易发生跌倒等意外。

（2）患者身心健康状态：患者所患疾病的严重程度、症状、自理能力、情绪情感状态等均可能成为影响患者安全的危险因素。如患者意识模糊、躁动、低血压、眩晕症、帕金森综合征、严重贫血、既往有跌倒史等可导致患者发生跌倒的危险性增加。临床上通常会对这些高危患者进行危险性评估，同时进行防范，以减少意外的发生。患者处于紧张、焦虑等不良情绪时，对环境中危险的警觉性会下降，易受伤害。

（3）患者的感觉功能：人们依靠感觉功能来了解周围环境，以判断和决定自己行动的安全性。任何一种感觉障碍，都会影响辨别周围环境中存在或潜在的危险因素而易受伤害。如脑梗死患者出现一侧肢体感觉、运动障碍，导致长期卧床而出现压疮；失明或视力模糊患者发生跌倒、撞伤的危险性增加。

（4）疾病诊治方式：随着医学的发展，侵入性操作不断增加，某些诊疗手段（如介入治疗、手术、静脉治疗等）以及某些药物治疗的不良反应、药物使用不当引起的毒性反应等，都可能给患者带来伤害。

（5）患者对环境的熟悉度：对于初次入院的患者对医院的布局不太了解，容易出现迷路和走失等情况。同时患者会因为对环境不熟悉而产生陌生、恐惧、焦虑等心理反应，因而缺乏安全感。

（6）患者既往就医经历：如经历过或目睹过不良事件的发生，患者往往显示出更高的对患者安全预防能力。

2. 环境危险因素的评估
在医院环境中，可能存在各种影响患者安全的因素，如病床无床挡、卫生间无扶手等安全辅助设施、环境过暗或过亮、地面湿滑、地面不平或有障碍物等会导致患者发生跌倒、坠床的危险性增加。

（二）患者安全的防护

1. 患者安全防护的基本原则

（1）常规开展患者安全危险性评估：安全评估是及时发现患者安全问题的有效监测手段。临床护理工作中，应对高危患者进行安全问题危险性评估，如跌倒、压疮、导管意外等问题，以指导护士及时采取有效措施进行防护，避免意外或损伤的发生。

（2）采取有效措施保护患者安全：针对易发生安全意外的患者和临床情境，护士应采取积极、有效的措施保护患者安全，并及时去除环境中的不安全因素。在可能影响患者安全的环境或情境中设置安全警示，如在湿滑的地面设置警示牌"小心摔倒"；正确使用必要的防护设备，如在医生的同意下为躁动患者使用约束带。

（3）妥善保管、规范使用各种医疗设备、仪器和器械：护士应妥善保管、保养各种医疗设备、仪器和器械等，确保它们时刻处于备用状态。同时，应严格掌握各种仪器设备使用的适应证、禁忌证及使用规则，正确、熟练掌握各种器械设备的使用方法，以确保患者安全。如正确掌握除颤仪的使用方法。

（4）制定常见安全问题的应急预案：医院、病区都应制定各种常见安全问题的应急预案，如制定各种易燃、易爆物品意外事件以及重要医疗仪器、设施突发意外的预警及应急预案，定期开展相关演练；同时，对跌倒、用药错误等意外事件也应制定应急预案及规范处置流程，以便在意外发生时能及时、规范地进行处理。

（5）加强对患者和家属的安全教育，鼓励患者参与安全防护：2017版"患者安全目标"第三次提出鼓励患者参与患者安全。患者是保障安全的重要力量，护士应加强对患者及家属的安全防范教育，增加其安全意识，鼓励患者及其家属和医务人员一起共同促进患者安全。如加强医务人员与患者及家属的有效沟通；为患者提供多种参与医疗照护过程的方式与途径；为患者提供相关培训，鼓励患者参与医疗过程；同时注重保护患者隐私。

（6）创设积极开放的患者安全文化：加强患者安全教育培训，倡导从错误中学习，构建患者安全文化。鼓励医务人员全员参与，自愿、主动报告患者安全事件、近似错误和安全隐患，同时医院应制定强制性报告事项。主动查找安全隐患，鼓励非惩罚性的不良事件报告和学习，努力营造一种积极、开放的患者安全文化氛围。

2. 患者安全意外的一般处置原则 一旦发生患者安全意外，医院应立即启动安全预案，采取有效措施积极处置。总体上应遵循以下原则：

（1）损失抑制优先原则：损失抑制又称减损措施，是指损失发生后采取各种补救措施以减少损失的进一步扩大，以尽可能保护受损对象。患者安全意外发生后，护士应优先关注者的受损情况，积极采取补救措施以尽可能减少对患者的损伤，主要包括：

1）立即去除导致损伤的因素，如输液时药物外渗应立即停止输液。

2）快速评估患者损伤情况，如受伤原因、部位及功能受损程度的评估等，注意评估有无深部组织损伤。

3）立即通知医生，做好紧急抢救的准备，如提前准备吸氧装置、负压吸引装置、建立静脉通路等。

4）妥善安置患者并及时处理受损部位，如病情允许时，给患者安置适当体位，正确处理伤口止血包扎等。

5）动态监测患者及时发现病情变化，如发现病情变化，应及时报告并积极处置。

（2）沟通互动为重原则：一旦发生安全意外，患者利益会受到损害或潜在损害，患者可能会出现紧张、害怕、焦虑等情绪反应，甚至有的会怨恨相关人员。护士应配合医生及时与患者及家属沟通互动，及时安慰患者，让其清楚医护人员都在努力防止和减轻损害，争取患方的理解和配合。

（3）学习警示为主原则：按医院管理规定逐级进行意外事件报告，医院或病区应视情况组织一定范围的学习，分析、查找事件发生的根本原因，潜在的安全隐患，针对医院存在的薄弱环节，修订相关管理措施与制度，主动采取积极的防范措施。

3. 医院常见安全意外的防护

（1）跌倒和坠床：护士应评估患者是否存在跌倒或坠床的危险风险，可使用中文版Morse跌倒风险评估表（见表16-1）。建议Morse跌倒风险评估量表可以作为临床上护士用于评估住院患者是否有跌倒风险的初步筛查工具，可用于临床诊断的辅助工具。对经评估发现存在跌倒或坠床危险的患者，应给予适当的预防措施，主要包括：①入院时向患者介绍病区环境及相关设施的正确使用；②固定好病床，必要时使用床栏，指导患者勿跨越床栏下床，躁动者按需使用约束带；③将呼叫器、患者必需物品放在方便患者取用处，对年老体弱者下床活动时给予搀扶（活动时有人陪伴）或其他帮助；④保持地面平整干燥，清除病房、走道、卫生间等处的障碍物；⑤保持病房、走道、卫生间照明良好；⑥加强对意识障碍、意识丧失、躁动等患者的巡视和观察，必要时留家属陪护，加强对重点患者的交接班。

表 16-1　Morse 跌倒危险因素评估量表

科室：　　　　　姓名：　　　　　住院号：　　　　　诊断：

项目	评分标准	评估（MFS 分值：低危≤25、中危 30～50、高危≥55）						
		日期						
跌倒史/视力障碍	否=0 分							
	是=25 分							
多于一个疾病诊断	否=0 分							
	是=15 分							
使用助行器	没有使用/卧床不能移动=0 分							
	使用拐杖、手杖、助行器=15 分							
	扶靠家具行走=30 分							
静脉治疗/特殊药物（见表注）	否=0 分							
	是=20 分							
步态	正常/卧床休息不能活动=0 分							
	双下肢虚弱无力/体位性低血压=10 分							
	残疾/功能障碍/步态损伤=20 分							
认知状态	量力而行=0 分							
	高估自己/忘记自己受限/意识障碍/躁动不安/睡眠障碍/沟通障碍/漠视提醒=15 分							
合计分值								
已采取措施	（低危≤25）一般措施							
	（中危 30～50）中危风险预防措施							
	（高危≥55）高危风险预防措施							
护士签名								
预防措施细则	一般措施：向患者及家属介绍环境及设施；完成健康教育；消除周围环境危害因素；确保呼叫器在使用范围；物品触手可及；穿合适的鞋子及衣裤。							
	中危风险预防措施：一般措施+积极与患者及家属沟通跌倒的风险性；床头牌悬挂中危防跌标识；佩戴绿色腕带；交接班时由患者及家属参与；加强医护团队的合作防范。							
	高危风险预防措施：中危风险预防措施+床头悬挂高危防跌标识；患者行走如厕需有人陪伴；家属陪护；在分级护理基础上加强巡视。							

注：1. Morse 跌倒评适用于成人评估。

2. 首评在患者入院 2 小时内完成，当病人跌倒、转科、护理级别改变、高风险因素、病情变化（手术或分娩后当天、意识、活动、自我照顾能力等改变）、使用特殊药物等，则需在本班内完成再评估。

3. 频次：当评分≤25 分（低危）者每周评估一次；评分 30～50 分（中危）者每三天评估一次；评分≥55 分（高危）者每天需要评估。

4. 特殊用药：包括麻醉药、抗组胺药、降压药、利尿剂、降糖药、镇静剂、抗癫痫药、抗抑郁药、泻药等治疗需要评估。

（2）用药错误：导致发生用药错误的环节很多，包括错误的药物治疗、医生处方或医嘱错误、医嘱执行或转录错误、药品标志与包装错误、护士备药或发药错误、患者服药不当、药物配伍禁忌等。预防用药错误的关键是要保证用药各环节不出差错，包括：①医院和病区应规范药品管理制度。严格执行麻醉药品、精神药品、放射性药品、肿瘤化疗药品、医疗用毒性药品等特殊药品的使用与管理规范；②医院应有集中配制或病区内配制输液等专用设施；③护士应熟悉各种药物的药理作用及使用方法，掌握药物保管制度和药疗基本原则，能为患者提供合理用药方法、药品信息及用药不良反应的指导；④用药时，护士应严格执行"三查七对"，做到这"五个正确"：正确的药物、正确的途径、正确的时间、正确的剂量、正确的患者。转抄或执行医生处方或医嘱时应有严格的核对程序；⑤药物应现用现配，并注意配伍禁忌；⑥用药后，护士需严密观察药物反应等，病区应建立药物使用后不良反应的观察制度和程序，使全体医护人员知晓并能执行；⑦合理使用抗生素。

（3）患者身份辨识错误：医务人员在施行医疗护理干预时应确保患者身份辨识的准确性，以防差错事故的发生。如在标本采集、给药或输血等各类诊疗活动前，必须严格执行查对制度，准确识别患者身份。

1）正确识别患者身份：至少通过两种标识认定患者身份，如姓名、床号、腕带、病案号、出生日期等，禁止仅以房间或床号作为识别患者的唯一依据；不得采用条码扫描等信息识别技术作为唯一识别方法。对于能有效沟通的患者，核对时应采取护患双向核对法，即要求患者自行说出其本人姓名，护士核对无误后方可确认。①在输血时，采用双人核对来识别患者的身份；②对手术、传染病、药物过敏、精神患者、意识障碍、语言障碍等特殊患者应有身份识别标识（如腕带、床头卡、指纹等）；③完善关键流程的患者识别措施，如急诊与病房、手术室、ICU之间患者交接的流程中，应以患者姓名、腕带作为识别患者身份的措施，并由交接双方共同核对，填写交接记录单。

2）建立使用"腕带"作为识别标示的制度：将"腕带"作为操作前、用药前、输血前等诊疗活动时辨识患者的一种有效手段。

3）实施《手术安全核查表》核查制度：对手术患者实施《手术安全核查表》核查制度，即在麻醉实施前、手术开始前、患者离开手术室前，由手术医生、麻醉医生、手术护士三方就患者姓名、手术方式、手术部位等安全相关的信息进行核查，以确保患者手术安全。

4）职能部门落实督导检查职能：如及时检查手术患者是否佩戴腕带、是否执行手术安全核查等制度，并应有检查记录。

（4）患者转运意外：常见的患者转运意外包括治疗管道脱落、呼吸道阻塞、血压骤降、坠床等。为保障患者转运安全，避免意外发生，做好针对性的防范措施，包括：①根据患者病情需要确定转运护送人员的组成，病情不稳定者须由指定的医生或护士护送；②转运前做好转运设备、器材和药品的准备，如各种监测设备、供氧装置、药品配备等；③正确使用各种转运设备，转运途中及时观察、处理病情；④加强转运涉及各方的沟通与交接，包括与患者及家属的沟通；⑤制定转运相关的管理规范，严格遵守转运相关管理规定，如知情同意等；⑥交接转运患者时需注意：交接双方共同评估患者病情；清楚交接患者病情、药物、病历等相关资料；合理安置患者并确保患者安全、舒适，如安置适当的卧位，检查导管连接是否正确、通畅，床栏等安全设施是否正确使用等。

（5）导管意外：患者导管意外或不安全主要表现为导管滑脱、受压、扭曲等。保障患者导管安全的措施主要有：①加强护患沟通，争取患者及家属的合作；②加强监护有拔管危险或倾向的患者，必要时可按需给予约束，如躁动患者易出现意外拔管，可对其双上肢进行适当约束；③掌握妥善固定各种导管的相关技术，如固定导尿管时应留出足够长度以防患者翻身时牵拉导致导管滑脱；④加强巡视以检查导管是否出现松动、滑脱、扭曲、受压等；⑤交接班时做好导管安全的检查及交接。

五、保护具的应用

应用保护具（protective device）是为了防止高热、谵妄、昏迷、躁动及危重患者因虚弱、意识不清而发生坠床、撞伤、抓伤等意外，约束患者身体全部或某部位的活动或为保护受压部位而采取的必要措施，以达到维护患者安全、舒适及疾病治疗效果的目的。

（一）适用范围

1. 儿科患者 因认知及自我保护能力尚未发展完善，尤其是未满6岁的儿童，易发生坠床、撞伤、抓伤等意外或不配合治疗等行为。

2. 坠床高危患者 如麻醉后未清醒者、意识不清、躁动不安、失明、痉挛或老人。

3. 某些术后患者 如脑部手术后患者。

4. 皮肤瘙痒者 包括全身或局部瘙痒难忍的患者。

5. 精神病患者 如躁狂症患者、精神分裂患者。

6. 其他 长期卧床、极度消瘦、虚弱及其他压疮易发者。

（二）使用原则

1. 解释配合 应向患者及家属说明使用保护具的原因、目的和方法，取得同意及配合。

2. 短期使用 保护性约束措施只能短期使用，使用时应保证肢体各关节处于功能位置，保证患者安全、舒适。

3. 定期观察 应预防被约束部位发生血液循环障碍或皮肤破损。观察受约束肢体的末梢循环15分钟一次，2小时放松约束带一次，及时协助患者翻身和进行皮肤护理。

4. 详细记录 使用保护具的原因、目的、时间、每次观察结果、护理措施及解除约束的时间。

（三）常见保护具的使用方法

1. 床挡 床挡（side rails）也称床栏，主要预防患者坠床。医院常用的床挡根据不同设计有多种样式。如多功能床挡（图16-2A）、半自动床挡（图16-2B）和木杆床挡（图16-2C）。如多功能床挡不用时可插于床尾，使用时可插入两边床缘，必要时还可垫于患者背部，作胸外心脏按压用。半自动床挡可按需升降。木杆床挡在使用时需进行稳妥固定，床挡中间为活动门，操作时将门打开，平时将门关上。儿科床配有高位床挡，保证患儿的安全需要。

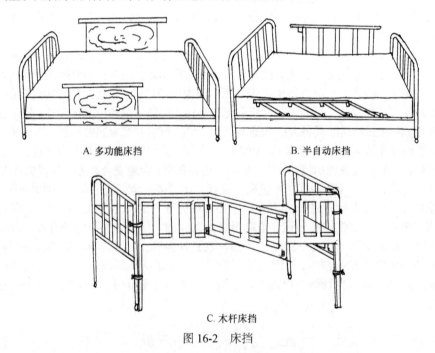

A. 多功能床挡　　　　　　　　　B. 半自动床挡

C. 木杆床挡

图16-2　床挡

床挡一般两侧同时应用。治疗或护理时，可暂时拆除床挡，操作完毕后，应随即将床挡安置稳妥，确保患者安全。

2. 约束带 约束带（restraints）主要用于保护躁动的患者，约束失控的肢体活动，限制患者身体及某一部位的活动，使患者免于伤害自己或他人。随着材料和设计的改进，约束带等保护器变得更为简便、实用。如利用尼龙搭扣、粘扣、卡扣替代系带，既方便又有利于分散局部的约束压力。有条件的医院或病区配有专用的约束带成品，而有些病区在急需时利用床单、宽绷带等做成约束带。

（1）腕、踝约束带：常用于固定手腕及踝部，限制局部活动。用宽绷带固定时，先用棉垫包裹手腕和踝部，再用宽绷带打成双套结（图16-3），套在棉垫外，稍拉紧，使之不脱出（图16-4），松紧度以不影响血液循环为标准，然后将绷带系于床缘上。也可使用专用腕、踝约束带，将约束带横放于腕、踝部，将约束带拉紧松紧适宜，再用卡扣固定，将两条长带子系于床边（图16-5）。

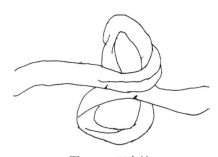

图 16-3 双套结

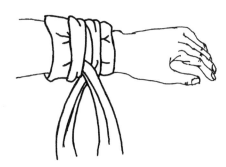

图 16-4 宽绷带腕部约束法

（2）肩部约束带：常用于固定肩部，限制患者坐起。肩部约束带可用大单斜折成长条或用布制成。用大单固定时，枕头横立在床头，斜折成长条的大单放在患者的肩背部下，两端由腋下经肩前绕至肩后，从横在肩下的单子上穿出，再将两端系于床头横栏上。使用专用肩部约束带时，肩部约束带用宽布制成，宽8cm，长120cm，一端制成袖筒（图16-6）。患者两侧肩部套上袖筒，腋窝衬棉垫，两袖筒上的细带在胸前打结固定，将两条长带子系于床头（图16-7）。

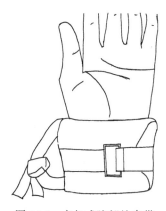

图 16-5 卡扣式腕部约束带

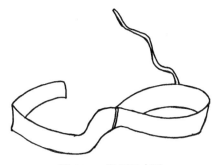

图 16-6 肩部约束带

（3）膝部约束带：用于固定膝部，限制患者下肢活动。用大单固定时，将大单斜折成15～20cm宽的长条，横放在两膝下，拉着宽带的两端向内侧压盖在膝上，并穿过膝下的横带，拉向外侧使之压住膝部（图16-8），将两端系于床缘。使用专用膝部约束带时，膝部约束带用宽布制成，宽10cm，长250cm，宽带中间相距15cm，分别钉两条两头带（图16-9）。两膝、腘窝衬棉垫，将约束带横放于两膝上，宽带下的两头系带各固定一侧膝关节，然后将宽带系于床缘（图16-10）。也可使用卡扣式膝部约束带，将2个膝部约束带横放于两膝下，再分别在膝关节上用卡扣固定，将两个膝部约束带再用卡扣连接，分别将两侧长带子系于床边图（图 16-11）。

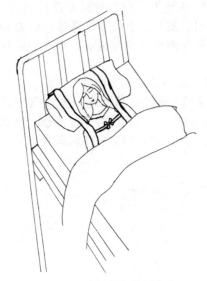

图 16-7　肩部约束带固定法

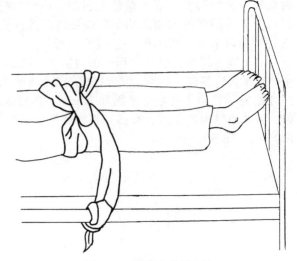

图 16-8　膝部大单固定法

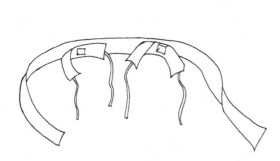

图 16-9　膝部约束带

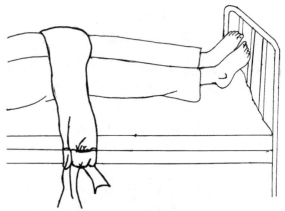

图 16-10　膝部约束带固定法

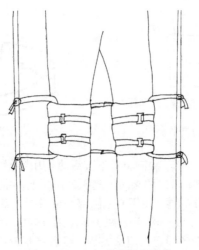

图 16-11　卡扣式膝部约束带

（4）尼龙搭扣约束带：用于固定手腕、上臂、膝部、踝部。使用时在被约束部位垫上棉垫，将约束带放于关节处，对合约束带上的尼龙搭扣，松紧适宜，将系带系于床缘。

（5）支被架：主要用于肢体瘫痪的患者，防止盖被压迫肢体而造成足下垂、足尖压疮和不适等，也可用于烧伤患者暴露疗法需保暖时。用铁条、木条或其他材料制成半圆形带栅栏的架子其宽度比病床稍窄。使用时，将架子罩于防止受压的部位，盖好盖被（图 16-12）。

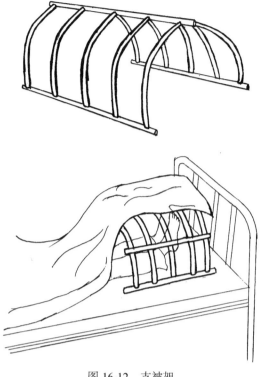

图 16-12 支被架

（四）注意事项

1. 严格掌握保护具的使用指征，维护患者的自尊。

2. 使用保护具时，应将患者肢体置于功能位，协助患者定时更换体位，以保证患者的安全和舒适。

3. 使用约束带时，必须放置衬垫，为不影响血液循环，松紧带通常以能伸入 1~2 个手指为宜。约束期间，随时观察受约束部位的皮肤和血液循环，发现异常及时处理，必要时可行局部按摩，以促进血液循环，约束带需定时松解，根据情况每 2h 松解 1 次或结合患者意愿给予松解。

4. 使用保护具过程中，应将呼叫器摆放在患者易于拿取的位置，或有专门陪护人员，以确保患者能随时与医务人员取得联系，保障安全。

5. 患者使用保护具的原因，开始使用和解除的时间，使用过程中的情况等，均应及时记录。

（姜 新）

思 考 题

（一）名词解释

护理职业安全；护理职业防护

（二）选择题（请选择一个最佳答案）

1. 某护生在给患者拔除静脉输液穿刺针后不慎刺伤自己手指，关于该护生处置措施不妥的是（ ）

A. 立即由远心端向近心端挤出伤口附近的血液

B. 用 75%酒精溶液、0.5%聚维酮碘（碘伏）消毒浸泡 3 分钟

C. 立即抽血检测乙肝表面抗原、乙肝表面抗体、转氨酶

D. 注射乙肝免疫球蛋白 400U

E. 向护士长报告，按医院规定填写意外受伤报告

2. 防止躁动患者坠床应使用（ ）

A. 床挡 B. 肩部约束带 C. 膝部约束带

D. 腕部约束带 E. 踝部约束带

3. 下列属于有损害意外的是（　　　）

A. 输错血导致溶血反应

B. 护士备错药，在发给患者之前被发现

C. ICU 异常忙碌

D. 患者服下了护士发错的药，但药物未对患者造成损害

E. 护士为患者静脉穿刺失败

4. 关于患者身份辨识，下列叙述正确的是（　　　）

A. 以房间和床号作为辨识患者的唯一依据

B. 核对患者时，患者能自行说出本人姓名即可

C. 一种患者身份标记即可进行患者识别

D. 急诊与病房、手术室、ICU 之间进行交接时，应以患者姓名、腕带作为识别患者身份的措施

E. 紧急情况下，标本采集、给药或输血，无需核对

5. 医院最常见的机械性损伤是（　　　）

A. 烧伤　　　　　　　B. 压疮　　　　　　　C. 跌倒和坠床

D. 锐器伤　　　　　　E. 冰袋所致冻伤

6. 下列不适于使用约束带的情况是（　　　）

A. 谵妄、昏迷、躁动等意识不清的危重患者

B. 特殊治疗期间的临时限制

C. 精神障碍患者发作期

D. 因对治疗方案不理解，不配合治疗者

E. 病情危重、使用有创通气、伴有各类插管、引流管，防止发生坠床、管道滑脱、抓伤、撞伤等

7. 对于药物使用以下的叙述错误的是（　　　）

A. 护理人员应熟悉各种药物应用知识，掌握药物保管制度和药疗原则

B. 用药时，严格"三查七对"

C. 药物应新鲜配制，注意配伍禁忌

D. 用药后，嘱患者自行注意观察药物反应

E. 给药时做到"五个正确"：正确的药物、正确的途径、正确的时间、正确的剂量、正确的患者

（三）案例分析题

秦女士，拟行"胆囊切除术"手术治疗，早上 7 点 58 分，手术室将患者接走，中午 12 点，患者术后安返病房。请问：

1. 影响患者安全的因素有哪些？

2. 在交接和转运患者的过程中应如何保障患者安全？

参考文献

曹梅娟，姜安丽，2009. 护理本科人才培养整体胜任力标准框架模型的构架[J]. 中华护理杂志，44（6）：536-538.

成翼娟，2002. 整体护理实践[M]. 北京：人民卫生出版社.

程云．2012. 护理学导论[M]. 北京：人民卫生出版社.

丛丽，赵光红，2010. 护士核心能力的研究进展[J]. 护理管理杂志，10（3）：200-201.

代涛，2005. 试论21世纪现代医学发展趋势与展望[J]. 医学研究通讯，34（9）：4-8.

刁振明，2012. 护理学概论[M]. 第3版. 北京：科学出版社.

樊落，席淑华，2010. 护士核心能力的内涵及特征界定[J]. 解放军护理杂志，27（10B）：1550-1551.

樊小力，2015. 基础医学导论[M]. 北京：人民卫生出版社.

方仕婷，2014. 护理学基础[M]. 北京：科学技术文献出版社.

冯先琼，2006. 护理学导论[M]. 第2版. 北京：人民卫生出版社.

傅华，2013. 预防医学[M]. 北京：人民卫生出版社.

戈娜，庞启英，赵誉洁，2013. 职业生涯规划理论及其在护理职业中的应用[J]. 护理学杂志，28（11）：92-93.

巩蕾，2011. 导管室护士线辐射防护对策[G]. 南京：创建患者安全文化中华护理学会第15届全国手术室护理学术交流会议论文汇编（下册），1405-1407.

国家统计局，2016. 中国统计年鉴[M]. 北京：中国统计出版社.

国家卫计委，2017. 解读："十三五"深化医药卫生体制改革规划（2017）[Z]. 2017-1-9.

国务院，2016. "十三五"深化医药卫生体制改革规划[Z]. 2016-12-21.

韩丽莎，2012. 护理学导论[M]. 北京：中国中医药出版社.

何莲珠，洪963晃，郭颖，等，2015. 我国研究护士核心能力及进阶的培养考核架构研究[J]. 实用医学杂志，31（22）：3807-3809.

和水祥，黄钢，2016. 临床医学导论[M]. 北京：人民卫生出版社.

贺善侃，2011. 创新思维概论[M]. 上海：东华大学出版社.

胡雁，2012. 循证护理学[M]. 北京：人民卫生出版社.

胡志，2013. 卫生事业管理学教程[M]. 北京：人民卫生出版社.

姜安丽，2004. 护理学导论[M]. 北京：人民卫生出版社.

姜安丽，2012. 新编护理学基础[M]. 第2版. 北京：人民卫生出版社.

姜黎黎，李忆昔，2016. 护士核心能力的研究进展[J]. 中国继续医学教育，8（31）：263-264.

孔静，陈海英，张艳青，等，2016. 社区护士核心能力研究现状[J]. 临床合理用药，9（10）中：178-179.

李冰，2012. 临床护士核心能力现状调查[J]. 护理实践与研究，9（13）（上半月版）：4-6.

李继平，2012. 护理管理学[M]. 第3版. 北京：人民卫生出版社.

李丽娟，2007. 化学因素护理职业暴露危险与防范[J]. 中国误诊学杂志，7（23）：5471-5473.

李瑞星，郑金伟，2013. 职业生涯理论综述及对职业生涯教育研究的启示[J]. 中国大学生就业，18：54-60.

李硕，朱荔，陈思，2015. 长庚医院护理人员能力培养与能力进阶的借鉴与实施[J]. 中国实用护理杂志，31（27）：2094-2096.

李小寒，2012. 基础护理学[M]. 北京：人民卫生出版社.

李小芒，张平，2011. 护士核心能力与人格特征的相关性研究[J]. 护理研究，25（6）上旬版：1425-1427.

李小妹，2006. 护理学导论[M]. 第2版. 北京：人民卫生出版社.

李小妹，2012. 护理学导论[M]. 第3版. 北京：人民卫生出版社.

李晓玲，2003. 护理理论[M]. 北京：人民卫生出版社.

李晓松，2008. 基础护理学[M]. 第2版. 北京：人民卫生出版社.

李晓松，2014. 护理学导论[M]. 第 3 版. 北京：人民卫生出版社.

李颖雅，江志潇，冯晓玲，2016. 临床护士核心能力现状及影响因素分析[J]. 全科护理. 14（32）：3351-3353.

刘明，2009. 专科护士核心能力架构之探讨[J]. 中国护理管理，9（4）：27-29.

刘喜文，2007. 护理学导论[M]. 西安：第四军医大学出版社.

刘鑫，2008. 护理执业风险防范指南[M]. 北京：人民军医出版社.

娄凤兰，2009. 护理管理学[M]. 北京：人民卫生出版社.

罗羽，护理伦理学[M]. 北京：人民军医出版社.

吕淑琴，2012. 护理学基础[M]. 北京：人民卫生出版社.

马建辉，闻德亮，2013. 医学导论[M]. 北京：人民卫生出版社.

马小琴，2012. 护理学基础[M]. 北京：人民卫生出版社.

马小琴，冯志仙. 2012. 护理学基础[M]. 北京：高等教育出版社.

穆欣，马小琴，2016. 护理学导论[M]. 北京：中国中医药出版社.

欧尽南，2016. 护士核心能力研究进展[J]. 护理学杂志，31（3）：98-100.

任宏飞，李继平，2012. 急诊专科护士核心能力研究现状[J]. 中国护理管理，12（4）：85-87.

沈小平，（美）巴克，郎思旭，2013. 循证护理[M]. 上海：复旦大学出版社.

史云菊，王琰，2015. 护理学导论[M]. 郑州：郑州大学出版社.

宋春燕，王菊香，2011. 基于SECI知识转化模型的护士核心能力培养[J]. 中国护理管理，11（4）：55-58.

苏式兵，王汝宽，李梢，等，2007. 医学发展趋势和前景分析[J]. 世界科学技术，9（1）：112-116.

苏银利. 2014. 护理学导论[M]. 上海：第二军医大学出版社.

孙宏玉，护理伦理学[M]. 北京：北京大学医学出版社.

汤其群，2014. 绳其祖武，背道而行——漫谈基础医学的历史与未来[N]. 光明日报，2014-10-21（13）.

唐红英，王萍，2016. 护理学导论[M]. 北京：中国医药科技出版社.

万衡，李小明，胡柠杉，等，2008. 护理本科生评判性思维能力方法的培养[J]. 现代预防医学，35（3）：411-413.

王春平，李君，2016. 预防医学[M]. 北京：中国医药科技出版社.

王红红，陈嘉，2014. 护理学导论[M]. 长沙：中南大学出版社.

王吉耀，何耀，2015. 循证医学[M]. 北京：人民卫生出版社.

王江波，2013. 护理学导论[M]. 郑州：郑州大学出版社.

王立红，崔焱，2014. 护理学导论[M]. 南京：南京大学出版社.

王明旭，2011. 卫生事业管理学[M]. 第 2 版. 北京：北京大学医学出版社.

王琼，王新羿，2016. 基于社会学习理论的大学生职业生涯规划课程设计研究[J]. 中国大学生就业，20：58-64.

王瑞敏，2011. 护理学导论[M]. 第 2 版. 北京：人民卫生出版社.

王维利，郭永洪，2014. 护理学导论[M]. 第 2 版. 北京：人民卫生出版社.

王伟杰，周赞华，应碧荷，等，2009. 我国护士核心能力理论研究现状与展望[J]. 护理管理杂志，9（11）：25-26.

王雯，朱海玲，2014. 研究护士核心能力的研究进展[J]. 护理学杂志，29（18）：86-87.

王侠，于兰贞，2007. 护士核心能力的研究进展[J]. 护士进修杂志，22（7）：638-640.

王新兰，2016. 临床医学现状与思考[J]. 科学中国人，（12）：67.

王新田，2014. 实用循证护理学[M]. 北京：科学出版社.

王亚南，颜萍，黄阿美，等，2017. 三级甲等医院护理人员职业性肌肉骨骼疾病损伤及其防护知识、态度、行为现状[J]. 护理研究，3（31）：294-298.

王章安，黄宝芹，韦艳华，2012. 护理核心能力的概念分析[J]. 中华护理杂志，47（6）：562-564.

吴姣鱼，2010. 护理学基础（案例版）[M]. 北京：科学出版社.

吴之明，2004. 护理概论[M]. 北京：科学出版社.

夏萍，崔斌，2009. 卫生事业管理学学习指导[M]. 南京：东南大学出版社.

徐晖，2011. 护理学导论[M]. 郑州：郑州大学出版社.

徐少波，叶志弘，2010. 护士核心能力概念和构成要素的研究进展[J]. 中华护理杂志，45（8）：764-766.

徐小兰. 2011. 护理学基础[M]. 北京：高等教育出版社.

杨秉辉，祝墡珠，2006. 全科医学导论[M]. 上海：复旦大学出版社.

姚卫光，2012. 卫生事业管理学[M]. 广州：中山大学出版社.

尤莉莉，2007. 护士核心能力的培养及意义[J]. 护理实践与研究，4（12）半月版：67-68.

俞小瑞，2015. 基础医学导论[M]. 北京：人民卫生出版社.

袁剑云，金乔，1996. 系统化整体护理[M]. 北京：中国农业科技出版社.

张聪聪，2010. Hendrich跌倒风险评估量表的汉化及信效度评价[D/OL]. 北京：北京协和医院，45-53.

张理科，2001. 预防医学的研究现状和发展趋势[J]. 卫生职业教育，9（12）：38-39.

张玲，2012. 化疗护理对护士职业危险和防护对策研究[J]. 护理实践与研究，9（1）：132-134.

张日新，范群，2014. 社区卫生服务导论[M]. 第4版. 南京：东南大学出版社.

张少羽，2005. 护理学导论[M]. 西安：第四军医大学出版社.

张天嵩，钟文昭，李博，2014. 实用循证医学方法学[M]. 第2版. 长沙：中南大学出版社.

张伟，史良科，2009. 预防医学发展的未来[J]. 医学与哲学（人文社会医学版），30（12）：10-12.

张正华，2013. 创新思维、方法和管理[M]. 北京：冶金工业出版社.

赵小玉，马小琴，2015. 护理学导论[M]. 北京：北京大学医学出版社.

中华护理学会，1997. 整体护理理论研究与实践：中国护理改革现实[M]. 北京：中国科学科技出版社.

周春美，2014. 基础护理学[M]. 第3版. 北京：人民卫生出版社.

周更苏、杨运霞，2012. 护理学导论[M]. 武汉：华中科技大学出版社.

周立，2010. 公共卫生事业管理[M]. 重庆：重庆大学出版社.

周庆华，朱春梅，2010. 护理学导论[M]. 上海：第二军医大学出版社.

周亚芬，胡文娟，杨霞，2016. 手术室青年护士专业核心能力的培养与实践[J]. 中华护理杂志，51（5）：604-608.

左月燃，2009. 护理安全[M]. 北京：人民卫生出版社.

附录　NANDA 护理诊断一览表
（2015～2017 年）

领域 1：健康促进（health promotion）

老年综合征（frail elderly syndrome）

有老年综合征的危险（risk for frail elderly syndrome）

健康管理无效（ineffective health management）

有健康管理改善的趋势（readiness for enhanced health management）

家庭健康管理无效（ineffective family health management）

不依从行为（noncompliance）

缺乏娱乐活动（deficient diversional activity）

久坐的生活方式（sedentary lifestyle）

缺乏社区保健（deficient community health）

有健康行为改善的趋势（risk-prone health behavior）

健康维持无效（ineffective health maintenance）

防护无效（ineffective protection）

领域 2：营养（nutrition）

肥胖（obesity）

超重（overweight）

有超重的危险（risk for overweight）

母乳喂养无效（ineffective breastfeeding）

母乳喂养中断（interrupted breastfeeding）

有母乳喂养改善的趋势（readiness for enhanced breastfeeding）

乳汁不足（insufficient breast milk）

无效性婴儿喂养型态（ineffective infant feeding pattern）

营养失调：低于机体需要量（imbalanced nutrition：less than body requirements）

有营养改善的趋势（readiness for enhanced nutrition）

吞咽障碍（impaired swallowing）

有血糖不稳定的危险（risk for unstable blood glucose level）

新生儿黄疸（neonatal jaundice）

有新生儿黄疸的危险（risk for neonatal jaundice）

有肝功能受损的危险（risk for impaired liver function）

有电解质失衡的危险（risk for electrolyte imbalance）

有体液平衡改善的趋势（readiness for enhanced fluid balance）

体液不足（deficient fluid volume）

有体液不足的危险（risk for deficient fluid volume）

体液过多（excess fluid volume）

有体液失衡的危险（risk for imbalanced fluid volume）

领域 3：排泄（elimination and exchange）

慢性功能性便秘（chronic functional constipation）

有慢性功能性便秘的危险（risk for chronic functional constipation）

排尿障碍（impaired urinary elimination）

有排尿功能改善的趋势（readiness for enhanced urinary elimination）

功能性尿失禁（functional urinary incontinence）

溢出性尿失禁（overflow urinary incontinence）

反射性尿失禁（reflex urinary incontinence）

压力性尿失禁（stress urinary incontinence）

急迫性尿失禁（urge urinary incontinence）

有急迫性尿失禁的危险（risk for urge urinary incontinence）

尿潴留（urinary retention）

便秘（constipation）

有便秘的危险（risk for constipation）

感知性便秘（perceived constipation）

腹泻（diarrhea）

胃肠动力失调（dysfunctional gastrointestinal motility）

有胃肠动力失调的危险（risk for dysfunctional gastrointestinal motility）

排便失禁（bowel incontinence）

气体交换障碍（impaired gas exchange）

领域 4：活动/休息（activity/rest）

坐起障碍（impaired sitting）

站立障碍（impaired standing）

有心输出量减少的危险（risk for decreased cardiac output）

有心血管功能受损的危险（risk for impaired cardiovascular function）

失眠（insomnia）

睡眠剥夺（sleep deprivation）

有睡眠改善的趋势（readiness for enhanced sleep）

睡眠型态紊乱（disturbed sleep pattern）

有废用综合征的危险（risk for disuse syndrome）

床上活动障碍（impaired bed mobility）

躯体活动障碍（impaired physical mobility）

借助轮椅活动障碍（impaired wheelchair mobility）

移动能力障碍（impaired transfer ability）

行走障碍（impaired walking）

疲乏（fatigue）

漫游状态（wandering）

活动无耐力（activity intolerance）

有活动无耐力的危险（risk for activity intolerance）

低效性呼吸型态（ineffective breathing pattern）

心输出量减少（decreased cardiac output）

有胃肠道灌注无效的危险（risk for ineffective gastrointestinal perfusion）

有肾脏灌注无效的危险（risk for ineffective renal perfusion）

自主呼吸障碍（impaired spontaneous ventilation）

有心脏组织灌注不足的危险（risk for decreased cardiac tissue perfusion）

有脑组织灌注无效的危险（risk for ineffective cerebral tissue perfusion）

外周组织灌注无效（ineffective peripheral tissue perfusion）
有外周组织灌注无效的危险（risk for ineffective peripheral tissue perfusion）
呼吸机依赖（dysfunctional ventilatory weaning response）
持家能力障碍（impaired home maintenance）
沐浴自理缺陷（bathing self-care deficit）
穿着自理缺陷（dressing self-care deficit）
进食自理缺陷（feeding self-care deficit）
如厕自理缺陷（toileting self-care deficit）
有自理能力改善的趋势（readiness for enhanced self-care）
自我忽视（self-neglect）

领域 5：感知/认知（perception/cognition）
情绪控制失调（labile emotional control）
单侧身体忽视（unilateral neglect）
急性意识障碍（acute confusion）
有急性意识障碍的危险（risk for acute confusion）
慢性意识障碍（chronic confusion）
冲动控制无效（ineffective impulse control）
知识缺乏（deficient knowledge）
有知识增进的趋势（readiness for enhanced knowledge）
记忆功能障碍（impaired memory）
有沟通增进的趋势（readiness for enhanced communication）
语言沟通障碍（impaired verbal communication）

领域 6：自我感知（self-perception）
有希望增强的趋势（readiness for enhanced hope）
无望感（hopelessness）
有个人尊严受损的危险（risk for compromised human dignity）
自我认同紊乱（disturbed personal identity）
有自我认同紊乱的危险（risk for disturbed personal identity）
有自控能力增强的趋势（readiness for enhanced self-control）
长期低自尊（chronic low self-esteem）
有长期低自尊的危险（risk for chronic low self-esteem）
有情境性低自尊的危险（risk for situational low self-esteem）
情境性低自尊（situational low self-esteem）
体像紊乱（disturbed body image）

领域 7：角色关系（role relationships）
照顾者角色紧张（caregiver role strain）
有照顾者角色紧张的危险（risk for caregiver role strain）
养育功能障碍（impaired parenting）
有养育功能改善的趋势（readiness for enhanced parenting）
有养育功能障碍的危险（risk for impaired parenting）
有依附关系受损的危险（risk for impaired attachment）
家庭运作过程失常（dysfunctional family processes）
家庭运作过程改变（interrupted family processes）

有家庭运作过程改善的趋势（readiness for enhanced family processes）

关系无效（ineffective relationship）

有关系改善的趋势（readiness for enhanced relationship）

有关系无效的危险（risk for ineffective relationship）

父母角色冲突（parental role conflict）

无效性角色行为（ineffective role performance）

社会交往障碍（impaired social interaction）

领域 8：性（sexuality）

性功能障碍（sexual dysfunction）

性生活型态无效（ineffective sexuality pattern）

生育进程无效（ineffective childbearing process）

有生育进程改善的趋势（readiness for enhanced childbearing process）

有生育进程无效的危险（risk for ineffective childbearing process）

有母体与胎儿双方受干扰的危险（risk for disturbed maternal-fetal dyad）

领域 9：应对/应激耐受性（coping/stress tolerance）

有社区应对增强的趋势（readiness for enhanced community coping）

情绪调控受损（impaired mood regulation）

有恢复能力障碍的危险（risk for impaired resilience）

创伤后综合征（post-trauma syndrome）

有创伤后综合征的危险（risk for post-trauma syndrome）

强暴创伤综合征（rape-trauma syndrome）

迁移应激综合征（relocation stress syndrome）

有迁移应激综合征的危险（risk for relocation stress syndrome）

活动计划无效（ineffective activity planning）

有活动计划无效的危险（risk for ineffective activity planning）

焦虑（anxiety）

妥协性家庭应对（compromised family coping）

无能性家庭应对（disabled family coping）

防卫性应对（defensive coping）

应对无效（ineffective coping）

有应对增强的趋势（readiness for enhanced coping）

社区应对无效（ineffective community coping）

有家庭应对增强的趋势（readiness for enhanced family coping）

对死亡的焦虑（death anxiety）

无效性否认（ineffective denial）

恐惧（fear）

悲伤（grieving）

复杂性悲伤（complicated grieving）

有复杂性悲伤的危险（risk for complicated grieving）

有能力增强的趋势（readiness for enhanced power）

无能为力感（powerlessness）

有无能为力感的危险（risk for powerlessness）

恢复能力障碍（impaired resilience）

有恢复能力增强的趋势（readiness for enhanced resilience）

持续性悲伤（chronic sorrow）

压力负荷过重（stress overload）

颅内调适能力降低（decreased intracranial adaptive capacity）

自主反射失调（autonomic dysreflexia）

有自主反射失调的危险（risk for autonomic dysreflexia）

婴儿行为紊乱（disorganized infant behavior）

有婴儿行为调节改善的趋势（readiness for enhanced organized infant behavior）

有婴儿行为紊乱的危险（risk for disorganized infant behavior）

领域 10：生活准则（life principles）

独立决策能力减弱（impaired emancipated decision-making）

有独立决策能力增强的趋势（readiness for enhanced emancipated decision-making）

有独立决策能力减弱的危险（risk for impaired emancipated decision-making）

有精神安适增进的趋势（readiness for enhanced spiritual well-being）

有决策能力增强的趋势（readiness for enhanced decision making）

抉择冲突（decisional conflict）

道德困扰（moral distress）

宗教信仰减弱（impaired religiosity）

有宗教信仰增强的趋势（readiness for enhanced religiosity）

有宗教信仰减弱的危险（risk for impaired religiosity）

精神困扰（spiritual distress）

有精神困扰的危险（risk for spiritual distress）

领域 11：安全/防护（safety/protection）

有角膜受损的危险（risk for corneal injury）

有尿道损伤的危险（risk for urinary tract injury）

有口腔黏膜受损的危险（risk for impaired oral mucous membrane）

有压疮的危险（risk for pressure ulcer）

有组织完整性受损的危险（risk for impaired tissue integrity）

有体温过低的危险（risk for hypothermia）

有手术期体温过低的危险（risk for perioperative hypothermia）

有感染的危险（risk for Infection）

清理呼吸道无效（ineffective airway clearance）

有误吸的危险（risk for aspiration）

有出血的危险（risk for bleeding）

有干眼症的危险（risk for dry eye）

有跌倒的危险（risk for falls）

有受伤的危险（risk for injury）

有手术期体位性损伤的危险（risk for perioperative positioning injury）

有热损伤的危险（risk for thermal injury）

牙齿受损（impaired dentition）

口腔黏膜受损（impaired oral mucous membrane）

有外周神经血管功能障碍的危险（risk for peripheral neurovascular dysfunction）

有休克的危险（risk for shock）

皮肤完整性受损（impaired skin integrity）

有皮肤完整性受损的危险（risk for impaired skin integrity）

有婴儿猝死综合征的危险（risk for sudden infant death syndrome）

有窒息的危险（risk for suffocation）

术后康复迟缓（delayed surgical recovery）

组织完整性受损（impaired tissue integrity）

有外伤的危险（risk for trauma）

有血管损伤的危险（risk for vascular trauma）

有对他人施行暴力的危险（risk for other-directed violence）

有对自己施行暴力的危险（risk for self-directed violence）

自残（self-mutilation）

有自残的危险（risk for self-mutilation）

有自杀的危险（risk for suicide）

受污染（contamination）

有受污染的危险（risk for contamination）

有中毒的危险（risk for poisoning）

有碘造影剂不良反应的危险（risk for adverse reaction to iodinated contrast media）

有过敏反应的危险（risk for allergy response）

乳胶过敏反应（latex allergy response）

有乳胶过敏反应的危险（risk for latex allergy response）

有体温失调的危险（risk for imbalanced body temperature）

体温过高（hyperthermia）

体温过低（hypothermia）

体温调节无效（ineffective thermoregulation）

领域 12：舒适（comfort）

分娩疼痛（labor pain）

慢性疼痛综合征（chronic pain syndrome）

有孤独的危险（risk for loneliness）

舒适度减弱（impaired comfort）

有舒适增进的趋势（readiness for enhanced comfort）

恶心（nausea）

急性疼痛（acute pain）

慢性疼痛（chronic pain）

社交孤立（social isolation）

领域 13：生长/发展（growth/development）

有发育迟缓的危险（risk for delayed development）

有生长比例失调的危险（risk for disproportionate growth）

中英文名词对照索引